ELISABETH LANGE
DR. MED. SUSANNE WIESNER

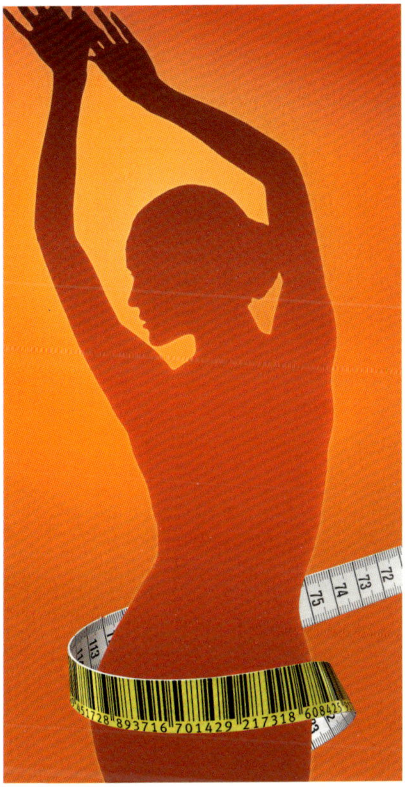

DER SCHLANKHEITS-CODE

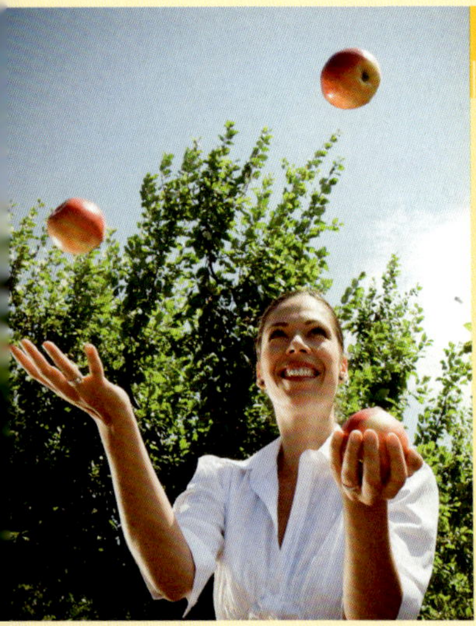

WAS HINTER DEM CODE STECKT

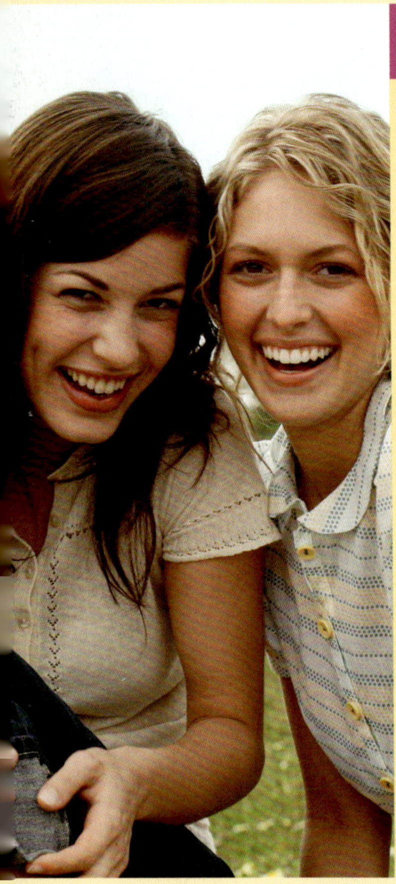

DIE 20 PFUNDSTYPEN

WENN DER CODE GEKNACKT IST

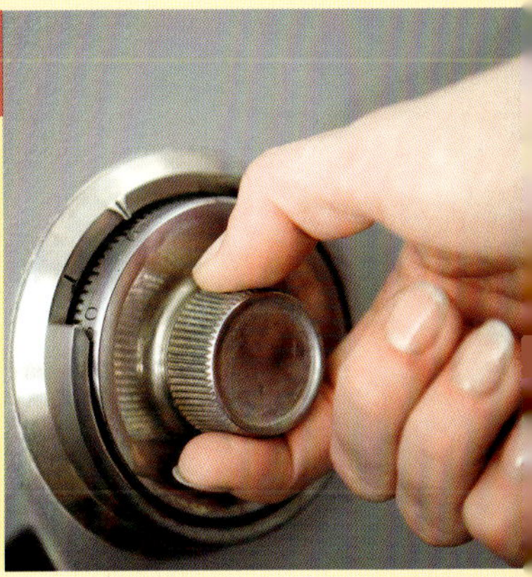

ABNEHMEN MIT ERFOLG

DIE GRUNDDIÄT

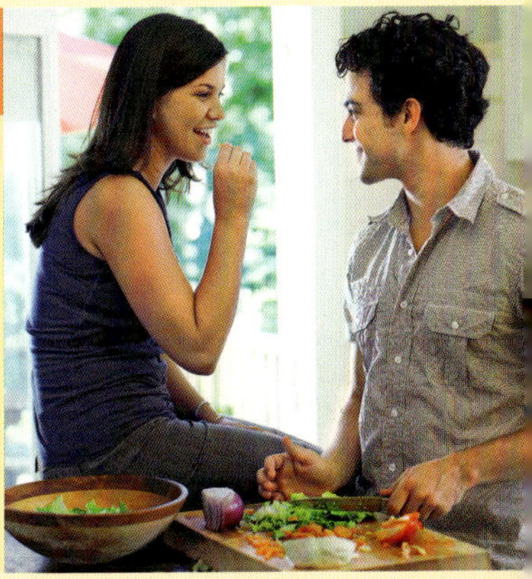

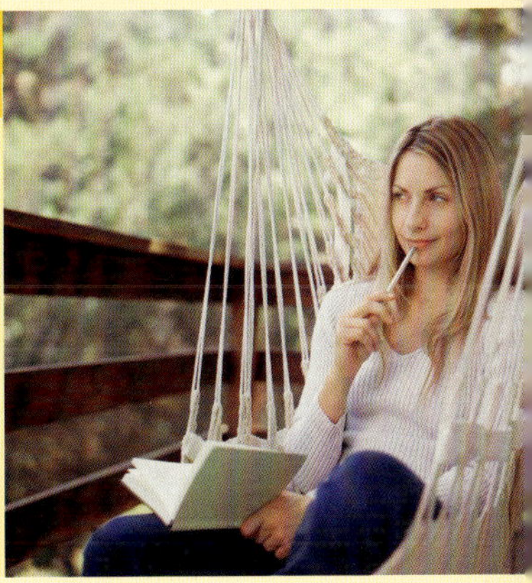

UND WAS KOMMT JETZT?

ZUM NACHSCHLAGEN

WAS HINTER DEM CODE STECKT

Sie wollen entspannt abnehmen und für immer schlank bleiben? Der Schlankheits-Code zeigt Ihnen Ihren ganz persönlichen Weg zum nachhaltigen Erfolg.

DIE EINFACHE RECHNUNG »Kalorienaufnahme minus Kalorienverbrauch gleich Fettpolster« klingt zwar logisch, reicht aber als Erklärung für Übergewicht nicht aus. Längst haben Experten mit der Vorstellung gebrochen, dass eine einzige, ganz bestimmte Art zu essen und zu leben für alle Menschen richtig sein muss. Das Gegenteil stimmt. Der Stoffwechsel jedes Einzelnen verfügt über eigene raffinierte Regulationsmechanismen, die das Abnehmen erschweren oder erleichtern. Deshalb benötigen manche einen üppiger gefüllten Teller um satt zu werden, andere hingegen widerstehen dem Hunger am besten, wenn sie mehr mageres Fleisch essen, und wieder andere benötigen eine Menge langsamer Kohlenhydrate zu ihrem Abnehmglück. Genauso gehen nervöse, erschöpfte Menschen besser einen anderen Weg um überflüssige Pfunde zu verlieren als Genießertypen oder Exraucher.

• Wie dick ist eigentlich zu dick?

Früher ermittelten Fachleute das so genannte Normalgewicht nach der einfachen Broca-Formel: Körpergröße in Zentimeter minus hundert. Für das Idealgewicht zogen Männer von dieser Zahl nochmals 10, Frauen 15 Prozent ab. Kleine Menschen und muskulöse, durchtrainierte Typen sind nach dieser Formel fast immer übergewichtig, hochgewachsene Menschen dagegen viel zu selten. Für wissenschaftliche und statistische Zwecke sind daher inzwischen eine ganze Reihe weiterer Methoden entwickelt worden, um herauszufinden, ob ein Mensch zu schwer ist. Besonders verbreitet ist der Body Mass Index (kurz BMI), dessen Formel eine Kennzahl für die Körpermasse liefert. Eine praktische BMI-Berechnungshilfe finden Sie im Internet unter www.schlankheits-code.de. Falls Sie lieber den Taschenrechner zücken möchten, lautet die Formel: Körpergewicht in Kilogramm geteilt durch Körpergröße in Metern zum Quadrat, also

$$\frac{\text{Gewicht}}{(\text{Größe in Metern})^2}$$

zum Beispiel:

$$\frac{60\ \text{kg}}{(1{,}65)^2}$$

Das Ergebnis in diesem Beispiel wäre ein BMI von 22. Normalgewichtige haben einen Body Mass Index von 18 bis 25. Wer für sich einen BMI zwischen 25 und 30 errechnet, ist übergewichtig. Alles, was über 30 liegt, gilt als krank-

GESUNDHEIT GEHT VOR SCHÖNHEIT

Niemand lässt sich gern zum Abnehmen »verdonnern«. Trotzdem lohnt es sich, die Testfragen unten zu beantworten. Wer mehr als 2 Fragen mit Ja beantwortet, trägt ein höheres gesundheitliches Risiko als andere rundliche Zeitgenossen. In diesem Fall lohnt es sich, den eigenen Schlankheits-Code zu finden, um die überschüssigen Pfunde wieder loszuwerden.

	ja	nein
Liegt Ihr BMI über 25?	☐	☐
Für Frauen: Liegt Ihr Bauchumfang über 88 Zentimeter?	☐	☐
Für Männer: Liegt Ihr Bauchumfang über 102 Zentimeter?	☐	☐
Blutwerte:		
Liegen die Triglyzeride über 150 mg/dl?	☐	☐
Für Frauen: Liegt der HDL-Wert unter 50 mg/dl?	☐	☐
Für Männer: Liegt der HDL-Wert unter 40 mg/dl?	☐	☐
Ist Ihr Blutdruck höher als 130/85 mmHg?	☐	☐
Sind Ihre Eltern an Diabetes erkrankt oder erlitten sie in frühen Jahren einen Infarkt?	☐	☐
Liegt Ihr Blutzucker-Wert über 110 mg/dl, wenn die Messung nüchtern erfolgt?	☐	☐
Sind Sie körperlich inaktiv und laufen weniger als 20 Minuten am Tag zu Fuß?	☐	☐

Wer älter als 65 Jahre ist und einen BMI zwischen 25 und 30 aufweist, sollte auch bei mehreren positiven Antworten nur auf Anordnung des Arztes abnehmen. Studien beweisen, dass ein etwas höheres Gewicht in diesem Alter für eine höhere Lebenserwartung sorgt.

haftes Übergewicht oder – wie es die Ärzte nennen – als Adipositas.

Formeln hin, Zahlen her: Das ganz persönliche Idealgewicht lässt sich nicht errechnen oder in Tabellen ablesen. Es ist eine subjektive Größe, die irgendwo nahe beim Normalgewicht liegt und sich mit vernünftiger Ernährung und genügend Bewegung ohne große Anstrengungen halten lässt. Es ist das Gewicht, mit dem Sie sich schön und leistungsfähig fühlen.

Die Fettverteilung im Körper

Wenn es um die Gesundheit geht, sind Kilos und BMI weniger wichtig als Taillen- und Hüftumfang. Speichern Sie viel Fett am Bauch, obwohl Arme und Beine schlank oder sogar mager sind? Dann sollten Sie Ihren Schlankheits-Code ermitteln. Denn Bauchfettzellen benehmen sich wie eine große Hormonfabrik, und wenn es zu viele werden, können sie den Zucker- und Fettstoffwechsel ganz schön durcheinanderbringen. Sitzen Ihre Pfunde dagegen an Schenkeln, Oberarmen und Po, werden Sie darüber vielleicht auch nicht gerade glücklich sein. Aber Sie können es sich leisten, großzügig über kleine Polster hinwegzusehen. Vorausgesetzt, es geht Ihnen nicht um Ihr Aussehen, sondern ums Wohlbefinden.

Ob alles im grünen Bereich ist, erfahren Sie, wenn Sie ein Maßband zücken. Messen Sie Ihre Taille im Stehen. Legen Sie dazu das Band in der Mitte zwischen dem unteren Rippenbogen und dem Oberrand des Beckenknochens um den Leib – bei den meisten Menschen befindet sich die Messstelle etwa in Höhe des Bauchnabels. Anschließend messen Sie den Umfang der Hüfte an der breitesten Stelle des Becken-Gesäß-Bereichs. Jetzt müssen Sie nur noch den Taillenumfang (in cm) durch den Hüftumfang (in cm) teilen. Das Ergebnis nennen Amerikaner Waist-Hip-Ratio, also Taille-Hüfte-Verhältnis. Die Idealwerte liegen für Frauen unter 0,8, für Männer unter 0,9. Magische Zahlen, die vor allem für Frauen als Maß ihrer Attraktivität gelten.

• Den eigenen Typ ergründen

Wenn Sie abnehmen möchten, kann niemand das Programm besser planen als Sie selbst. Denn jeder Mensch ist aufgrund seiner Gene einmalig. Jeder von uns reagiert auf die gleiche Nahrung und ein ähnliches Maß an Bewegung recht unterschiedlich – das haben inzwischen Hunderte von Untersuchungen gezeigt. Es gilt also herauszufinden, welcher Weg für Sie ganz persönlich der richtige ist. Und genau dabei hilft Ihnen der Schlankheits-Code. Er öffnet die Tür zum Langzeiterfolg und bietet jedem die Chance, individuelle Ziele auf ganz eigene Weise zu verwirklichen. Sein ausgeklügeltes und im Alltag einer Adipositas-Ambulanz erprobtes Programm motiviert und hilft, den persönlichen Hintergründen und Ursachen des Übergewichts auf den Grund zu gehen. Der Code sorgt außerdem dafür, dass Sie beim Abnehmen alle Register ziehen können, also Körper und Seele, Veranlagung, Kraft und Gefühle in Einklang bringen.

• Bin ich das?

Sie wollen wissen, wie Sie Ihren Code finden? Lesen Sie einfach die Geschichten der 20 Pfundstypen (ab Seite 11). Jedes dieser kleinen Kapitel ist nach dem gleichen Prinzip aufgebaut: Es startet mit einer kurzen Alltagsstory aus der Perspektive der Betroffenen. Sie zeigt, mit welchen Problemen man zu tun hat, wenn man mehr wiegt als andere Menschen. Es folgen jeweils eine leicht verdauliche, aber ausführliche wissenschaftliche Erklärung, die das eigene (Ess-)Verhalten einordnet. Ein einfacher Test hilft Ihnen zu entscheiden, ob Sie diesem oder jenem Pfundstyp gleichen. Am Ende jedes Kapitels finden Sie dann die nummerierten Codes, die Ihnen den Weg aus dem Übergewicht zeigen.

Die Storys der zwanzig Pfundstypen beruhen auf vielen hundert Gesprächen mit Menschen, deren dringender Wunsch es war, abzunehmen. Und da es – das zeigt die wissenschaftliche Forschung – für überschüssige Pfunde nicht nur eine Ursache gibt, sondern viele Gründe, die sich von Mensch zu Mensch stark unterscheiden, gehört jeder Pfundstyp, den wir in diesem Buch vorstellen, zur großen facettenreichen Ich-will-Abnehmen-Familie. Deren Mitglieder halten uns in ihren Geschichten

DEN CODE FINDEN

Der schnelle Weg zum Schlankheits-Code

1. Lesen: Welche Pfundstypen gleichen mir?
2. Informieren: Was sagen Experten dazu?
3. Testen: »Bin ich das?«
4. Code-Nummern wählen: Welche der vorgestellten »Auswege« lassen sich am besten in meinen persönlichen Alltag integrieren?
5. Schlankheits-Code notieren: Die drei besten Auswege aufschreiben.
6. Aktualisieren: Den Code immer wieder überprüfen. Passt er noch zu mir?

den Spiegel vor und geben uns so die Möglichkeit, eigenes Handeln und Fühlen zu erkennen und entsprechende Lösungswege zu finden.

Vielleicht stellen Sie beim Lesen der ersten Story fest: »Das ist nicht mein Problem.« Dann blättern Sie einfach weiter. Vielleicht vertiefen Sie sich auch trotzdem in die kurze Geschichte, weil es spannend ist zu erfahren, warum andere Leute dicker werden. Mindestens bei zwei, wahrscheinlich sogar bei drei oder mehr der Storys werden Sie jedoch denken: »Das kenne ich. Genau so geht es mir auch.« Lesen Sie in diesen Fällen, was Forscher dazu sagen, und nutzen Sie die Testfragen, um sich zu vergewissern: »Bin ich das wirklich? Trifft dieser Aspekt tatsächlich auch auf mich zu?« Wenn ja, dann helfen Ihnen die »Auswege« am Ende des Kapitels weiter. Jeder einzelne ist mit einer Kennzahl versehen: dem Code. Beim Lesen können Sie mit einem Bleistift anstreichen, was Ihnen einleuchtet und was zu Ihrer aktuellen Lebenssituation passt. Wenn Sie alle Pfundstypen durchsehen würden, stünde Ihnen theoretisch ein Repertoire von insgesamt 147 Codenummern zur Verfügung. Doch schon eine Kombination aus drei oder vier davon genügt, um erfolgreich in Ihr neues schlankes Leben zu starten.

Auf dem Weg in eine neue Zeit

Für viele ist Übergewicht eine leidige, meist sogar zutiefst schmerzliche Tatsache. Sie empfinden die Polster, die sich an Hüften, Bauch und Po angesiedelt haben, als etwas Schicksalhaftes, das sie belastet und sich in vieler Hinsicht anfühlt wie eine Krankheit. Sicher: Niemand hat es sich ausgesucht, dick zu sein, überschüssige Pfunde sind immer unwillkommen. Aber sie werden zum Drama, wenn ein schlanker Körper als Inbegriff des Glücks angesehen wird. Dann stehen Fettpolster für die Schmach des Unvollkommenen, gelten als Zeichen von Haltlosigkeit und mangelnder Disziplin, lösen Schuldgefühle und Suchtverhalten aus. Wer selbst in seinen besseren Momenten mit seinem Aussehen hadert und keine Stelle des Körpers findet, die ihm schön und wohlgeraten erscheint, braucht Hilfe.

Beim Abnehmen geht es auch darum zu lernen, sich anzusehen und sich trotz möglicher Fettpölsterchen zu akzeptieren. Ausgesucht haben wir uns unsere Körperformen alle nicht. Jeder wird damit geboren. Eine grazile, mädchenhafte Figur ist ebenso wenig ein Verdienst wie üppige Körperformen einen Makel darstellen. Der Schlankheits-Code hilft Ihnen, die schädliche Einstellung zu sich selbst mit der Zeit zu verändern und sich rundum wohler zu fühlen.

Der Code-Begleiter

Jeder, der abnehmen möchte, wird irgendwann auf Hindernisse stoßen und mit Konflikten konfrontiert. Sie werden leichter damit zurechtkommen, wenn in solchen Momenten ein anderer da ist, der Sie in Ihrem Bestreben bestärkt. Er feiert Ihre Erfolge mit Ihnen und motiviert Sie weiterzugehen, wenn es einmal schwierig wird. Ein Begleiter, der den Glauben an uns selbst aktiviert, ist entscheidend für das Gelingen. Denn Menschen, die Unterstützung haben, erreichen ihre Ziele leichter.

Suchen Sie sich als Begleiter jemanden aus, zu dem Sie eine offene, ehrliche Beziehung haben, in der Sie deutlich und direkt über Ihre Gefühle sprechen können. Manchmal schafft es jemand aus der Familie, geschickt in die Rolle des »neutralen« Unterstützers zu schlüpfen, der sich Ihre Ziele selbstlos zu eigen macht. Doch das ist eher selten der Fall. Denn Familienmitglieder stehen uns häufig zu nahe, um einen objektiven Blick für befürchtete oder auch tatsächlich vorhandene Hindernisse beim Abnehmen zu behalten.

Menschen, die Sie verstehen und sich als Coach eignen, finden Sie überall – beispielsweise in einer Internetgruppe oder in einer Selbsthilfeorganisation. Sie sind kein Gruppentyp? Dann wählen Sie sich einen einzigen Menschen aus, der Sie bei Ihrem Vorhaben unterstützt. Das kann die Nachbarin sein, der Patenonkel, der Sporttrainer oder eine Kollegin. Der ideale Code-Begleiter

- mag Sie so, wie Sie sind und knüpft seine Zuwendung nicht an Bedingungen.
- schätzt Sie als Mensch und begegnet Ihnen auf Augenhöhe.
- besitzt ein ehrliches Interesse an Ihrer positiven Entwicklung.
- will Sie zu keiner Zeit kontrollieren oder bevormunden.
- liefert Ihnen wertvolle Anregungen und unterstützt Sie.
- hält es aus, wenn Sie mal Angst, Wut, Enttäuschung oder Trauer zeigen.

Sie trauen sich nicht, jemanden zu fragen? Fassen Sie sich ruhig ein Herz. Sie haben keinen Grund schüchtern zu sein. Wer sich ernsthaft auf den Weg macht abzunehmen, verdient Bewunderung. Nette Menschen, denen Sie Ihre Bitte antragen, werden das ebenso sehen und sich durch Ihr Vertrauen geehrt fühlen. Außerdem ist der Job des Code-Begleiters nicht sonderlich zeitraubend. Eine gute Regelung ist, sich einmal die Woche zu einem Gespräch zu verabreden – entweder persönlich oder am Telefon. Auch gut: Sich täglich zu einer bestimmten Zeit zu einem 5-Minuten-Gespräch verabreden, und nur bei Bedarf ein ausführliches Treffen einplanen. Übrigens: Ein Hilferuf ist keine Schande. Wenn es einmal wirklich »brennt«, sollte Ihr Code-Begleiter für Sie da sein.

Achtung Sabotage

Wenn die ersten Pfunde schwinden, werden Sie neben wohlmeinender Unterstützung, Bewunderung und Staunen bisweilen leider auch das Gegenteil erleben. Dann treten Menschen auf den Plan, die Ihnen das Abnehmen schwer machen. Einige »überraschen« Sie immer wieder mit hochkalorischen Geschenken, andere verbinden jede Einladung mit einem reichhaltigen Essen. Gerade wenn Sie bereits erfolgreich abgenommen haben, mehren sich die Schwarzseher, die sich von Ihrer positiven Veränderung provoziert fühlen und jetzt das Schlimmste für Ihre Gesundheit befürchten. Auch Freunde und Bekannte, die weniger erfolgreich mit ihren Gewichtsproblemen kämpfen, sind manchmal ein bisschen neidisch und lassen spitze Bemerkungen fallen. Und wieder andere fühlen sich irritiert, weil sie glauben, Ihr Erfolg beim Abnehmen verändere die Beziehung zueinander. Ausrufe wie »Ich erkenne dich ja kaum wieder« zeigen den Zwiespalt, den Ihr Erfolg bei manchen Ihrer Mitmenschen auslösen kann.

Lassen Sie sich durch all das nicht von Ihrem Weg abbringen. Am besten kommen Sie mit den Störmanövern zurecht, wenn Sie Ihrer Umgebung ganz genau sagen, womit sie Ihnen helfen kann.

- Sagen Sie Ihren Mitmenschen offen, wie sehr Sie sich über Lob und Komplimente freuen.
- Bitten Sie sie, statt um kalorienreicher Mitbringsel und Geschenke, um gemeinsame Aktivitäten, also um Ausflüge, Kino-, Theater und Konzertbesuche – oder einfach um Zeit miteinander.
- Fragen Sie, ob jemand Lust hat, regelmäßig nach dem Abendessen ein halbes Stündchen mit Ihnen spazierenzugehen oder Sie zum Sport zu begleiten.
- Wünschen Sie sich, dass Süßigkeiten und andere Snacks aus dem Sichtfeld geschafft werden, wenn Sie zu Besuch kommen.
- Das Allerwichtigste zuletzt: Bitten Sie alle Menschen in Ihrer Umgebung, auf Kommentare über Ihre Essgewohnheiten zu verzichten. Was und wie viel Sie wann und warum essen, ist allein Ihre Sache.

DER CODE IM NETZ

www.schlankheits-code.de
Über 400 Rezepte, Pläne und Neuigkeiten zum Thema Abnehmen.

Genießen im neuen Stil
Unter dem Menüpunkt »Rezepte« finden Sie Kochideen für jeden Pfundstyp. In den fünf Kategorien des Schlankheits-Codes warten weit über 400 verlockende Rezepte aufs Ausprobieren. Die Auswahl reicht vom Frühstück über Lieblingsrezepte für mittags und abends bis hin zu Snacks für zwischendurch.

Selbst-Coaching
Ausgeklügelte Pläne und Formulare zum Ausdrucken helfen, sich selbst auf die Schliche zu kommen und mit Problemfeldern spielend fertig zu werden. Immer wenn Sie den Hinweis **www.schlankheits-code.de** sehen, finden Sie unter dem Menüpunkt »Service« eine Ergänzung auf der Website. Studien zeigen, dass solche einfachen kleinen Tools den Erfolg zusätzlich sichern.

Der Schlankheits-Code-Blog
In unserem Blog erfahren Sie regelmäßig Neues rund um den Schlankheits-Code. Die Autorinnen und andere Experten informieren Sie aktuell, unkompliziert und unterhaltsam zu allen wichtigen Aspekten des Abnehmens. Einfach reinklicken in den Menüpunkt »Blog« und Neues aus der Forschung oder Vergnügliches und Nützliches für den Alltag nachlesen. Als Leser können Sie jederzeit mitmachen, Beiträge kommentieren, Ihre Erfahrungen schildern und sich zum Buch oder zur Website äußern.

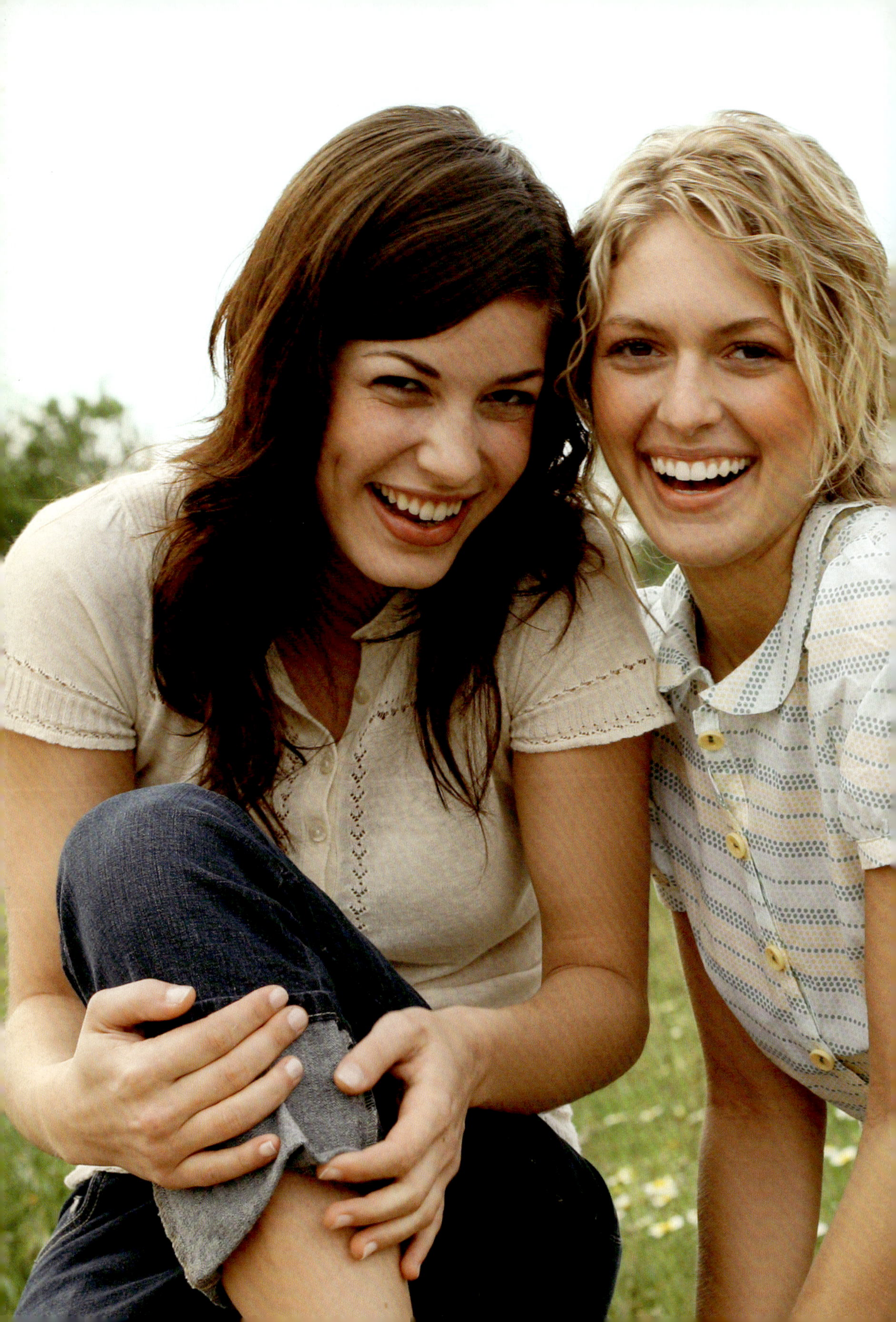

DIE 20 PFUNDSTYPEN

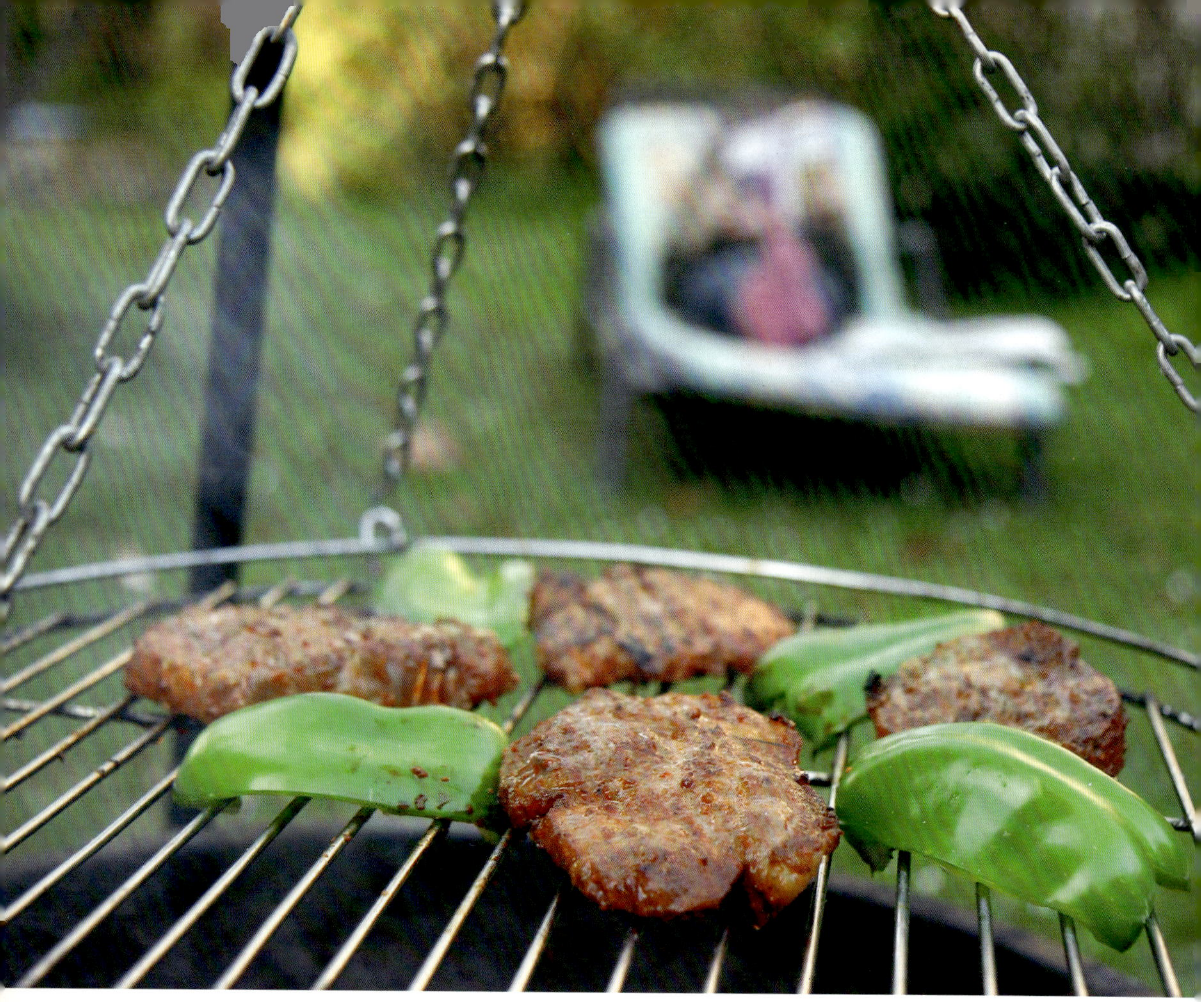

SELBSTBELOHNER

Wer sich müde und ausgelaugt fühlt, entschädigt sich oft mit Essen und Trinken. Setzen Sie lieber auf andere Belohnungssysteme im Gehirn.

SELBSTBELOHNER – DIE STORY

EIN BILDSCHÖNER SOMMERABEND. Die Autobahn lag vor mir wie eine Schlange aus gleißendem Blech, es ging nur im Schritttempo voran. Ich zerrte an meiner Krawatte und schleuderte sie hinter mich auf den Rücksitz. Es war ein langer Tag, die Arbeit hätte locker für drei gereicht. Als ich dann endlich loswollte, fing mich unser Abteilungsleiter vor dem Fahrstuhl ab. Typisch, ihm fallen die »wichtigen« Dinge immer erst ein, wenn er sieht, dass ich aufbreche. Meistens will er dann noch schnell ein paar Informationen von mir, mit denen er am nächsten Tag in seinen Meetings glänzen kann. Wenn er wüsste, wie sehr mich das nervt. Aber natürlich ziehe ich ein artiges Gesicht und liefere ihm, was er will. Schließlich sind Jobs wie meiner in unserer Gegend nicht gerade dicht gesät.

SCHÖNE HEILE WELT

Mit Mühe verdrängte ich die Arbeit aus meinem Kopf und wanderte stattdessen in Gedanken auf meine Terrasse. Draußen essen, natürlich! Grillen! Künftige Glückseligkeit! Augenblicklich wurde ich hungrig wie ein Löwe, gierig auf ein großes Stück Fleisch.

Wenn mein Vater grillte, stand ich als kleiner Junge oft neben ihm. Einmal, es muss an seinem Geburtstag gewesen sein, war der Garten voller Gäste. Jemand rief ihn ans Telefon. Im Weggehen drückte er mir die Grillzange in die Hand: »Pass mal kurz auf.« Ich drehte und wendete die Fleischstücke, so wie ich es bei ihm beobachtet hatte. Er blieb lange fort. Und als er endlich zurückkam, war der Grill leer. Er wird schimpfen, dachte ich, aber er legte den Arm um mich. »Gut gemacht. Von deinen Steaks sind alle begeistert. Ab jetzt bist du der Chef am Grill.«

Ich war voller Vorfreude

Ich lenkte den Wagen auf den Parkplatz des nächsten Einkaufszentrums und rief meine Frau an: »Kannst du bitte den Grill anheizen?« Jetzt hatte ich es eilig. Die Holzkohle braucht eine halbe Stunde zum Durchglühen; bis dahin wollte ich zu Hause sein. Also schnell in den Supermarkt zur Fleischtheke. Dort lagen sie: viel versprechende, große Nackensteaks, gut durchwachsen. Dazu Kartoffelsalat. Und Kräuterbutter. Ich liebe es zuzuschauen, wenn sie auf einem heißen Steak zerfließt. Die Vorfreude ließ mich lächeln, meine Schritte beschleunigten sich. Ein paar Minuten später legte ich meine »Beute« auf den Beifahrersitz und preschte über die Landstraße nach Hause. Dort wehte mir bereits der Duft von Holzkohle entgegen. Bald brutzelten die Fleischstücke. Ich aß. Das Fleisch war wunderbar: saftig, kross – genau richtig, um danach süchtig zu werden. Ich kaute, blickte über den Zaun ins Abendrot und kam endlich zur Ruhe.

Ein Steak lag noch auf dem Grill. Wäre schade, es verbrutzeln zu lassen. Als ich es aß, wusste ich: Eins hätte vollkommen gereicht. Wenn ich nicht so müde gewesen wäre. Und wenn mein Chef nur mit einem Wort erwähnt hätte, dass er ohne mich dumm dastehen würde.

SELBSTBELOHNER – DER HINTERGRUND

WAS HABEN unser Lieblingsgericht, Ecstasy-Pillen, ein freundlicher Blick und Geld gemeinsam? Auf den ersten Blick nichts, und doch so viel. Sie alle können nämlich unser Belohnungssystem im Gehirn ansprechen – Nervenzellen im Großhirn, die für uns einordnen, was schön, gut und der Mühe wert ist.

Egal, ob wir uns wie der Mann in der Geschichte mit einem fetten Grillsteak selbst belohnen oder ob uns jemand mit einem Kompliment oder mit einem Konzert erfreut: Immer ist dasselbe System am Werk. Es ent-

X BIN ICH DAS?

	ja	nein
Gibt es Situationen, in denen Sie nicht aufhören können zu essen?	☐	☐
Denken Sie oft an Essen?	☐	☐
Essen Sie gern allein?	☐	☐
Schämen Sie sich, wenn Sie viel gegessen haben?	☐	☐
Macht Ihr Essverhalten Sie unglücklich?	☐	☐
Möchten Sie ganz schnell viel essen, wenn Sie enttäuscht sind?	☐	☐
Steigt Ihr Kalorienverbrauch, wenn Sie unter Druck stehen?	☐	☐
Sie sind ärgerlich: Geht es Ihnen besser, wenn Sie etwas essen?	☐	☐
Beschäftigen Sie sich mit Essen, sobald Sie auf etwas warten?	☐	☐
Freuen Sie sich besonders aufs Essen, wenn Sie sich langweilen?	☐	☐
Haben Sie mehr Appetit, wenn Sie allein sind?	☐	☐
Essen Sie viel, wenn Sie sich einsam fühlen?	☐	☐
Feiern Sie Erfolge mit einem reichlichen Essen?	☐	☐
Gibt es Speisen, die Sie noch glücklicher machen, wenn es Ihnen schon gut geht?	☐	☐

Wer ein- oder zweimal mit Ja geantwortet hat, dessen Essverhalten wird nur durchschnittlich von Gefühlen beeinflusst. Mehr als zwei Jas deuten auf ein mehr oder weniger starkes Suchtverhalten hin.

scheidet vermutlich sogar, was wir an Menschen attraktiv finden und welche Art von Kunst uns gefällt.
Wie Nervenzellen diese Vielfalt hinkriegen? Sie setzen einen Cocktail von Botenstoffen frei, die zum Erfreulichsten gehören, was unser Gehirn produziert. Neben vielen anderen Aufgaben erfüllen sie uns mit Neugierde und Entdeckerfreude, treiben uns an und bestimmen, was wir lernen. Sie sind der beste Lehrer, den die Natur je erfunden hat. Gelernt wird nämlich immer dann, wenn wir positive Erfahrungen machen. Entdecken wir etwas Neues, lernen etwas Nützliches, sorgt dieses System dafür, dass wir mit guten Gefühlen belohnt werden. Für Strafen ist es nicht zuständig. Das Problem dabei: Nach angenehmen Gefühlen kann man süchtig werden. Dann ist der »Lohn« womöglich Übergewicht. Vor allem, wenn das Streben nach Glück regelmäßig in einer regelrechten Kalorienorgie endet.

GENUG IST NICHT GENUG

Geraten Hochgefühle zu stark oder halten sie zu lange an, unterbricht unser Gehirn selbsttätig den Höhenflug. Wir landen wieder in der Realität, in der Festmenüs und Lottogewinne rar sind. Bei einigen Menschen jedoch funktioniert diese Notbremse nicht perfekt. Ihnen bleibt die Sehnsucht nach dem Belohnungskick, wird stärker, manchmal unerträglich, bis sie für eine Weile mit Drogen oder mit reichlichem Essen gestillt wird.
Oft ist das unbändige Verlangen an ein zurückliegendes Ereignis gebunden. Ein alter Konflikt, eine nur halb verarbeitete Trauer, eine Verletzung der Seele: Unser Gehirn heilt

alte Wunden gern mit den Mitteln des Belohnungssystems. Dabei verfällt es auf erreichbare, naheliegende Freuden, zum Beispiel auf Essen. Und fast immer sind es besondere, reichhaltige Gerichte oder Snacks, die von oben angefordert werden, wenn das Leben wieder einmal gemein zu uns war.

Wenn der Kick nachlässt

Wer nach guten Gefühlen süchtig ist, reagiert bald auf jede unangenehme Lebenslage mit Esslust. Die Steigerung des Kicks liegt dann oft in der Menge, ganz nach dem Motto: Ein Steak ist toll, wie viel besser werde ich mich fühlen, wenn ich gleich zwei esse. Doch leider lässt sich das schwirrend leichte, elektrisierend wirkende Gefühl, nach dem wir uns alle sehnen, so nicht hervorkitzeln. Im Gegenteil: Die überreiche Portion an Fett und einfachen Kohlenhydraten lockt den Botenstoff Serotonin – und der wirkt eher beruhigend und macht schläfrig; anstelle des Hochgefühls bekommen wir eine Beruhigungspille. Weil aber die Sehnsucht nach dem Superkick nicht vergeht, probieren wir es immer wieder. Leider werden wir dadurch aber kein bisschen glücklicher, sondern nur dicker.

SCHÖNE LOHNLISTE

Sie sind es gewohnt, sich mit gutem Essen zu verwöhnen, wenn das Leben mal wieder hart zu Ihnen war? Suchen Sie nach Alternativen: Machen Sie eine Liste kleiner, bisher unerfüllter Wünsche, mit denen Sie sich, wenn Ihnen danach ist, belohnen können.

SELBSTBELOHNER – DIE AUSWEGE

WENN SIE SICH in diesem Pfundstyp wiederentdeckt haben, können Ihnen die folgenden Codes helfen, endlich erfolgreich abzunehmen.

Belohnung mal anders

001 Zuwendung durch ein nettes Wort, ein (echtes) Lächeln oder eine Umarmung aktiviert unser Belohnungszentrum mindestens doppelt so gut wie Kalorienorgien. Sie können sogar ein bisschen nachhelfen und sich zusätzliche »Streicheleinheiten« holen. Verteilen Sie einfach öfter als bisher ehrliche Komplimente. Sie werden staunen: Viele davon kommen überraschend liebenswürdig zurück.

super ○ gut ○ ungeeignet ○

Gehen Sie auf Entdeckungsreise

002 Haben Sie das Gefühl, Ihr Leben sei in letzter Zeit ein bisschen zu langweilig und kalkulierbar geworden? Dann brauchen Sie Abwechslung, vielleicht sogar ein kleines Abenteuer. Vergessen Sie den TV-Krimi. Zuschauen allein genügt nicht, um das körpereigene Belohnungssystem anzuknipsen. Selbermachen ist entscheidend. Planen Sie für jedes der nächsten vier Wochenenden eine kleine Expedition ins Ungewisse. Das kann ein Streifzug durch eine fremde Stadt sein, eine Führung durchs Museum der Gerichtsmedizin oder eine Klettertour. Hauptsache neu und ein bisschen aufregend.

super ○ gut ○ ungeeignet ○

Sich mit Sport belohnen

003 Wer seine Muskeln spielen lässt, wird vom Gehirn dafür belohnt, dass er sein eigenes Wohlfühlzentrum krault. Schon kleine Anstrengungen entspannen – das weiß jeder, der regelmäßig walkt, läuft, skatet, Rad fährt oder rudert. Auch wenn der echte Kick, das euphorische Hoch des so genannten Runner's High eher selten ist, lohnt es sich, beim Sport durchzuhalten. Denn regelmäßige Muskelarbeit sorgt für einen ausgeglichenen Appetit und mehr Wohlbefinden.

super ○ gut ○ ungeeignet ○

DAS TUT EINFACH GUT

Dicke Belohnung durch Sport

Regelmäßiges Training, z. B. täglich 20 bis 30 Minuten straffes Gehen:

- erhält die Muskulatur,
- verleiht ein Gefühl von Wohlbefinden und Lebendigkeit,
- hilft mehr Kalorien zu verbrennen,
- stärkt das Selbstvertrauen,
- lässt Fettpolster schrumpfen,
- strafft Arme, Beine und Bauch,
- verbessert die Körperhaltung,
- stärkt Sehnen und Bänder,
- stabilisiert Knochen und Gelenke,
- senkt die Gefahr von Verletzungen,
- steigert die Beweglichkeit,
- verbessert den Gleichgewichtssinn,
- reduziert das Risiko, an einem Herzinfarkt zu sterben, um 25 Prozent,
- kann das Leben um drei Jahre verlängern.

Die Schmetterlinge tanzen lassen

004 Falls Sie allein leben und sich gern verlieben würden: Träumen Sie nicht nur, tun Sie es. Melden Sie sich zum Beispiel einfach bei einer Internet-Partnerbörse an. Das ist eine aufregende Sache; schon der Entscheidungsprozess wird Sie so beschäftigen, dass automatisch weniger Zeit bleibt, ans Essen zu denken. Und die Hoffnung, endlich einen lieben Menschen zu finden, regt das Belohnungssystem auf ganz besondere Art an.

super ○ gut ○ ungeeignet ○

Den Partner einbeziehen

005 Sie haben einen Partner? Dann bitten Sie ihn um Unterstützung. Verabreden Sie sich einmal in der Woche zu einer besonderen »Therapiesitzung«. Erzählen Sie sich gegenseitig, was Sie sich voneinander wünschen. Jeder spricht dabei zwei- oder dreimal fünf Minuten; der andere hört nur aufmerksam zu.
Verlangen Sie aber nicht nur Zuwendung von Ihrem Partner, sondern bemühen Sie sich auch, regelmäßig einige seiner Wünsche zu realisieren. Sie werden sich viel ausgeglichener fühlen, weil sich Ihre Beziehung auf diese Weise positiv entwickelt.

super ○ gut ○ ungeeignet ○

Die Lust der Erkenntnis

006 Lernen Sie etwas Neues. Sie wollten immer schon Kunst studieren? Oder Imker werden? Tischlern lernen? Autos reparieren? Es gibt nichts Gutes, außer man tut es. Zögern Sie also nicht, sondern legen Sie los. Suchen Sie ein passendes Kursangebot, fragen Sie nach guten Privatlehrern. Schon diese Herausforderung kitzelt Ihr körpereigenes Belohnungssystem so sehr, dass Essanfälle aus Langeweile selten werden.

super ○ gut ○ ungeeignet ○

Fachliche Hilfe holen

007 Wenn Sie beim Bin-ich-das-Test auf Seite 14 sehr viele Fragen mit Ja beantwortet haben und sich Ihren Essanfällen vollkommen ausgeliefert fühlen, kann unter Umständen ein Facharzt für Psychosomatische Medizin helfen. Sie können auch einen Termin in einer Adipositas-Sprechstunde ausmachen, wie sie inzwischen an vielen großen Krankenhäusern, Universitätskliniken und in Praxen mit ernährungsmedizinischem Schwerpunkt angeboten werden. Vielleicht können die Ärzte Ihnen ja mit einem neuen Medikament helfen, das die Sucht- und Belohnungssysteme in Ihrem Gehirn beeinflusst.

super ○ gut ○ ungeeignet ○

Hypnose hilft

008 Ist Ihr Heißhunger stark an spezielle Situationen gebunden? Oder verlieren Sie die Kontrolle nur bei ganz bestimmten Speisen? Dann versuchen Sie es doch einmal mit einer Hypnosetherapie. Speziell ausgebildete Ärzte und Psychotherapeuten nutzen die tiefe Entspannung der Trance, um die Ursachen der Sucht herauszufinden und die Beschwerden zu behandeln. Bereits wenige Sitzungen können dabei deutliche Veränderungen bewirken. Das Ganze ist kein Humbug, die Wirksamkeit dieser Methode ist wissenschaftlich gut belegt. Deshalb wird die Behandlung auch von vielen gesetzlichen Krankenkassen bezahlt – zumindest teilweise.

super ○ gut ○ ungeeignet ○

FLEXIBEL BLEIBEN

Es nutzt niemandem, wenn Sie geloben, ab sofort und für immer jedem Eisbecher und jeder Currywurst dieser Welt zu widerstehen. Psychologen halten wenig von drakonischer Strenge gegen sich selbst. Sie raten vielmehr zu flexibler Kontrolle und kleinen Schritten. Wenn Sie sich zum Beispiel vornehmen, am Sonntagabend vom wöchentlichen Schokoladenvorrat noch mindestens ein Stück übrig zu haben, können Sie diesen Vorsatz wahrscheinlich leicht einhalten – und sich über jede Süßigkeit freuen, die Sie zusätzlich eingespart haben. Verbieten Sie sich jedoch alles von vornherein und werden dann doch schwach, fühlen Sie sich schnell als Versager und schmeißen vielleicht die Flinte ins Korn. Werden Sie bei Hamburger, Döner und Co. allzu oft schwach, hilft vielleicht folgender Trick: Stecken Sie jeden Monat einen festen Betrag (beispielsweise 10 oder 15 Euro) in einen Extra-Geldbeutel. Wenn Sie die Fast-Food-Gelüste überkommen, bedienen Sie sich aus diesem Budget. Ist am Monatsende noch Geld übrig, können Sie sich gleich doppelt freuen; schließlich profitieren Figur und Portemonnaie gleichermaßen davon.

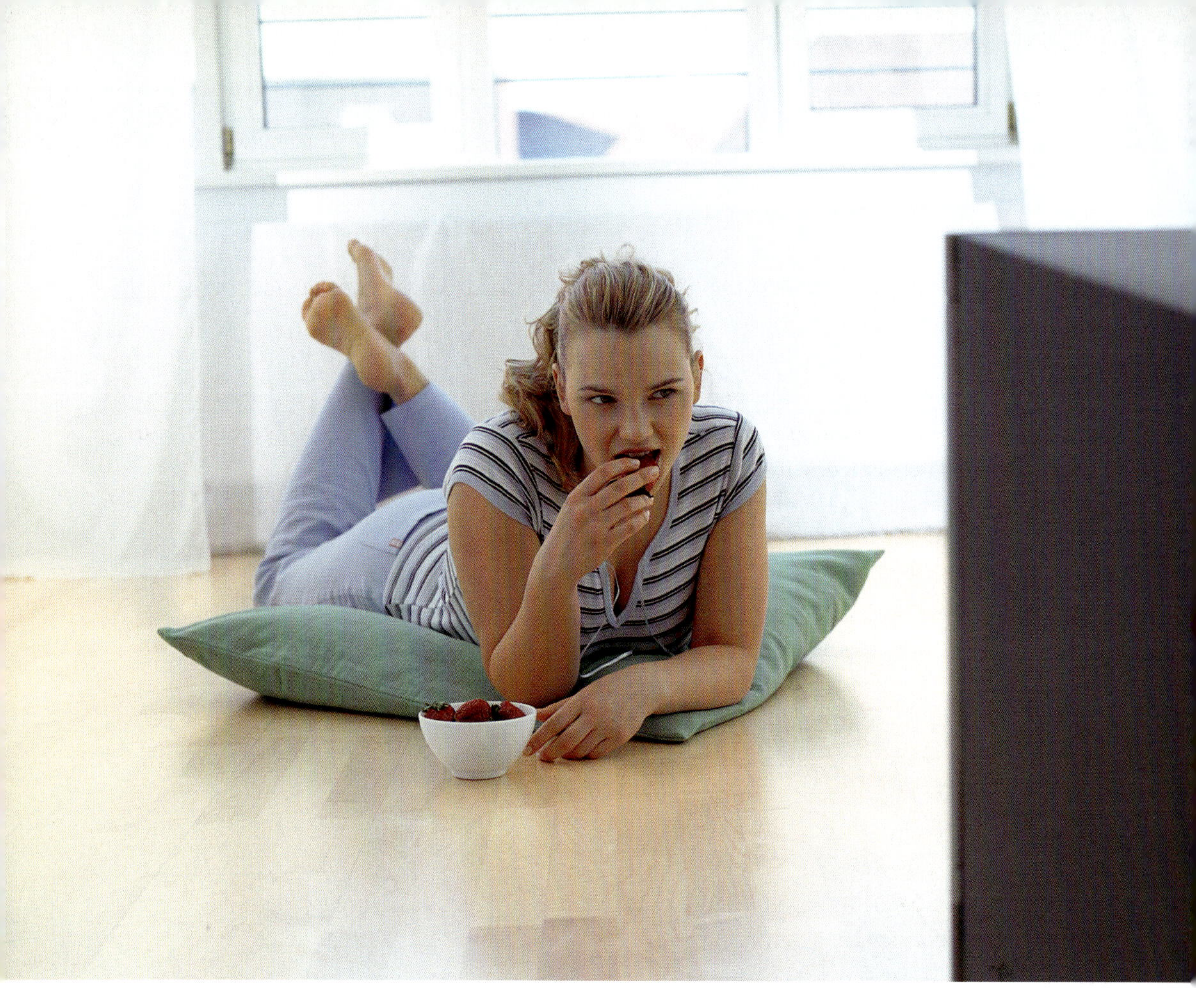

BILDSCHIRMHOCKER Fernseher und Computer sind aus unserem Alltag nicht wegzudenken. Doch wer den Konsum übertreibt, muss mit zusätzlichen Pfunden rechnen.

BILDSCHIRMHOCKER – DIE STORY

IM BÜRO SASS ICH JEDEN TAG acht Stunden wie festgenagelt vor meinem Computer, manchmal wurden es sogar neun oder zehn. Mein rechter Zeigefinger drückte die Maus, manchmal tippte ich ein paar Buchstaben mit links, sonst rührte ich mich nicht. Nur meine grauen Zellen waren hyperaktiv. Wenn abends die Bürotür hinter mir zufiel, herrschte erst einmal Leere in meinem Kopf und meine Nackenmuskeln schmerzten. Also nichts wie ab ins Auto und endlich nach Hause – raus aus den unbequemen Klamotten, ab aufs Sofa.

Tagsüber musste ich jede Sekunde im Griff haben, abends nicht. Ich konnte mich mit einer Schale Kekse in die Kissen kuscheln und Flimmerkiste gucken. Das war für mich die Königsdisziplin der Entspannung.

Angst, Schmerz, Glück, Entzücken und Entsetzen: Ich holte mir die großen Dramen des Lebens direkt ins Wohnzimmer. In meinem Puschenparadies badete ich in Gefühlen, die ich per Fernbedienung kontrollieren konnte. Wurde es zu realistisch, klickte ich mich lieber weiter in den nächsten Film. Wenn ich Glück hatte, begrüßte mich im nächsten Kanal ein alter Hollywoodschinken wie ein Freund aus vergangenen Tagen. Dann verlängerte sich der Fernsehabend um weitere zwei Gläser Wein und ein Dutzend geistesabwesender Griffe in die Chipstüte. Die Abende verflogen im Rausch der Bilder. Im Bett lag ich lange wach und grübelte, bis mein Herz das Gesehene vergaß, sich beruhigte und langsamer klopfte. Mein Leben verlief zwischen zwei Bildschirmen: Der eine war ziemlich öde, der andere aufregend und bunt. Es gab eigentlich keinen Grund, das zu ändern. Bis auf einen: Ich wurde immer dicker.

BILDSCHIRMHOCKER – DER HINTERGRUND

DER GRÖSSTE ALLER DICKMACHER liefert null Kalorien und wird mit Strom betrieben: der Bildschirm. Egal ob Fernseher, Spielekonsole oder Computer – alle fesseln ihre Opfer auf dem Stuhl und lassen kaum Spielraum für Bewegung. Doch auf den täglichen Sitzmarathon vor dem Bildschirm hat uns die Natur ebenso wenig vorbereitet wie auf die angespannte Bequemlichkeit des Autos. Für Kinder ist die Studienlage eindeutig: Je länger sie vor digitalen Medien hocken, desto größer ist ihr Risiko, dick zu werden. Ausgeprägtes Sitzfleisch erzeugt Haltungsschäden, das Gefühl für den eigenen Körper geht verloren. Gehirn und Nerven sind dann oft kaum mehr in der Lage, die Muskulatur optimal zu aktivieren. Was die sitzende Lebensweise bei uns Erwachsenen anrichtet, lässt sich nur vermuten. Sicher ist eins: Der Körper läuft im Energiesparprogramm. Wir können dann kaum so wenig essen, wie wir tatsächlich verbrauchen. Schlimmer noch, wir sind stets verlockt, die Aufregungen der digitalen Welten mit schnellen Kohlenhydraten zu dämpfen, weil diese den beruhigenden Botenstoff Serotonin ansteigen lassen. Die figurfeindliche Verbindung von Naschen und Fernsehen ist also nicht nur eine schlechte Angewohnheit, sondern biologisch angelegt.

WENIGER IST MEHR

Natürlich sind Unterhaltungsmedien aus unserem Alltag nicht wegzudenken. Sie gehören zu den beliebtesten Freizeitvergnügungen. Und viele meinen, ohne die Flimmerkiste ließe sich der Stress, den der Beruf mit sich bringt, abends kaum abschütteln. Trotzdem: Es wäre nicht schlecht, wenn wir lernen könnten, rechtzeitig den Aus-Knopf zu drücken. Wer es schafft, die Zeit vor dem Computer oder dem Fernseher bewusst zu begrenzen, hat es beim Abnehmen erheblich leichter. Denn unser Körper verwaltet seine Ressourcen nach dem Prinzip »Use it or lose it« – gebrauche deine Muskeln oder du verlierst sie. Nur was dem Körper stetig abgefordert wird, bleibt erhalten. Das kann jeder bestätigen, der schon einmal länger Arm oder Bein in Gips trug: Wird dieser abgenommen, ist die Gliedmaße auf halben Umfang geschrumpft und kaum noch zu gebrauchen. Ähnlich ergeht es allen, die sich über Jahre hinweg Bewegungslosigkeit verordnen. Muskeln gehen verloren, der Körper lagert zusätzliches Fett ein.

X BIN ICH DAS?

	ja	nein
Arbeiten Sie viel im Sitzen?	☐	☐
Verbringen Sie mehr als drei Stunden Ihrer täglichen Freizeit vor dem TV oder Computer?	☐	☐
Schalten Sie das Gerät ein, sobald Sie nach Hause kommen?	☐	☐
Ist das Gerät auch aktiv, wenn nichts Interessantes läuft?	☐	☐
Ziehen Sie den Bildschirm oft einem Treffen mit Freunden vor?	☐	☐
Gibt es Wochenenden, die Sie komplett vor dem TV verbringen?	☐	☐
Schalten Sie das Fernsehgerät ein, um sich weniger allein zu fühlen?	☐	☐

Wenn Sie mehr als zwei Fragen mit Ja beantworten, haben Sie ein paar Ihrer überschüssigen Pfunde wahrscheinlich auch dem Bildschirm zu verdanken. Wenn Sie zu allen Fragen Ja sagen, nehmen Sie voraussichtlich deutlich ab, sobald Sie weniger vor dem Bildschirm sitzen.

Wir brauchen mehr Schlaf und Licht

Mit der Gefühlswelt der Filme, Soaps und Serien, die täglich über die Kanäle flimmern, überfluten uns fremde Empfindungen und Aufregungen. Je später der Abend, desto stärker wirken sie auf uns. Sie beschleunigen den Puls und lassen die Neurotransmitter so nachhaltig durch das Nervengeflecht flitzen, dass noch lange nach dem Abschalten des Geräts nicht an Schlaf zu denken ist. Gerade wer empfindsam ist, benötigt viel Zeit, bis sein Gehirn wieder zur Ruhe kommt. So schrumpft das Schlafbudget immer weiter – mit Folgen: Wer über längere Zeit sehr unruhig oder im Schnitt weniger als sechs Stunden pro Nacht schläft, muss damit rechnen, dass sein Körpergewicht ansteigt (mehr darüber ab Seite 96).

Dazu kommt: Wer ständig vor dem Bildschirm hockt, geht seltener ans Licht. Dadurch verstellt sich unsere innere Uhr und der Körper gerät leicht in einen Vitamin-D-Mangel. Dieses Vitamin kommt in der Nahrung nur sehr beschränkt vor; wir sind darauf angewiesen, dass es der Körper selbst herstellt. Und das gelingt ihm nur dann in ausreichendem Maße, wenn wir täglich mindestens 20 Minuten die UV-Strahlung der Sonne an unsere Haut lassen (mit steigendem Alter noch mehr, da die hauteigene Vitamin-D-Produktion nachlässt).

Gerade im Winter, wenn wir am liebsten drinnen bleiben und uns digital vergnügen, sollten wir länger draußen sein, um genug Vitamin D zu tanken. Schließlich fördert es die Kalziumaufnahme und aktiviert so indirekt die Fettverbrennung. Wer also tagsüber vor dem Bildschirm sitzt, verbrennt nicht nur weniger Kalorien, er bremst auch seine Fettverbrennung.

BILDSCHIRMPFUNDE – DIE AUSWEGE

WENN SIE SICH in diesem Pfundstyp wiederentdeckt haben, können Ihnen die folgenden Codes helfen, endlich erfolgreich abzunehmen.

Nickerchen statt Fernsehen

009 Wer müde nach Hause kommt, lässt sich gern mit bunten Bildern berieseln. Doch es gibt Alternativen. Vielleicht die beste: Stellen Sie den Wecker und schlafen Sie eine Viertelstunde. Wem das nicht auf Anhieb gelingt, der ruht sich mit geschlossenen Augen aus. Nach ein, zwei Wochen hat sich der Kopf an die Auszeit gewöhnt und die Augen fallen schnell zu. Dösen Sie aber nicht länger als 15 Minuten, sonst fallen Sie in den Tiefschlaf und brauchen zu lang um wieder fit zu werden.

super ○ **gut** ○ **ungeeignet** ○

Den Konsum begrenzen

010 Sie sind durch Ihren Beruf eigentlich den ganzen Tag zur Passivität gezwungen? Und den Abend verbringen Sie am liebsten auf der Couch? Dann können Sie sich bei der Kalkulation Ihres Kalorienbudgets (siehe Seite 149) nicht einmal eine leichte körperliche Aktivität anrechnen. Um mehr Energie zu verbrauchen müssen Sie sich bewegen. Begrenzen Sie die Zeit vor der Glotze auf eine bis eineinhalb Stunden am Tag. Ist der Kasten aus, stellt sich die Lust, etwas zu unternehmen, meist von selbst ein.

super ○ **gut** ○ **ungeeignet** ○

Essen und Bildschirm entkoppeln

011 Für viele der Inbegriff von Gemütlichkeit: sich während des Abendessens von einer Soap berieseln lassen und danach mit Wein und Knabberkram bei einem Krimi abhängen. Die Gewohnheit, beim Essen TV zu gucken, verhilft uns jedoch schnell zu den allerschönsten Speckrollen. Der Grund: Das Gehirn ist vollauf damit beschäftigt, die Bilder zu verarbeiten. Was wir gleichzeitig in uns hineinstopfen, registriert es kaum. Was tun? Die ganz Tapferen beschließen, nie mehr zu essen, wenn der Fernseher läuft, oder umgekehrt den Kasten auszumachen, wenn sie essen. Zu hart? Dann stellen Sie die Knabbersachen so weit weg, dass Sie für jeden Happen aufstehen müssen. So reduziert sich die Menge und Ihnen wird bewusst, wie viel Sie essen.

super ○ **gut** ○ **ungeeignet** ○

Bildschirm mit Sport kombinieren

012 Wer keine Stunde vom Fernsehen aufgeben möchte, verlegt sein Sportprogramm am besten vor die Glotze. Sie können auf dem Hometrainer Rad fahren, auf einem Stepper trainieren oder auf dem Trampolin springen. Auch Sit-ups auf der Couch und ein bisschen Stretching schaden nicht. Ein ideales Programm: 20 Minuten hüpfen, springen oder radeln, eine kleine Pause machen und dann noch einmal 20 Minuten trainieren. Damit sich der Stoffwechsel normalisiert und eine Kalorienreduzierung überhaupt anschlägt, müssen Sie täglich 30 Minuten schwitzen.

super ○ **gut** ○ **ungeeignet** ○

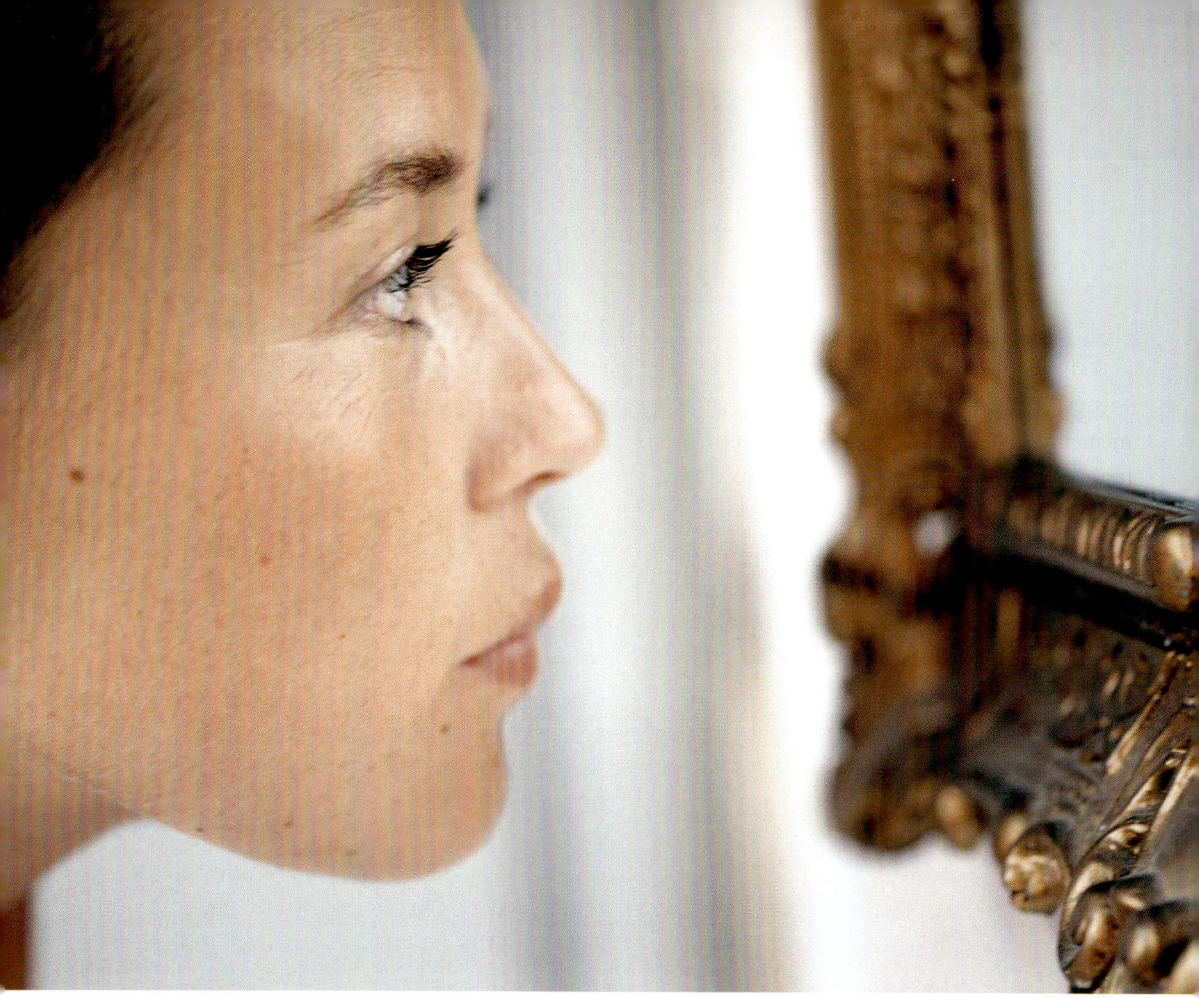

DIÄTMÜDE

Sie denken, Abnehmen sei nutzlos, weil die Pfunde ohnehin zurückkommen? Stimmt nicht: Etwa jeder Fünfte hält sein neues Gewicht auf lange Sicht.

DIÄTMÜDE – DIE STORY

ALS TEENAGER WÜNSCHTE ich mir nichts sehnlicher, als aus meiner Haut zu schlüpfen und sie mitsamt dem Fett hinter mir zu lassen. Ich wollte leichtfüßig sein, ein elfengleiches Wesen, das alle bezaubert. Mit jeder Diät habe ich versucht, dieses Ziel zu erreichen – so oft, dass es für einen Eintrag im Guinnessbuch der Rekorde gereicht hätte. Strenge Regeln waren mir dabei immer die liebsten. Ich mochte es, wenn man mir sagte: »Iss dies« oder »Koch das«. Diäten verliehen meinem Leben Struktur, machten es berechenbar. Versprach eine

Zeitschrift »Sieben Kilo in sieben Tagen«, glaubte ich zwar kein Wort, doch die Hoffnung auf ein Wunder brachte mich dazu, immer wieder neu einzusteigen; ganz egal was ich meinem Körper dabei antun sollte. Ich begeisterte mich für Kohlsuppe, Proteinpulver und Trennkost. Dabei wusste ich eigentlich viel zu viel über Gemüse, Vollkorn und gesunde Fette, um noch auf die Wunderkuren reinzufallen.

DAS KARUSSELL IM KOPF

Meistens lebte ich in der vagen Hoffnung, meine überflüssigen Pfunde würden eines Tages auf magische Weise einfach von selbst verschwinden. Ich las jede noch so verrückte Produktwerbung, solange sie mir nur eine Gewichtsreduktion versprach. Für die anderen, die Schlanken, bedeutete Essen Genuss, Gesellschaft und Befriedigung. Nicht für mich. Ich dachte immer nur an das eine: weniger essen, an den Plan halten. Meine Gedanken kreisten darum, wenn ich aufstand und wenn ich wieder ins Bett fiel. Alles, was ich tat, war an mein Gewicht gekoppelt. Mein Kopf schien so angefüllt damit, dass kaum Platz blieb für all die andere Sachen, die Mädchen sonst noch so interessieren. Eine Beziehung zu einem Mann? Daran war nicht zu denken. Was wäre, wenn er meine ausufernden Schenkel zu Gesicht bekäme. Körper und Seele? Ich bemühte mich beides strikt voneinander zu trennen. Was sollte aus meiner kostbaren Innerlichkeit werden, wenn mein Körper aus der Hose platzte? Ich hielt mich bedeckt, meine Seele war geheim. Von meinem Körper zeigte ich nichts als Gesicht, Hände und meine perlweißen Zehen. Würde ich es jemals schaffen, mich so zu mögen, wie ich war? Verzweifelt wechselte ich zwischen meinem Wunschbild und meinem Zerrbild hin und her. Spaß? Davon hatte ich auch den letzten Rest aus meinem Leben verbannt. Kein Hobby – abgesehen von der ständigen Suche nach dem perfekten Plan. Mit jedem nahm ich in der ersten Woche drei Kilo ab, in der zweiten Woche 500 Gramm, danach nichts mehr. Jedes Mal fiel ich in tiefes Selbstmitleid. Sah ich mich zufällig im Spiegel, liefen die Tränen.

Der erste Schritt

Eines Tages wurde es selbst meiner besten Freundin zu viel. »Du kommst mir vor wie jemand, der mit beiden Händen ein Haus bauen will, aber dafür die Sandschippe nicht loslassen kann. Schau nach vorn. Klar, du weißt nicht, ob es morgen besser wird, aber du kannst es nur herausfinden, wenn du endlich richtig und kontinuierlich mit dem großen Werkzeug daran arbeitest.« Ich war perplex. Sie nutzte die Gelegenheit und schleppte mich zum Einkaufen. Bei jedem neuen Outfit, zwang sie mich in den Spiegel zu blicken. »Gar nicht schwierig, dich hübsch anzuziehen«, sagte sie. »Du bist rund, aber deine Proportionen sind goldrichtig.« Ich fühlte mich zu Tode erschöpft, als wir endlich an der Kasse standen. Doch es war ein Anfang.

Heute vergesse ich manchmal für einen Moment meine Schenkel. Es passiert sogar, dass ich mir morgens beim Wimperntuschen ins Gesicht sehe und denke: »Gar nicht so schlecht.« Die Tage, an denen ich mich hübsch und normal finde, werden langsam häufiger als die, an denen ich meinem Spiegelbild Fratzen schneide.

DIÄTMÜDE – DER HINTERGRUND

GRUND ZUM FRUST gab es bislang reichlich, das zeigt eine repräsentative Umfrage der Gesellschaft für Erfahrungswissenschaftliche Sozialforschung aus dem Jahr 2007. Danach haben sieben von zehn Frauen Erfahrungen mit Diäten; im Alter von 18 bis 35 haben bereits 48 Prozent aller Frauen ein- bis fünfmal eine Diät gemacht, 15 Prozent haben in diesem Alter sogar schon mehr als fünf Diäten hinter sich. Allerdings brach jede zweite Befragte (52 Prozent) ab, bevor das eigentliche Wunschgewicht erreicht wurde – bei stark Übergewichtigen lag diese Rate sogar bei 68 Prozent. Die Gründe dafür sind vielfältig: »Hausgemachte« Abspeckprogramme wie FDH (Friss die Hälfte) oder der Verzicht auf vermeintliche »Dickmacher« erzeugen kein langfristiges Umdenken. Rigide Diätpläne lassen sich schlecht in den Alltag integrieren oder sind zu einseitig. Vielleicht die häufigste Ursache: Wer abnehmen möchte, steckt seine Ziele viel zu hoch und will viel zu schnell viel zu viel Gewicht verlieren. Statt einer nachhaltigen Gewichtsreduktion ist dadurch aber eher ein Jo-Jo-Effekt zu erwarten (siehe Seite 106 ff.). Und 15 Prozent aller Dauerdiäter sind trotz Übergewicht mangelhaft ernährt.

POSITIV DENKEN

In der Vergangenheit beschäftigten sich Wissenschaftler fast nur mit den Problemen beim Abnehmen. Heute geraten zunehmend diejenigen Menschen ins Zentrum des Interesses, die es geschafft haben, ihr reduziertes Gewicht zu halten. Denn von ihnen können wir alle lernen. Wenn Sie Vorbilder suchen, klicken Sie doch einfach einmal auf die US-amerikanische Internetseite des National Weight Control Registry (siehe Seite 218). Dort sind über 5000 Erfolgsstorys versammelt. Die registrierten Mitglieder haben im Durchschnitt 66 Pfund verloren und halten ihren Erfolg seit mehr als fünf Jahren. Doch hinter den gemittelten Zahlen der Statistik steckt eine Menge Individualität. Die Erfolgstypen haben zwischen 30 und 300 Pfund abgenommen. Einige sind ihre Pfunde schnell losgeworden, andere haben sich enorm viel Zeit dabei gelassen – bis zu 14 Jahre. Die größte Überraschung aber: Bei einer

WEGE ZUM ERFOLG

Die Grundprinzipien des Abnehmens

Die US-amerikanische National Weight Control Registry ist eine von Forschern gegründete Internet-Datenbank, in der sich jeder eintragen lassen kann, der mindestens 30 Pfund abgenommen und diesen Erfolg wenigstens für ein Jahr gehalten hat. Fast jedes der registrierten Mitglieder schwört beim Abnehmen auf seine eigene Methode. Doch im Kern gleichen sich die meisten:

- 78 Prozent verzichten nie aufs Frühstück.
- 75 Prozent wiegen sich mindestens einmal pro Woche.
- 62 Prozent sitzen weniger als zehn Stunden pro Woche vor dem Fernseher.
- 90 Prozent setzen auf Bewegung und trainieren mindestens eine Stunde pro Tag.

Langzeitstudie konnten Forscher beweisen, dass es mit der Zeit immer leichter wird, sein Gewicht zu halten. Wer zwei Jahre durchhält, schafft auch vier oder sechs. Und egal, wie der Einzelne seinen Weg sucht, in einem sind sich alle Experten einig: Ein wirksames Programm zum Abnehmen umfasst – so wie der Schlankheits-Code – drei Komponenten: Ernährung, Bewegung und Verhalten.

SICH IN DER EIGENEN HAUT WOHLFÜHLEN

Jeder Mensch hat ein inneres Bild von sich und seinem Aussehen. Doch nicht jeder mag sein eigenes Bild. Und für manchen gerät die Unzufriedenheit mit dem eigenen Körper regelrecht zum Drama. Perfektionsdrang, geschönte Bilder in den Medien und die Misserfolge bereits gescheiterter Diäten tragen dazu bei, dass der eigene Körper als Feind empfunden wird, den es zu bekämpfen gilt. Doch diesen Kampf kann niemand gewinnen. Nur im Frieden mit sich selbst gelingt es, neue Wege zu gehen. Wer nach vergeblichen Versuchen erfolgreich und langfristig abnehmen möchte, braucht Zeit – und ein gesundes, liebevolles Verhältnis zum eigenen Körper. Dabei kommt es vor allem darauf an, negative Gedanken wie »Der Wert meiner Person hängt von meinem Gewicht ab« aufzugeben und die positiven Aspekte des eigenen Körpers zu entdecken.

Zwar glauben es noch immer viele Frauen, aber gutes Aussehen allein macht noch lange nicht glücklich. Viele Models jedenfalls sind es trotz ihrer Schönheit nicht. Das zeigt eine Studie der Universität von Texas in Austin. Sie untersuchte, wie zufrieden die schönen jungen

X BIN ICH DAS?

	ja	nein
Haben Sie bereits mehr als eine Diät ausprobiert?	☐	☐
Ging es Ihnen immer darum, kurzfristig einige Kilos zu verlieren?	☐	☐
Haben Sie bisher spätestens nach ein paar Wochen aufgegeben?	☐	☐
Konnten Sie das selbst gesteckte Abnehmziel nie erreichen?	☐	☐
Kennen Sie den Kaloriengehalt der meisten Lebensmittel?	☐	☐
Brechen Sie eine Diät ab, wenn sie im Alltag schwierig umzusetzen ist?	☐	☐
Glauben Sie, dass Sie mehr ans Essen denken als andere?	☐	☐
Leiden Sie unter dem Gefühl, sich immer kontrollieren zu müssen?	☐	☐
Mögen Sie es gern, wenn die Diät genaue Anweisungen und detaillierte Rezepte vorgibt?	☐	☐
Platzt Ihre Diät, wenn Sie aus besonderem Anlass einmal zu viel gegessen haben?	☐	☐
Zweifeln Sie daran, dass Sie es schaffen, mehr als eine Woche kontrolliert zu essen?	☐	☐

Haben Sie mehr als zweimal mit Ja geantwortet? Dann haben Sie bereits schlechte Erfahrungen beim Abnehmen gemacht. Wenn Sie alle Fragen mit Ja beantwortet haben, liegt wahrscheinlich eine lange »Diät-Karriere« hinter Ihnen.

Frauen sind und wie es um ihre psychische Gesundheit steht. Das Resultat: Im Vergleich zu Menschen mit durchschnittlichem Äußeren schnitten die »Schönen« nicht allzu gut ab; sie waren psychisch weniger stabil. Schönheit allein ist eben nicht genug. Wer alle Hoffnung auf Wohlbefinden allein vom Gewicht abhängig macht, steht sich also nur selbst im Weg.

DIÄTMÜDE – DIE AUSWEGE

WENN SIE SICH in diesem Pfundstyp wiederentdeckt haben, können Ihnen die folgenden Codes helfen, endlich erfolgreich abzunehmen. Auch gut: Die Codes auf Seite 133.

Das Spiegelbild freundlich betrachten

Für viele ein Alptraum: eine enge Umkleidekabine mit großem Spiegel und kaltem, hellem Licht. Wer die Konfrontation mit dem eigenen Körper scheut, hat jedoch viele Möglichkeiten, ihn nach und nach wieder lieben zu lernen. Die Grundlage dafür ist ein gutes Körpergefühl. Eine Vielzahl von Übungen und Methoden helfen Ihnen dabei, den eigenen Körper wieder bewusster und angenehm zu erleben.

013 Besuchen Sie eine Feldenkrais-Gruppe oder nehmen Sie Einzelstunden. Der Physiker und Körperexperte Moshé Feldenkrais entwickelte eine sanfte Methode, die durch spezielle Bewegungen auf Gemüt und Nerven wirkt.

super ○ gut ○ ungeeignet ○

014 Lernen Sie die Atemtherapie kennen. Dann können Sie Körperbereiche, die bislang Ihrer Wahrnehmung entzogen waren, wiederentdecken und beleben.

super ○ gut ○ ungeeignet ○

015 Probieren Sie fernöstliche Ansätze wie Yoga, Tai Chi, Qi Gong, Aikido oder Shiatsu. Viele Menschen praktizieren diese Methoden regelmäßig, weil sie die Wahrnehmung für den eigenen Körper stärken und mittlerweile fast überall angeboten werden.

super ○ gut ○ ungeeignet ○

Die Langsamkeit lieben lernen

016 Blitzdiäten sind verlockend. Aber inzwischen hat sich herumgesprochen, dass sie höchstens dazu gut sind, um auf die Schnelle ein Pfund Wochenendspeck wieder loszuwerden. Brächten sie auch ein halbes Dutzend Kilos so schnell zum Verschwinden – wie oft versprochen wird –, blieben Schönheit und Gesundheit schnell auf der Strecke. Glücklicherweise hat unser Körper für solche Fälle einer künstlichen Hungersnot jedoch wirksame Bremsen eingebaut. Schwinden die Pfunde nur grammweise, dafür aber über einen langen Zeitraum, bemerkt der Körper dagegen kaum etwas davon. Dafür bleiben die Kilos für immer fern. Alle, die erfolgreich abgenommen haben und ihr Gewicht seit Jahren halten, sind den gemächlichen Weg gegangen. Sie haben die Kalorienzufuhr begrenzt und sich mehr bewegt. Wichtig für den Erfolg ist es auch, die Latte nicht zu hoch zu legen. Stecken Sie sich bescheidene Ziele (nicht mehr als ein halbes Pfund pro Woche oder ein Kilo pro Monat). Verlieren Sie schneller Gewicht, geben Sie sich mehr Spielraum.

super ○ gut ○ ungeeignet ○

Gefühle erkennen

017 Wer sich erst einmal angewöhnt hat, so unangenehme Empfindungen wie beispielsweise Angst, Unsicherheit, Langeweile und Trauer mit Kalorien zu bekämpfen, braucht eine Weile, um diesen »Trampelpfad« im Gehirn wieder zu verlassen und sich neue Wege zum Glück zu bahnen (siehe auch Seite 12 ff.). Keine Frage: Essen ist eine bequeme Methode, sich angenehme Gefühle zu verschaffen. Aber es ist nicht der einzige Weg und beileibe nicht der nachhaltigste. Vielleicht hilft es Ihnen, bei der nächsten Heißhungerattacke aufzuschreiben, was Ihnen gerade durch den Kopf geht, zum Beispiel »Sauer auf Julia« oder »Angst vor dem Kundengespräch«. Nehmen Sie das Gefühl bewusst zur Kenntnis. Oft verschwindet die Lust auf Kalorien dann schnell und im Kopf entsteht Raum für Lösungen.
Mehr Infos unter www.schlankheits-code.de

super ○ gut ○ ungeeignet ○

Muster begreifen

018 Im Alltag ist oft schwer festzustellen, warum wir immer wieder tief in die Kalorienkiste greifen, obwohl wir uns doch fest vorgenommen haben, bewusster zu essen. In so einem Fall hilft Aufschreiben. Meist wird schon nach kurzer Zeit klar, wodurch die Heißhungeranfälle ausgelöst werden. Ein ausgiebiges Gespräch mit Ihrem Begleiter (siehe Seite 8) kann Sie zusätzlich dabei unterstützen, Ihre Gefühle einzuordnen und kalorienfreie Lösungen zu finden.

super ○ gut ○ ungeeignet ○

GEFÜHLE ERKENNEN

Beim Aufschreiben entdecken Sie, wann Sie essen. Hier ein Beispiel:

Datum/Anlass	Ursache, Umfeld	Gefühle	Alternative/Ausweg
14.06., 16.30 Uhr Großpackung Sahnebonbons innerhalb von 30 Minuten geschluckt	Büroärger, Teamleiterin meint, ich sei umständlich	hilflos, zornig	Termin für ein klärendes Gespräch ausmachen, Fortbildung planen
19.06., 18.00 Uhr Im Dönerladen voll zugeschlagen	lang gearbeitet, hungrig auf dem Heimweg	erschöpft, niedergeschlagen	für Überstunden Notfallrationen mitnehmen

Gründe fürs Abnehmen überprüfen

019 Haben Sie sich eigentlich schon einmal ernsthaft gefragt, ob Sie wirklich abnehmen wollen? Oder meinen Sie nur, Sie müssten es tun, weil die Models in den Hochglanzmagazinen so dünn sind, weil jemand Witze über Ihren Po gemacht hat, weil Ihre Mutter es eben gern möchte, weil Ihnen sonst die verschiedensten Krankheiten drohen oder weil andere denken, Sie seien undiszipliniert und ein Versager? Die Liste der Gründe, die von außen auf uns zuströmen, kann schier endlos sein. Um anderen einen Gefallen zu tun, stürzt sich manche Frau und mancher Mann immer wieder in eine Diät, ohne wirklich innerlich entschlossen zu sein. Dieses »fremdbestimmte« Verhalten spiegeln auch Untersuchungen wider, die zeigen, dass kaum eine Diät mehr als drei Monate durchgehalten wird. Noch seltener sind Versuche, mit fachärztlicher Hilfe ernsthaft und langfristig abzunehmen (zum Beispiel mithilfe eines Ernährungsmediziners oder in einer Adipositas-Ambulanz). Steigen Sie deshalb erst auf den Schlankheits-Code ein, wenn Sie innerlich zutiefst dazu entschlossen sind abzunehmen. Ihr erstes und wichtigstes Ziel sollte sein: »Ich will etwas für mich selbst tun.« Wer sich einfach fitter fühlen möchte und nicht weiter zunehmen will, ist auf dem richtigen Weg. Sollten dabei doch noch die überflüssigen Pfunde schwinden, ist das zwar durchaus schön, aber für den eigenen Erfolg nicht zwingend erforderlich. Klingt gut? Ist es auch. Denn nur mit dieser entspannten Einstellung haben Diätgeplagte genug Kraft und Ausdauer, Ihren Lebensstil dauerhaft zu verändern. Sind Sie innerlich noch nicht so weit, legen Sie den Schlankheits-Code lieber erst noch einmal zur Seite. Er ist weiter für Sie da und Sie können jederzeit wieder auf ihn zurückkommen.

super gut ungeeignet

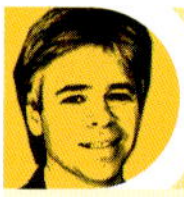

FRÖHLICHE DICKE?

Stephan Herpertz, Professor für Psychosomatische Medizin und Psychotherapie am Universitätsklinikum der Ruhr-Universität Bochum, über das Vorurteil, dass Dicke immer fröhlich sind:

Es soll ihn tatsächlich geben, den sprichwörtlichen fröhlichen Dicken. Doch nach der derzeitigen Studienlage erfreuen sich nur gesunde ältere Männer trotz Übergewichts einer guten Lebensqualität. Frauen dagegen leiden eher unter ihrem Übergewicht. Oft genug ziehen sie sich von ihren Mitmenschen zurück und werden depressiv. Da liegt es nahe, die seelischen Tiefs mit Kuchen, Nudeln, Schokolade und anderen kohlenhydratreichen Speisen zu bekämpfen. Auch so mancher, der unter seelischer Spannung steht, beruhigt sich gern mit einem wohl gefüllten Bauch. Dabei bringt eine Psychotherapie beim Abnehmen oft mehr Erfolg als eine Hungerkur.

Schlemmerwoche

020 Ernst zu nehmende Ernährungsexperten hassen es, wenn Lebensmittel in gut und böse eingeteilt werden und nur Kalorienarmes erlaubt wird. Obwohl mittlerweile fast jeder weiß, dass es allein auf die Menge ankommt, die wir essen, hält sich der Mythos von den

Dickmachern und Schlankmachern hartnäckig. Ein echter Befreiungsschlag für diätgeplagte Gemüter ist eine Schlemmerwoche. Überlegen Sie, welche Speisen und Lebensmittel Sie sich seit Jahren verbieten, weil sie angeblich dick machen. Stellen Sie einen Speiseplan für eine ganze Woche auf, in dem keines Ihrer Lieblingsgerichte zu kurz kommt (siehe Kasten unten). Freuen Sie sich auf jede der so lang entbehrten Spezialitäten und essen Sie davon, so viel Sie mögen. Einzige Bedingung: Überlegen Sie alles wirklich im Voraus. Setzen Sie sich für jede noch so kleine Mahlzeit an einen schön gedeckten Tisch. Und genießen Sie jeden Bissen ohne schlechtes Gewissen.

super ○ gut ○ ungeeignet ○

Raus aus der Restriktion

021 Sie haben schon mehr als fünf Diäten hinter sich? Sie kennen den Kaloriengehalt von mindestens 1000 verschiedenen Lebensmitteln und natürlich auch jeden »Abnehmtrick« aus dem Effeff? Dann ist es an der Zeit loszulassen. Für alle, die seit Jahren und Jahrzehnten das Thema Abnehmen zum Zentrum ihrer Überlegungen gemacht haben, gibt es nur eine Chance: Steigen Sie aus. Hören Sie auf, sich beim Essen ununterbrochen einzuschränken und legen Sie das Thema Abnehmen komplett ad acta – vielleicht sogar mit einem kleinen Abschiedsritual. Tragen Sie zum Beispiel den dicken Ordner mit all Ihren gesammelten Diätrezepten zum Papiercontainer und halten Sie anschließend bei einer Tasse Kaffee und einem Stück Kuchen eine Gedenkminute ab. Und dann ist auch schon genug »getrauert«: Ab sofort ist Bewegung Ihr bester Freund. Suchen Sie eine »Trainingsart«, die Sie wirklich gern machen – egal ob Tanzen, Boxen, Bergsteigen oder Kanufahren. Hauptsache, Sie tun es voller Begeisterung und für Ihr ganz persönliches Wohlbefinden.

super ○ gut ○ ungeeignet ○

SCHLEMMERWOCHE

Dieser Psychotrick hilft Ihnen dabei, aus der Diätdenke auszusteigen: Gönnen Sie sich einfach mal wieder, was Sie schon immer gern gegessen haben. Stellen Sie sich einen Speiseplan mit Ihren Lieblingsgerichten zusammen. Damit die Anzeige auf der Waage nicht nach oben schnellt, begrenzen Sie lediglich die Menge und schlemmen Sie maximal eine Woche lang.

Wochentag	Frühstück	Snack	Mittag	Nachmittag	Abend	Wie geht's?
Samstag	Spiegeleier mit Speck, Croissant mit Nugatcreme	warme Leberkässemmel	Schweinebraten mit Kruste, dazu Knödel und Sauce	Mohnstreuselkuchen mit einem Klecks Schlagsahne	Raclette	merkwürdig gespalten: befriedigt, aber schlechtes Gewissen

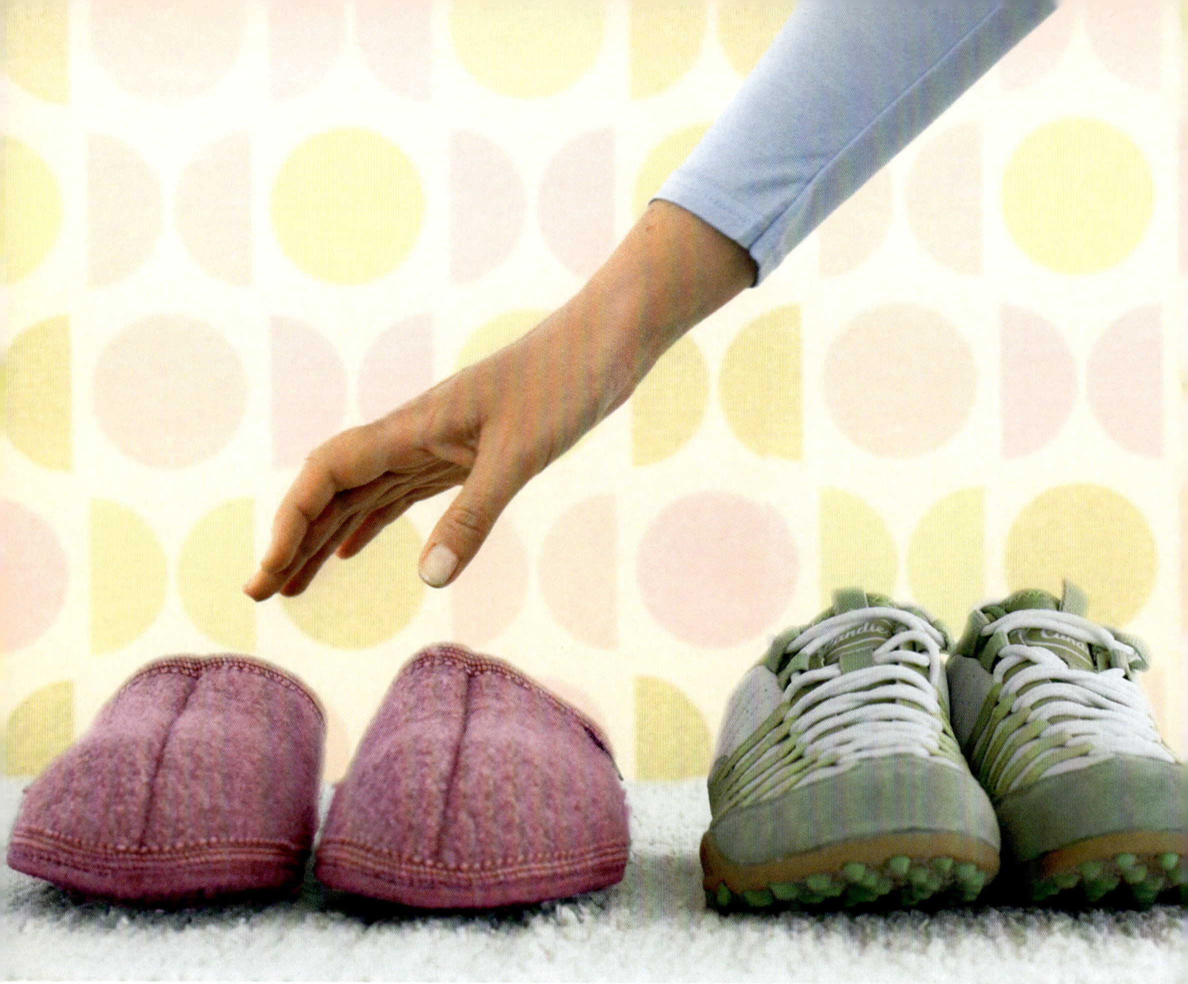

FAULTIER Der eine geht laufen, der andere ins Fitnessstudio – nur Sie sind faul wie die Sünde? Lesen Sie, was Muskelspiele bewirken und wie sie zum reinen Lustgewinn werden.

FAULTIER – DIE STORY

DAMALS MIT FÜNFZEHN sprach niemand von Muskeln. Aber ich muss trotzdem welche gehabt haben, denn beim Fußball konnte ich viel schneller stoppen und wieder losrennen als die anderen. Die nächsten zwanzig Jahre allerdings dachte ich nicht an Tore, sondern an Geld fürs Studium, an den richtigen Job und Karrierechancen. Als mein Körper dann gänzlich zur Passivität verkümmert war, tauchte sie plötzlich auf: die richtige Frau zum Heiraten. Sie sprach zwar von meinem »Bäuchlein«, aber als ich auf eine Waage stieg, zeigte die frisch ermittelte Kilozahl, dass mehr an mir dran war. Ich hatte keine Ahnung, was ich gegen die schlappen Massen tun sollte. Täglich 50 Kilometer Rennrad fahren? Gewichte stemmen, bis die Adern hervortreten? Das war nicht die Art Leben, die ich mir wünschte. Meiner Traumfrau erklärte ich also, ein bisschen abnehmen müsste ich zwar schon, Sport würde bei mir jedoch nicht funktionieren. Keine Zeit und so. Die Wahrheit war: Ich hatte einfach keine Lust; schon beim Gedanken an Schweiß und Muskelkater fühlte ich mich unwohl.

DER BAUCH MUSSTE WEG

Das Internet listete mir auf den Suchbegriff »Bauch weg« innerhalb eines Bruchteils von Sekunden 409 000 Einträge auf. Ein echtes Trendthema also. Leider aber auch ein langweiliges, denn entweder ging es um Fettabsaugen oder um Bauchmuskel-Übungen. Beides kam für mich nicht in Frage; so verzweifelt war ich noch nicht. Vielleicht doch Sport? Ein Kollege nahm mich mit ins Fitnessstudio. Ich stieg aufs Laufband. Keine gute Idee: Wie ein Hamster zu rennen und dabei gegen die Wand zu blicken, fand ich äußerst freudlos. Also lieber im Freien laufen; aber bloß nicht überanstrengen. Ich kaufte mir zuerst einmal eine Pulsuhr und zur Sicherheit auch noch ein Laktatmessgerät für ein paar Hundert Euro. Dann zog ich los. Meine erste Trainingsstrecke betrug etwa 1000 Meter. Mein Bauch wackelte, mein linkes Bein schmerzte, den Rückweg legte ich im Schneckentempo zurück. Doch jeden Abend trabte ich aufs Neue los. Anschließend trug ich meine Messdaten in eine Datei auf dem Computer ein. Am Ende der zweiten Woche bastelte ich aus den Werten eine hoffnungsvolle Kurve. In der dritten Woche ließ der Spaß nach, in der vierten hatte ich abends besseres zu tun.

Zurück zu den Wurzeln

Einige Zeit später traf ich beim Heimkommen einen Schulfreund. Fußballschuhe baumelten ihm von der Schulter. »Wir kicken wieder«, sagte er. »Wer, wir?« »Alte Hasen nennen wir uns.« Er lachte verlegen. »Alte Herren klingt so endgültig. Schließlich sind doch alle erst knapp über dreißig.« Er strahlte mich an. »Komm mit, du kennst viele von uns.« Und ich ging mit. Auf dem Platz zeigte uns ein Trainer neue Finten. Wir übten, wie man dem Gegner eine Aktion andeutet, die man gar nicht ausführen will. Wir lachten, probierten, schossen aufs Tor und dribbelten den Ball vor uns her. Nicht reif für die Bundesliga, aber sehr vergnüglich und motivierend. »Kommst du wieder?«, fragten die anderen. Ich nickte. Ausgepowert, schweißnass und glücklich wie ein Kind ging ich heim.

FAULTIER – DER HINTERGRUND

GEHT ES NICHT auch ohne Herumgezappel? Die Antwort darauf lautet kurz und klar: nein. Abnehmen ohne Bewegung funktioniert nicht. Wer sich lebendig und beschwingt fühlen möchte, kommt um die regelmäßige Herausforderung seiner Muskeln nicht herum. Schließlich ist die Muskulatur der Ofen unseres Körpers, in dem die meisten Kalorien verbrannt werden. Wer trainiert, heizt diesen Ofen an – und verbrennt dann sogar im Schlaf Kalorien. Im Vergleich zum unbewegten Alltag steigert das Training den Kalorienverbrauch aufs Drei- bis Fünffache. Gute Argumente, oder?

X BIN ICH DAS?

	ja	nein
Waren Sie früher körperlich aktiver als heute?	☐	☐
Üben Sie Ihren Beruf überwiegend im Sitzen aus?	☐	☐
Gehören Lesen, Fernsehen und Internetsurfen zu Ihren liebsten Feizeitbeschäftigungen?	☐	☐
Haben Sie Ihren Haushalt so organisiert, dass er möglichst wenig Arbeit erfordert?	☐	☐
Finden Sie es peinlich, sichtbar ins Schwitzen zu geraten?	☐	☐
Haben Sie oft den Eindruck, andere Menschen beobachten Sie kritisch, wenn Sie sich körperlich betätigen?	☐	☐
Glauben Sie keine Begabung für die meisten Sportarten mitzubringen?	☐	☐
Meinen Sie, es fehle Ihnen an Energie und Antriebskraft?	☐	☐

Wenn Sie mehr als zwei Fragen mit Ja beantworten, haben Sie große Chancen, mit wenig Aufwand erheblich mehr physische Kraft und ein besseres Körpergefühl zu entwickeln.

DAS LEBEN IN DER HÄNGEMATTE

Wenn sich jemand nicht bewegen mag, liegt der Grund oft im Inneren seiner Muskeln. Denn ein untrainierter Muskel ist nach fünf Minuten erschöpft, leidet unter Schwäche und Schmerz. Haben unsere Muskelzellen lange geschlafen, wollen sie eben nicht gleich Vollzeit arbeiten. Doch schon ein kleines bisschen Training verbessert die Versorgung. Muskeln lernen innerhalb weniger Wochen, genug Fett aus den Vorräten zu holen und es zu verbrennen. Dafür bilden sie zusätzliche kleine Kraftwerke (Mitochondrien) im Inneren der Zellen. Eine ausdauertrainierte Muskelzelle bedient sich bis zu 90 Prozent aus Fettreserven. Kein Wunder, dass Läufer und Radler so schlank sind.

Die innere Balance wiederfinden

Wer kaum mehr aktiv ist, hat sich vom eigenen Körper oft schon so weit entfernt, dass er ihn nicht mehr spürt. Bewegung ist dann die große Chance, wieder zur inneren Balance zu finden. Den Müßiggänger stört sein überfüllter Bauch meist nicht. Er empfindet ihn erst als unbequem, wenn er versucht, zu rennen oder auf einen Berg zu klettern. Bewegung hilft also, die Essmenge auf natürliche Weise zu begrenzen. Keine Frage: Wenn Sie Sport nur aus dem Fernsehen kennen, fällt der erste Schritt schwer. Doch wird das Leben schöner und intensiver, wenn der Körper ins Schwitzen gerät. Der Grund: In uns arbeiten zwei Bioprogramme – das Programm »Aktion-Anstrengung-Mühe« und das Programm »Ausruhen-Faulheit-Phlegma«. Wer sich immer nur anstrengt, wird krank. Wer sich nie anstrengt, wird trübsinnig. Glücklich macht allein das Gleichgewicht.

FAULTIER – DIE AUSWEGE

WENN SIE SICH in diesem Pfundstyp wiederentdeckt haben, können Ihnen die folgenden Codes helfen, endlich erfolgreich abzunehmen.

Zu krank für Sport?

022 Sie möchten gern trainieren, fühlen sich aber kraft- und antriebslos? Gehen Sie zum Arzt, vielleicht stimmt etwas mit Ihrer Eisen- oder Jodversorgung nicht. Es kann auch sinnvoll sein, Blutzucker-, Herz- und Schilddrüsenwerte zu überprüfen. Falls Ihr Arzt Anzeichen für eine Infektion bemerkt, wird er nach krank machenden Bakterien, Viren oder Pilzen suchen – und Ihnen sagen, wann Sie wieder aktiv werden können.

super ○ gut ○ ungeeignet ○

Weniger Kraft durch Medikamente?

023 Manche Menschen kommen nicht auf Touren, weil Arzneimittel sie müde machen. Falls Sie regelmäßig Tabletten einnehmen müssen, fragen Sie Ihren behandelnden Arzt nach derartigen Nebenwirkungen. Vielleicht können Sie das Präparat wechseln.

super ○ gut ○ ungeeignet ○

Jeder Schritt zählt

024 Schaffen Sie sich einen Schrittzähler an. Das kleine elektronische Gerät wird einfach am Gürtel oder Hosenbund befestigt und zählt jeden Ihrer Schritte. Wie viele machen Sie? Steigern Sie die Zahl, bis Sie zunächst 5000 Schritte pro Tag erreicht haben. Dann beginnen Sie schneller zu gehen oder abwechselnd zu laufen und zu gehen. Wenn Sie jeden Tag 30 Minuten walken, können Sie zusammen mit dem, was Sie im Alltag so laufen, 7000 bis 10 000 Schritte erreichen. Dann sind Sie schon richtig fit.

super ○ gut ○ ungeeignet ○

Supersanfter Einstieg: Gehen

025 Sie haben noch nie Sport getrieben und keine Lust auf Kraftakte? Dann beginnen Sie Ihre Sportkarriere am besten mit Walking. Diese zügige Art zu gehen lässt sich überall und zu jeder Zeit umsetzen. Sie brauchen dazu keinen Club, keine teure Ausrüstung, keinen besonderen Ort. Wichtig sind nur gute Schuhe mit einer festen Fersenpartie und Sohlen, die den Aufprall dämpfen und dadurch die Gelenke entlasten. Beginnen Sie das Training in mäßigem Tempo. Sie gehen schnell genug, wenn Sie zwischendurch gerade noch sprechen können ohne nach Luft schnappen zu müssen (siehe auch Kasten Seite 34). Der sanfte Einstieg bewirkt Erstaunliches: Schon nach zwei, drei Tagen schwindet die Ängstlichkeit, mit jedem weiteren Tag fühlen Sie sich stärker; der Stolz auf die eigene Leistung beflügelt. Wer dabeibleibt, stellt die Weichen für immer. Denn nach drei, vier Monaten signalisiert der Körper von sich aus den Wunsch nach Bewegung, falls sie einmal ausbleibt. Dann haben Sie es geschafft: Sport ist ein Teil Ihres Lebens geworden.

super ○ gut ○ ungeeignet ○

Starthilfe holen

026 Sie würden ja gern, wissen aber nicht wie und brauchen Beistand. Falls Geld auf dem Weg zur besseren Figur nicht die allergrößte Hürde darstellt, engagieren Sie sich einen persönlichen Trainer. Er hilft Ihnen, Ihr ganz individuelles Programm zu entwickeln und durchzuhalten. Der Vorteil: Sie können Zeit und Ort so wählen, wie es Ihr Terminplan zulässt, und Sie haben jemanden, der Sie motiviert. Die Kosten? 50 bis 100 Euro pro Stunde (siehe auch Adressen Seite 216 ff.).

super ○ **gut** ○ **ungeeignet** ○

Gedanken-Expedition

027 Sie haben einfach keine Lust sich zu bewegen. Akzeptiert. Beginnen Sie Ihren Weg in die Veränderung also mit Nichtstun. Nur die Gedanken wandern auf neuen Wegen. Beginnen Sie morgens im Bett. Richten Sie Ihre ungeteilte Aufmerksamkeit auf Ihre Arme und Beine. Zuerst sind die Zehen des rechten Fußes dran. Konzentrieren Sie sich nacheinander auf jede einzelne; verweilen Sie einen Moment darauf, wie sich jede Zehe anfühlt. Stellen Sie sich vor, ein warmer, kräftiger Gedanke streicht den Fuß hinauf bis zum Knöchel, spaziert über den Fußrücken hinauf bis zum Schienbein und zum Knie. Richten Sie Ihre Aufmerksamkeit dann weiter das rechte Bein hinauf zur Hüfte; über die Finger der rechten Hand zum Handgelenk und Ellbogen hoch zur Schulter. Dann wechselt Ihre Aufmerksamkeit hinüber zur linken Schulter, den Arm hinunter über die linke Hüfte bis zum

STARTEN SIE IHR WALKING-TRAINING

Wer wirklich keine Lust auf Bewegung hat: Gehen kann jeder. Am besten beginnen Sie gleich heute mit diesem Trainingsplan. Mehr Infos unter **www.schlankheits-code.de**

Gehen	Tägliche Dauer	Intensität
1. Woche	3-mal 2 Minuten	mäßiges Tempo; in den Pausen langsam gehen
2. und 3. Woche	2-mal 3 Minuten	mäßiges und schnelles Tempo abwechselnd
4. Woche	2-mal 6 Minuten	schnelles Tempo
5. Woche	2-mal 7 Minuten	schnelles Tempo
6. Woche	2-mal 8 Minuten	schnelles Tempo
7. Woche	2-mal 9 Minuten	schnelles Tempo
8. Woche	1-mal 15 Minuten	ohne Pause mäßiges und schnelles Tempo wechseln
9. Woche	1-mal 15 Minuten	schnelles Tempo ohne Pause
Ab 10. Woche	Jeden Tag 1 Minute mehr, bis auf 30 Minuten steigern	schnelles Tempo ohne Pause, ausruhen können Sie sich später

linken Fuß. Sie benötigen für diesen »Spaziergang« nur fünf Minuten. Genießen Sie ihn in den nächsten vier Wochen täglich; und wenn Sie tagsüber Zeit haben, wiederholen Sie das Ganze. Nach vier Wochen überlegen Sie dann aufs Neue, ob Sie aktiv werden wollen.

super gut ungeeignet

Wieder Kind sein

028 Sie hassen klassische Fitnessangebote? Dann stellen Sie sich doch einfach vor, Sie wären wieder vier oder sechs Jahre alt. Was würden Sie gern tun? Im Sand buddeln? Einen Drachen fliegen lassen und hinterherrennen? Auf einem Bein über Kreidekästchen auf dem Boden hüpfen? Was hat Ihnen damals den größten Spaß gemacht? Knüpfen Sie dort wieder an. Buddeln Sie im Sand als Freizeitarchäologe oder Hobbygärtner. Kaufen Sie sich einen Drachen. Hüpfen Sie auf dem Trampolin, lernen Sie Trommeln oder Tanzen. Wie auch immer Sie sich dabei bewegen, es wird sie mit der einfachen fundamentalen Freude erfüllen, einen lebendigen Körper zu besitzen.

super gut ungeeignet

Bewegung integrieren

029 Sie möchten auf geliebte Freizeitbeschäftigungen wie Fernsehen nicht verzichten? Dann tun Sie es weiterhin, aber nur noch auf einem Fitnessgerät. Und treten Sie, wenn der Krimi spannend wird, umso kräftiger in die Pedale des Heimtrainers.

super gut ungeeignet

Sammeln Sie aktive Zeiten

030 Wer seine Muskeln dazu bringen will Fett zu verbrennen, hat die Wahl zwischen zwei Arten der Bewegung. Eine davon ist es, ganz gezielt Sport zu betreiben. Die andere liegt in den vielen unterschiedlichen Tätigkeiten des täglichen Lebens. Der US-Stoffwechselexperte James Levine hält alle Aktivitäten, die der Alltag mit sich bringt, für mindestens ebenso wichtig wie ein strukturiertes Training. Zu Fuß zur Arbeit spazieren, mit dem Hund Gassi gehen, mit den Kindern Fußball spielen, per Fahrrad Besorgungen machen, Papierstapel wegbringen, den Garten umgraben: All dies kann zum Kalorienverbrauch beitragen als so manches Training. Es lohnt sich also, jeden Tag zusätzliche Aktivitätspunkte zu sammeln.
Mehr Infos unter www.schlankheits-code.de

super gut ungeeignet

Sportlich essen

031 Sehr eiweißreiche, kohlenhydratarme Speisen machen müde. Wer sportlich aktiv sein möchte, wählt vor dem Training daher besser kleine Portionen kohlenhydratreicher Gerichte (siehe Seite 152 f.). Ein weiterer Trick, der geradezu beflügelnd wirkt: Würzen Sie kräftig – vor allem mit Chilischoten, Cayennepfeffer und Tabasco. Capsaicin, der scharfe Inhaltsstoff dieser Gewürze, wärmt schnell und fördert die Durchblutung. Wenn Sie später ins Schwitzen kommen, senkt das Capsaicin die Körpertemperatur, weil es die Hautgefäße erweitert.

super gut ungeeignet

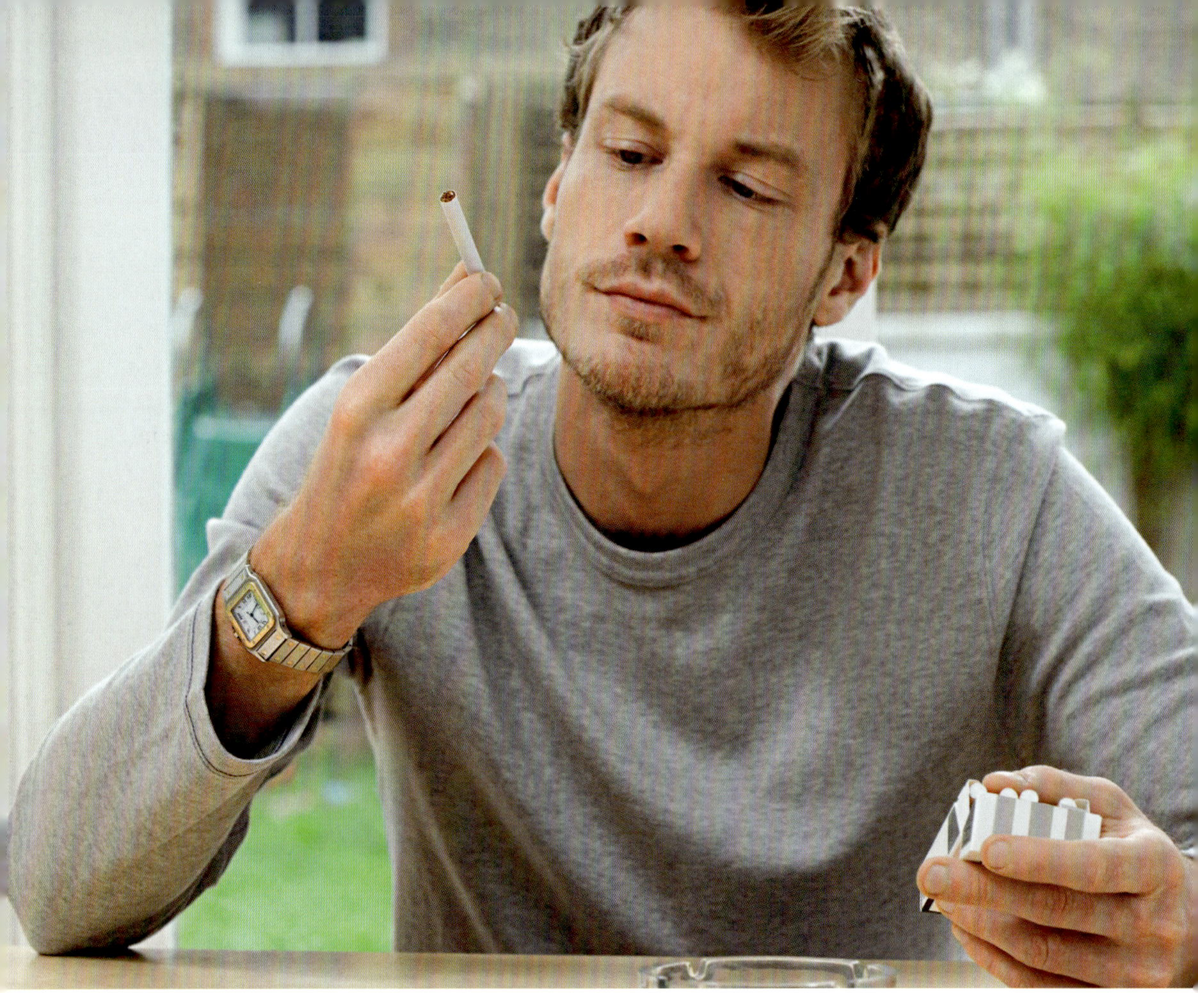

EXRAUCHER

Sie haben dem Rauchen für immer abgeschworen, dafür aber leider zugenommen? Keine Sorge: Mit ein wenig Geduld werden Sie die überflüssigen Pfunde wieder los.

» EXRAUCHER – DIE STORY

ICH WEISS, DAS IST NICHT originell. Aber es war tatsächlich der frühe Neujahrsmorgen, an dem es in meinem Kopf endlich »Klick« machte. Seither bin ich ein nichtrauchender Raucher. Schon Jahre zuvor hatte ich alle bewundert, die Feuerzeug und Streichholz nur zum Anzünden von Kerzen benötigten. Nie mussten sie unterwürfig fragen: »Darf man hier rauchen?« Nach einem guten Essen lehnten sie sich entspannt zurück, während ich zum Qualmen auf die zugige Terrasse ins Exil ging.

An meine allerletzte Zigarette erinnere ich

mich gern. Draußen flogen Raketen in den Himmel, alle Gäste der Sylvesterparty standen spottend um mich herum. Ich nahm meinen letzten Zug, ein Rauchwölkchen stieg auf und verflog. Dann war Schluss mit dem Laster.

Und jetzt? Jetzt habe ich mir ein neues Laster angeschafft: Essen. Die Waage zeigt die Folgen. Klar, mit Entzugserscheinungen musste ich rechnen, schließlich hatte der Dampf von zwei Päckchen täglich meine Atemwege geräuchert. Ohne meine Morgenzigarette, dachte ich, würde ich ausflippen und vor Unruhe zittern wie eine Gitarrensaite. Aber es kam nur halb so schlimm. Ein paar Tage fühlte ich mich, als stecke mir eine leichte Grippe in den Knochen. Danach konnte ich Wohnung, Büro und Auto endgültig zu rauchfreien Zonen erklären.

DIE SUCHE NACH ERSATZ

Doch bald erschien die alte Lust im neuen Gewand. Hatte ich früher in hektischen Situationen heftig an meinem Glimmstängel gesaugt, schob ich mir jetzt Bonbons, Plätzchen, Möhren, Käsebrote in den Mund. Versuchte ich, weniger zu essen, geriet mein Charakter aus den Fugen. Ich wurde richtig giftig. Manchmal tigerte ich hungrig durch die Räume, zählte die Schritte von einer Wand zur anderen – und wieder zurück. Keine Frage, ich steckte in einer anderen Art von Entzug.

Als die Waage nach vier Wochen fünf Kilo mehr anzeigte, spielte ich mit dem Gedanken, mir wieder ein Päckchen Zigaretten zu kaufen. Aber ein Rückfall kam einfach nicht in Frage. Schließlich genoss ich täglich den Lohn der guten Tat. Das Essen schmeckte intensiver, meine Nase funktionierte wie früher. Ich küsste mit größter Lust, weil ich nicht mehr fürchtete, meine Angebetete würde denken »Der schmeckt nach alten Kippen«. Und als ich den Urlaub buchte, bekam ich anstatt des Raucherkabuffs mit Blick zum Parkplatz endlich ein Zimmer mit Aussicht.

Monatelang rührte ich keine Zigarette an und die Sehnsucht danach verschwand. Aber die Fresslust hielt mich weiter in ihren Fängen. Irgendwann zwang mein bedrohlich anwachsendes Doppelkinn mich, einen Ausweg zu suchen. Ich entschied mich für Action. Eine neue Beschäftigung sollte mich ablenken und gleichzeitig daran hindern, zu rauchen und zu essen. Spazierengehen, Lesen, Fernsehen kamen nicht in Frage. Dabei lässt sich sowohl paffen als auch knabbern. Joggen macht high, war aber nicht mein Ding. Ich entschied mich für Schwimmen. Anfangs japste ich noch ziemlich. Aber mit jedem Tag fiel es mir leichter. Nun ziehe ich seit einem Jahr regelmäßig locker meine Bahnen. Das Doppelkinn ist nur noch in alten Fotoalben zu besichtigen. Auf nichts in meinem Leben bin ich stolzer als auf meinen Doppelsieg – gegen Glimmstängel und Pfunde.

EXRAUCHER – DER HINTERGRUND

ICH SPÜRE NICHTS, sagt rund ein Drittel aller Raucher nach dem Aufhören. Diese glückliche Minderheit wird vom blauen Dunst nicht abhängig. Alle übrigen informieren sich besser, was im Körper anders läuft, wenn sie plötzlich auf Nikotin verzichten.

Zuerst die gute Nachricht: Wer aufhört, dessen Figur wird schöner, wirklich. Denn Rauchen macht nicht etwa schlank, sondern verdirbt die Taille. Schlimmer noch, es verändert den Zuckerstoffwechsel und die Wirkung des Insulins. Wer raucht, besitzt zwar meist einen geringeren Hüftumfang, dafür schwillt aber seine Körpermitte mit der Zeit immer mehr an – das fanden Wissenschaftler der Universität Cambridge in Großbritannien heraus. Das englische Forscherteam studierte Körperformen und Lebensgewohnheiten von mehr als 20 000 Frauen und Männern. Das Ergebnis: Raucher besaßen einen augenfällig größeren Taillenumfang als Nichtraucher und als Menschen, die mit dem Rauchen aufgehört hatten; je mehr Zigaretten und Raucherjahre, desto dicker die Taille. Zum Glück lässt sich dieser negative Effekt aber rückgängig machen. So hat man es ohne Glimmstängel am Ende sogar leichter, abzunehmen und seine gute Figur langfristig zu erhalten.

X BIN ICH DAS?

	ja	nein
Haben Sie mehr als 20 Zigaretten pro Tag geraucht?	☐	☐
Hat sich die Menge im Lauf der Zeit gesteigert?	☐	☐
Kam es vor, dass Sie rauchten, obwohl Sie sehr erkältet waren?	☐	☐
Fanden Sie es schwierig, Rauchverbote zum Beispiel in Bahnhöfen, Läden oder Museen einzuhalten, als Sie noch rauchten?	☐	☐
Verspürten Sie den Drang, eine Zigarette anzuzünden, morgens stärker als am Rest des Tages?	☐	☐
Mussten Sie sich nach dem Aufhören mit starkem Rauchverlangen, Konzentrationsschwäche und Schwächeanfällen herumplagen?	☐	☐
Leiden Sie unter stärkerem Hunger, seit Sie nicht mehr rauchen?	☐	☐

Haben Sie alle Fragen mit Nein beantwortet? Glück gehabt. Sie gehören zur Minderheit von rund 30 Prozent, bei der das Rauchen keine Sucht erzeugt hat. Schon das erste Ja zeigt die Tendenz zum Suchtverhalten. Jedes weitere Ja bestätigt eine körperliche Abhängigkeit, die Sie beim Abnehmen berücksichtigen sollten.

ES GEHT VORBEI

Die Angst vor dem Zunehmen ist dennoch berechtigt. Denn ohne Rauch verringert sich der tägliche Kalorienbedarf um etwa 15 Prozent. Das ist zwar nicht die Welt, kann einen aber ganz schön plagen. Wer als Raucher eben noch 2000 Kalorien verbraucht hat, kommt jetzt mit 1750 aus. Dazu kommt, dass die Lust am Essen steigt. Ist der Suchtstoff Nikotin aus dem Stoffwechsel verschwunden, fließen nämlich mehr Botenstoffe im Blut, die hungrig machen. Zu allem Überdruss locken auch noch Süßigkeiten und fette Leckereien. Denn die Belohnungssysteme im Gehirn, die vorher vom Lutschen am Glimmstängel profitiert haben, suchen jetzt nach neuen Anreizen. Was liegt da näher als immer mal wieder eine Kleinigkeit in den Mund zu stecken, um sich auf die Schnelle zu »befriedigen«?

Die Folge: Im Schnitt bringen alle, die die Veranlagung mitbringen, rasch ein Plus von zwei bis fünf Kilo auf die Waage. In den ersten Wochen nimmt leider auch der Taillenumfang zu. Wer diese Phase jedoch mutig durchsteht, wird aufs Schönste belohnt. Nach einigen Monaten, spätestens nach zwei Jahren hat sich der Stoffwechsel reguliert. Dann wird das Abnehmen leicht und überzählige Pfunde schwinden wieder. Je eher Sie also die Zigarette aus Ihrem Leben verbannen, desto früher kommt die Traumfigur in Sicht.

EXRAUCHER – DIE AUSWEGE

WENN SIE SICH in diesem Pfundstyp wiederentdeckt haben, können Ihnen die folgenden Codes helfen, endlich erfolgreich abzunehmen.

Erst mal richtig freuen

032 Herzlichen Glückwunsch, dass es Ihnen gelungen ist, das Laster loszuwerden. Sie haben leider etwas zugelegt? Macht nichts, falls es nicht mehr als fünf Prozent geworden sind. Es ist alles im grünen Bereich, wenn Sie zum Beispiel bei 60 Kilo Gewicht nicht mehr als drei Kilo zugenommen haben und bei 80 Kilo nicht mehr als vier. Bleibt es dabei, verschwinden die überschüssigen Kilos innerhalb von ein bis zwei Jahren von allein wieder. Geben Sie Ihrem Körper diese Zeit. Er braucht sie, um den Stoffwechsel an die neue Situation anzupassen.

super gut ungeeignet

Strichlisten führen

033 Das Gewicht steigt langsam, aber sicher immer weiter an, weil Sie oft das Bedürfnis haben, etwas in den Mund zu stecken, zu lutschen oder zu kauen? Machen Sie einfach immer einen Strich, wenn sie etwas essen; beachten Sie jede Kleinigkeit, jeden halben Keks, jedes Käsewürfelchen. Das schärft die Aufmerksamkeit und hilft, sich zu kontrollieren.

super gut ungeeignet

Zum Arzt gehen

034 Sie haben nach dem Rauchstopp mehr als fünf Prozent an Gewicht zugenommen und die Waage zeigt auch nach drei Monaten noch jeden Tag mehr an? Dann ist Ihre Abhängigkeit wahrscheinlich recht ausgeprägt. Gehen Sie zu Ihrem Hausarzt. Er kann beurteilen, ob Medikamente gegen Suchterscheinungen angebracht sind oder ob ein Nikotinersatz (Pflaster, Kaugummi) ausreicht.

super gut ungeeignet

Akupunktur versuchen

035 Die fernöstliche Nadeltherapie zeigt bei der Nikotinentwöhnung gute Erfolge. Sie wirkt vor allem gegen das quälende Verlangen und das Bedürfnis, ständig etwas in den Mund zu stecken. Meist platziert der Therapeut dünne Akupunkturnadeln an fünf klassischen Suchtpunkten am Ohr und am Körper. Einige Krankenkassen übernehmen die Kosten dafür – ganz oder zum Teil.

super gut ungeeignet

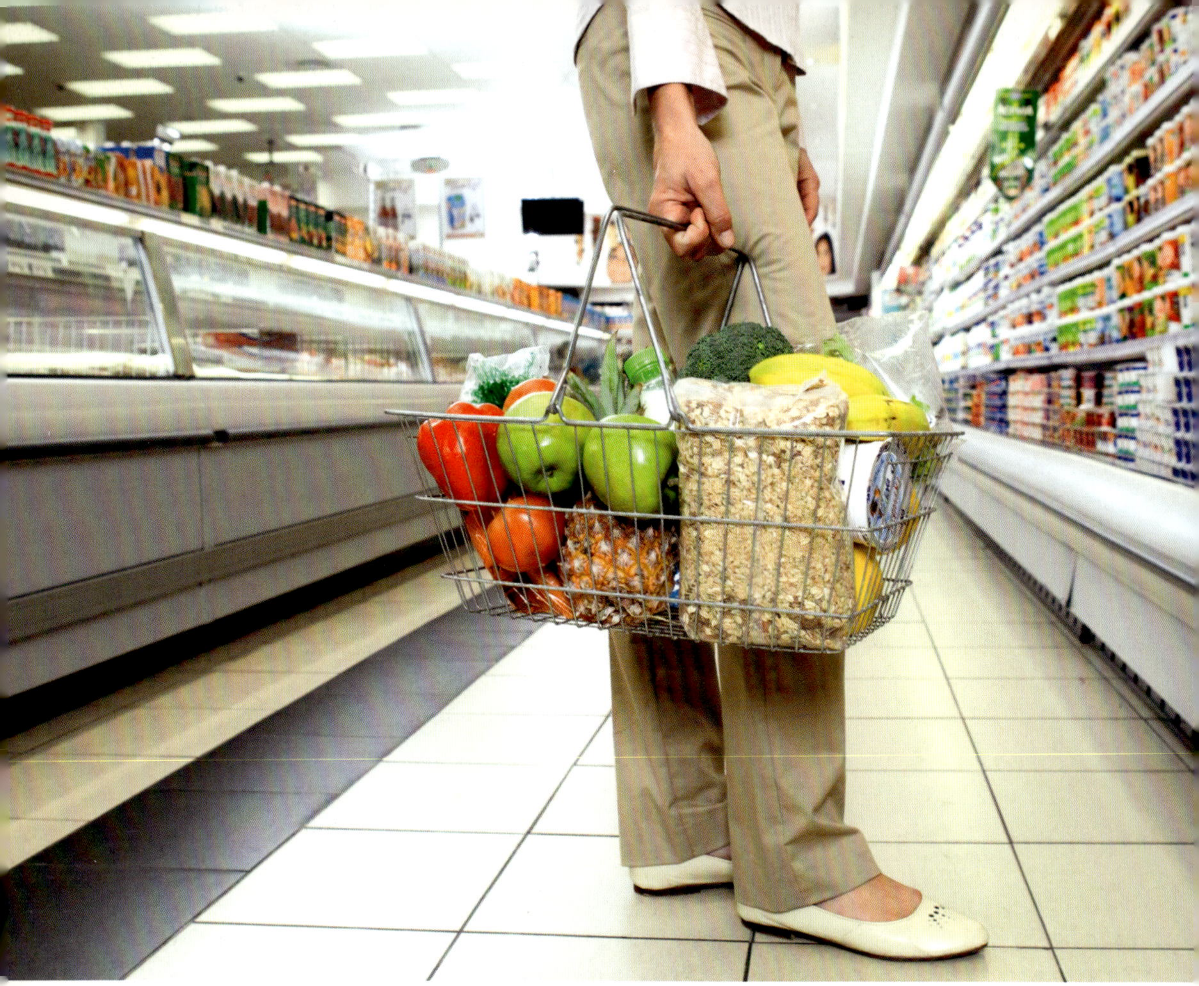

HUNGERLEIDER

Wenn Appetit, Magenknurren und die Lust zu essen länger bleiben, als Ihnen lieb ist, ist nicht der Magen schuld, sondern der Kopf. Dagegen helfen die richtigen Strategien.

HUNGERLEIDER – DIE STORY

ES BEGANN AN DEM ABEND, als ich überlegte, welches Outfit ich zur Hochzeit meiner besten Freundin tragen wollte. Ich stand vor dem Spiegel und verrenkte mich, weil sich mein Lieblingskleid einfach nicht mehr über meinen – zugegeben – drallen Hintern zerren ließ. Doch statt mich zu trösten, sagte mein Mann nur lakonisch: »Du musst eben weniger essen. Immer deine Süßigkeiten.« Wie lieblos von ihm. Und uncharmant. Aber so können selbst die besten Ehemänner der Welt zuweilen sein. Was sollte ich also tun? Nur noch die

Hälfte essen? Wenn's sein muss! Ich schnitt meinem Spiegelbild eine Fratze, quälte mich aus der Pelle und beschloss, auf die Fressbremse zu treten. An diesem Abend lehnte ich das Glas Wein und die Fernsehhäppchen ab, zu denen mich mein Mann verführen wollte. Dafür trank ich Wasser – unzählige Gläser. Als ich endlich im Bett lag, war ich stolz auf mich. Weniger essen, dachte ich, wo ist das Problem?

REICHT DER GUTE WILLE?

Am nächsten Morgen erinnerte mich ein hohles, irgendwie ungutes Gefühl an meinen Vorsatz. Beim Frühstück sah ich meinem Mann zu, der gewohnt großzügig seine Brote schmierte und belegte. Als er vom Tisch aufstand, steckte er sich noch eine Käsescheibe in den Mund. Dass ich mich mit einem einzigen Joghurt begnügt hatte, fiel ihm gar nicht auf. Ich fühlte mich vernachlässigt und ungeliebt.
Im Büro standen alle in der Kaffeeküche. Der Duft nach frischem Gebäck ließ mir das Wasser im Munde zusammenlaufen. Ich schluckte heftig. Als eine Kollegin meinte, dass für mich auch noch ein Butterhörnchen übrig sei, floh ich an meinen Schreibtisch – froh, der Versuchung widerstanden zu haben. Alle klönten, nur ich begann einsam mit der Arbeit. Glücklicherweise kam mein Chef vorbei und streute Komplimente. Ich schwebte. Das Gefühl der Leere verschwand. Doch zwei Stunden später meldete es sich schmerzhaft bohrend zurück. Elf Uhr, viel zu früh für die Kantine. Mein Kopf schmerzte, wollte nicht mehr an die Arbeit denken. Längst vergessene Bonbons in der hintersten Ecke der Schreibtischschublade drängten sich in mein Bewusstsein, die Keksschale aus dem Konferenzraum schien nach mir zu rufen. Schließlich fesselte mich der Gedanke an Bratkartoffeln – ich konnte sie beinahe riechen. Entnervt stromerte ich durch die Abteilung. »Was suchst du?«, fragten die anderen. »Nichts.« Nie war mir aufgefallen, wie viel Essbares überall herumstand.
Ich blieb auch unzufrieden, nachdem ich in der Kantine das letzte Blatt meines Salats vertilgt hatte. Unzufrieden und unglücklich. Die ungewohnte Portion Rohkost füllte meinen Magen zwar, doch es war nicht so wie nach einem Teller Pasta oder Kartoffelbrei. Ich blieb nervös, knurrte den Azubi grundlos an, rieb meine kalten Hände und dachte bis zum Feierabend mindestens alle drei Minuten an Essen.

Widerstand zwecklos

Zu Hause lief ich sofort zum Kühlschrank. Noch im Mantel öffnete ich ein Wurstpaket. »Wieso schlingst du hier im Stehen?«, fragte mein Mann, der den Abendbrottisch deckte. »Wir essen doch gleich.« Ich griff, während ich noch an den Wurstscheiben kaute, nach den Schokokeksen. Mit vollem Mund spricht man nicht, sonst hätte ich ihm antworten müssen: »Weil ich vor lauter Heißhunger kaum noch weiß, wer ich bin und was ich tue.« In den folgenden Tagen schwankte meine Laune zwischen weinerlich und aggressiv. Nachts träumte ich viel; meist ging es ums Essen. Morgens war mein Magen leer wie eine Eiswüste und knurrte wie ein Raubtier. Quälender Appetit trieb mich früh aus dem Bett, die Tage schleppten sich dahin. Ich bestand nur noch aus Verlangen, Hunger beherrschte mein Leben. Bis ich schließlich aufgab.

HUNGERLEIDER – DER HINTERGRUND

WARUM ZUM TEUFEL bin ich noch hungrig, wenn andere längst den Teller wegschieben und sich zufrieden zurücklehnen? Die Frage ist berechtigt, denn jeder, der einige Kilos zu viel mit sich herumschleppt, träte liebend gern auf die Fressbremse – würde ihn nur nicht die Leere im Bauch so entsetzlich plagen. Aber ist es überhaupt unser Bauch, in dem der Hunger entsteht? Gerade disziplinierte Menschen, die sich schon mehrfach auf strenge Diäten eingelassen haben, empfinden Hunger oft überfallartig; er macht sie zu hilflosen, verzagten Opfern. All ihre Aufmerksamkeit, jeder Gedanke richtet sich darauf, wie unwohl und bedürftig sie sich fühlen. Bis sie irgendwann meinen, den Hunger nicht mehr aushalten zu können.

EIN AUSGEKLÜGELTES SYSTEM

Erst vor Kurzem entdeckten Forscher wieder einmal ein Hormon, das hungrig macht. Es heißt Ghrelin, wird im Magen gebildet und meldet von dort an das Gehirn: »Hier herrscht Leere, bitte eine Mahlzeit.« Allerdings ist weder ein einzelnes Hormon noch ein Organ wie der Magen in der Lage, uns zum Essen zu animieren. Damit die uralte Melodie von Hunger und Sattwerden perfekt erklingt, muss ein ganzes Orchester von Nervenbotenstoffen mit fein abgestimmten Einsätzen spielen. Das Gehirn schwingt dabei den Dirigentenstab, denn Hunger entsteht im Kopf, genauer in einem speziellen Bereich des Gehirns: im Hypothalamus. Ein verschlungenes Netzwerk grauer Zellen registriert rund um die Uhr, wie es um die Energiereserven in unserem Körper bestellt ist, und reagiert darauf. So sitzen im gesamten Verdauungstrakt kleine Messstationen – so genannte Rezeptoren – die ausforschen, was und wie viel wir gerade essen. Zunächst signalisieren Fühler im Magen den Füllstand und die Dehnung der Magenwände. Mit der Zeit melden dann auch andere Organe im Verdauungstrakt ans Gehirn, welche Nährstoffe an ihnen vorbeischwimmen. Unser Gehirn kann so genau verfolgen, was dem Organismus gerade fehlt; und es fordert dann gezielt Kohlenhydrate, Fett oder Proteine an. Registriert es einen Mangel, kommt der Hunger. Sinkt zum Beispiel der Blutzuckerspiegel, weil Sie schon lange keine Kohlenhydrate mehr gegessen haben, schlagen Leber, Bauchspeicheldrüse und Magen Alarm. Das Hungerzentrum im Gehirn meldet sich daraufhin auf seine ganz spezielle und unwiderstehliche Art: »Iss was.«

MOLEKÜLE DER GEFÜHLE

Der vielstimmige Chor der Hunger- und Sättigungssignale kann aber auch aus dem Gleichklang geraten. Von außen beeinflussen ihn unsere individuellen Lebensumstände, von innen unsere Erbanlagen. In beiden Fällen plagt der Hunger den Betroffenen mehr als nötig. Die Folge: Er isst häufiger und schneller als andere und erreicht das Sättigungsgefühl erst viel später. Im schlimmsten Fall entleert sich sein Magen so rasch, dass er blitzschnell sehr viel essen muss, um sich wieder satt zu fühlen. Dazu kommt: Hunger ist nicht gleich Hunger. Es hängt immer davon ab, welche Nährstoffe gerade knapp sind. Verlangt das Gehirn zum

Beispiel nach Kohlenhydraten, weil ihm der Energielieferant Glukose fehlt, ist mit manchen Zeitgenossen nicht mehr gut Kirschen essen. Mütter kennen das: Werden ihre Kinder quengelig, sind sie entweder hungrig oder müde.

Dass der Hunger auf Kohlenhydrate aggressiv und ungeduldig macht, liegt an der Wirkung des Botenstoffs Serotonin im Gehirn. Das bestätigte kürzlich eine Gruppe von Neurobiologen um Molly Crockett von der Universität in Cambridge/England. Die Forscher fanden heraus, dass Menschen in Entscheidungssituationen aggressiver reagieren, wenn ihr Serotoninspiegel abfällt. Das Hormon fungiert nämlich als Dirigent im großen Orchester der Nervenbotenstoffe (Neurotransmitter). Es beeinflusst alle anderen und bestimmt die Art, wie wir Schmerz empfinden; es schreibt sogar vor, wie unsere Organe auf Anforderungen reagieren.

Ausgeglichen durch Serotonin

Wie viele wichtige Funktionen Serotonin insgesamt besitzt, ist noch ungewiss. Sicher ist jedoch, dass der Stoff eine zentrale Rolle für Lebensfreude, Kraft und Ruhe spielt; ein zu niedriger Serotoninspiegel kann Erschöpfung, Schlaflosigkeit, Heißhungeranfälle und Wut auslösen. Wie stark solche Gefühlsschwankungen ausfallen, hängt vom individuellen Stoffwechsel ab. Auch depressive Menschen leiden bisweilen unter einem Mangel an Serotonin. Im Extremfall werden sie mit Medikamenten behandelt, die dieses Defizit mildern sollen.

Unser Organismus stellt den Stimmungsmacher unter den Hormonen aus dem Eiweißbaustein Tryptophan her. Dieser ist in vielen Lebensmitteln enthalten – vor allem in Fleisch, Milch, Getreide und überraschend reichlich in Leinsamen. Die Umwandlung von Tryptophan in Serotonin gelingt jedoch nur mithilfe der Vitamine B_6, B_{12} und Folsäure. Und eine weitere Bedingung muss erfüllt sein, bevor der ausgleichend wirkende Stoff an seinen Bestimmungsort im Kopf gelangt: Der Mensch muss reichlich Kohlenhydrate (Brot, Nudeln, Kartoffeln) essen. Durch sie gelangt das Tryptophan leichter ins Gehirn. Zudem schüttet die Bauchspeicheldrüse nach dem Konsum kohlenhydratreicher Kost das Hormon Insulin aus. Und dieses hilft, den Baustoff Tryptophan rasch in unsere grauen Zellen zu befördern. Kommt genug davon dort an, steigt unsere Laune.

Dopamin und Noradrenalin für Balance im Stress

Als Gegenspieler des Serotonins gelten die Neurotransmitter Dopamin und das Nebennierenhormon Noradrenalin. Während Serotonin entspannend und beruhigend wirkt, wecken die beiden anderen unsere Aufmerksamkeit – und helfen so, die Anforderungen, die die Umwelt Tag für Tag an uns stellt, zu bewältigen. Ein hoher Dopamin- und Noradrenalinspiegel steigert die Konzentration und die Fähigkeit, trotz Stress produktiv zu arbeiten.

Wie das Serotonin werden auch seine Gegenspieler aus einem Eiweißstoff gebildet, der in alltäglichen Nahrungsmitteln vorkommt: die Aminosäure Tyrosin. Und wiederum würde die Umwandlung ohne die Hilfe anderer Nährstoffe wie Magnesium, Vitamin B_{12} und Folsäure nicht gelingen, obwohl fast jede eiweißreiche Mahlzeit Tyrosin enthält. Doch schon ein Stück Käse oder ein Glas Milch genügen.

WOHER DER HUNGER KOMMT

Wie stark unsere Gefühle von Botenstoffen bestimmt werden, zeigt der Hunger. Das ist doch nicht normal, denken wir oft, wenn wir uns plötzlich schwach fühlen und vor Begierde nach Essen regelrecht zittern. Dabei ist der Grund für so einen Heißhungeranfall immer ein niedriger Blutzuckerspiegel. Denn bei dafür empfindlichen Menschen benötigt der Körper zu dessen Regulation umgehend Zucker und sendet deshalb das Notsignal Heißhunger. Werden die Kohlenhydratreserven im Körper knapp, reagieren einige Menschen mit deutlichen Stimmungsschwankungen. Andere dagegen können trotzdem konzentriert und munter weiterarbeiten. Das mag ungerecht sein, lässt sich aber nicht ändern. Wer die Veranlagung zu einem gestörten Zuckerabtransport aus dem Blut in die Organe mit sich bringt, leidet mehr unter Hunger als andere Menschen. Vor allem Süßigkeiten lösen dann nach ein paar Stunden regelrechte Heißhungerattacken aus. Begleitet weden diese typischerweise von schlechter Laune, Schwächegefühlen und Nervosität. Solche Phasen zeigen sich übrigens vor allem am späteren Nachmittag und Abend – und Frauen sind häufiger betroffen als Männer.

X BIN ICH DAS?

	ja	nein
Überfallen Sie ein bis drei Stunden nach dem Verzehr von Süßigkeiten Heißhungerattacken?	☐	☐
Fällt es Ihnen schwer, zwischen Hunger und Appetit zu unterscheiden?	☐	☐
Haben Sie in den letzten 24 Monaten bereits mehrere Diäten ausprobiert?	☐	☐
Haben Sie immer kleine Snacks wie Bonbons oder Chips bei sich, falls Sie unterwegs hungrig sind?	☐	☐
Haben Sie, wenn sie hungrig werden, das überwältigende Gefühl, Sie müssten sofort etwas essen?	☐	☐
Werden Sie ärgerlich, nervös oder ängstlich, wenn Sie hungrig sind?	☐	☐
Hat ein Glukosetoleranztest eine Störung aufgezeigt?	☐	☐
Sind Sie Diabetiker?	☐	☐

Wenn Sie mehr als zwei Fragen mit Ja beantwortet haben, gehören intensive Hungergefühle für Sie zu den wichtigsten Hindernissen beim Abnehmen.

Blutzuckerspiegel konstant halten

Wer einen empfindlichen Zuckerstoffwechsel hat, braucht gerade frühmorgens und mittags eine Mahlzeit mit vielen langsamen Kohlenhydraten, um für den ganzen Tag Kraft zu schöpfen. Eiweiß dagegen, etwa aus einem mageren Steak oder Joghurt, hilft aus so einem Hungertief ebenso wenig heraus wie Fett – das haben klinische Studien gezeigt.

Wer den Mechanismus ausschalten will, kommt auf Dauer nicht darum herum, mehr langsam wirkende stärkehaltige Lebensmittel wie Roggenvollkornbrot, ganze Getreidekörner und Hülsenfrüchte zu essen (siehe Seite 152 f.). Im Gegensatz zu schnell verdaulichen Lebensmitteln, deren Zucker umgehend ins Blut übergeht, werden die ballaststoffreichen Vollkornprodukte nämlich kontinuierlich über einen längeren Zeitraum vom Körper aufgenommen. Günstig auf den Blutzuckerwert wirkt auch der lösliche Ballaststoff Inulin, der in vielen Rezepten dieses Buches verwendet wird (siehe Seite 158 ff.). Eine belgische Studie zeigte, dass bereits acht Gramm im Frühstück dafür sorgen, dass wir uns satter fühlen und beim Mittagessen rund zehn Prozent weniger Kalorien zu uns nehmen. Der Grund: Das geschmacksneutrale weiße Pulver verbessert den Zuckerstoffwechsel und wirkt auf Nervenbotenstoffe, die bei der Sättigung eine Rolle spielen.

Auch proteinreiche Abendmahlzeiten helfen den Zuckerstoffwechsel zu beruhigen und Heißhungerattacken auszubremsen. Nur der Nährstoff, von dem bisher immer angenommen wurde, er wäre der größte Sattmacher, hilft dem Hungrigen weniger als gedacht: Fett. Es liefert zwar die meisten Kalorien und sorgt auch dafür, dass der Magen sich nicht so schnell wieder leert. Doch es wirkt nicht so nachhaltig sättigend wie langsame Kohlenhydrate aus Hülsenfrüchten und Vollkorn oder Eiweiß aus magerem Fleisch. Ganz im Gegenteil: Wegen ihrer angenehm cremigen Beschaffenheit und dem guten Geschmack können fettreiche Gerichte das Stopp-Signal beim Essen sogar hinauszögern.

Appetit, kleiner Bruder des Hungers

Stellen Sie sich vor, Sie hätten in der Kantine gerade eine ansehnliche Portion Gemüsesuppe verspeist. Es hat eigentlich ganz gut geschmeckt, so wie an den meisten Tagen. Nun machen Sie einen kurzen Spaziergang um den Block. Dabei kommen Sie an einem der unzähligen Backshops vorbei. Der warme süße Duft ofenfrischen Gebäcks steigt Ihnen in die Nase. Mmhh, denken Sie vielleicht, jetzt ein Stück Hefekuchen, das muss ich einfach haben.

Das sehnsüchtige Verlangen, das Sie in den Laden lockt, ist kein bohrender Hunger, sondern die pure Luxusversion davon: reine Lust, Appetit. Während echtes körperliches Hungergefühl uns drängt irgendetwas zu essen, das den Hunger stillt, ist unser Appetit wählerisch: Ein frisches Hefeteilchen, ja, das ginge noch. Aber bitte keinen weiteren Teller Gemüsesuppe.

HUNGERLEIDER – DIE AUSWEGE

WENN SIE SICH in diesem Pfundstyp wiederentdeckt haben, können Ihnen die folgenden Codes helfen, endlich erfolgreich abzunehmen.

Jeden Tag frühstücken

036 Sie lassen das Frühstück gern weg, weil Sie es morgens eilig haben und die Kalorien einsparen möchten? Keine gute Idee. Studien zeigen, dass die erste Mahlzeit des Tages das Ausmaß des Hungers für Stunden, manchmal sogar für Tage beeinflusst. Welche Art von Frühstück Ihnen dabei am besten hilft, müssen Sie selbst ausprobieren. Der eine bleibt länger satt, wenn er viele langsame Kohlenhydrate isst, andere haben weniger Hunger, wenn sie den Tag mit Eiweißreichem oder Magenfüllendem beginnen (eine Auswahl an Frühstücksrezepten finden Sie ab Seite 158). Eine gute Nachricht für alle Eierfans: Im Vergleich zu anderen Eiweißquellen mit gleicher Kalorienzahl scheinen Eier die Energieaufnahme längerfristig zu reduzieren. Eine kleine US-Studie zeigte im Jahr 2005, dass dieses klassische Frühstück den Appetit für bis zu 36 Stunden positiv beeinflusst.

super ○ gut ○ ungeeignet ○

Frühstücken lernen

037 Sie leiden unter abendlichen Heißhunger-Attacken, haben aber morgens keinen Appetit und wollen daher einfach nicht frühstücken? Kein Problem, Ihr Körper lernt gern dazu. Beginnen Sie erst einmal mit einer Tasse Milch (300 ml, 1,5 Prozent Fett). Nach vier Wochen geben Sie zwei Esslöffel Haferflocken (anfangs ruhig auch die löslichen Schmelzflocken) und einen halben Teelöffel Inulinpulver dazu. Arbeiten Sie sich über das nächste halbe Jahr bis zu einem flüssig-breiigen Müsli hoch – und, wenn Sie es gut vertragen, steigern Sie dabei die Inulinmenge. Nach spätestens einem Jahr werden Sie abends deutlich weniger Hunger haben und in der Frühe mit Appetit essen. Oft geht es auch schneller und Sie wachen bereits nach vier bis sechs Monaten hungrig auf und freuen sich aufs Frühstück.

super ○ gut ○ ungeeignet ○

Alle vier Stunden etwas essen

038 Wer oft unter Heißhunger leidet, braucht regelmäßige Mahlzeiten um sich gleichmäßig satt zu fühlen. Essen Sie deshalb möglichst immer zur selben Zeit insgesamt drei Hauptmahlzeiten und bis zu zwei Snacks. Süße Früchte genießen Sie besser als Nachtisch und nicht, wenn Sie hungrig sind. Gewöhnen Sie sich dafür an, zu jeder Mahlzeit etwas Gemüse zu essen. Das füllt den Magen und verzögert den Blutzuckerabfall. Ja, Sie haben richtig gelesen: Gemüse auch zum Frühstück. Das kann eine frisch geschälte Möhre sein, ein Stück Gurke oder Paprikaschote oder ein Tomaten-Mais-Omelett (siehe Seite 162).

super ○ gut ○ ungeeignet ○

Nicht mehr vorsorgen

039 Vor dem biologischen Dringlichkeitsruf des Hungers schrecken viele so sehr zurück, dass sie alles tun um ihm zu entgehen. Schon der Gedanke an das ziehende Gefühl im Magen und die innere Leere macht sie nervös. Also essen sie vorsorglich mehr, als sie müssten, und bunkern Vorräte: Müsliriegel in der Schreibtischschublade, Lakritzkonfekt im Auto, Schokoplätzchen in der Handtasche. Alles nur für den Fall, dass der Magen irgendwann knurrt. Räumen Sie die Vorräte aus. Sie kommen ohne Notproviant aus, wenn Sie drei ausgewogene sättigende Mahlzeiten essen.

super ○ gut ○ ungeeignet ○

Nicht so wichtig nehmen

040 Die tief sitzende Furcht vor dem Hunger unterscheidet Rundlinge, die schon seit Jahren gegen die Pfunde kämpfen, von Durchschnittstypen mit gesundem Essverhalten. Denn bei den mühelos Schlanken schrillt keine

Alarmglocke, wenn der Magen knurrt. Sie bemerken einfach: »Ach, ich bin hungrig. Mal sehen, wann es was zu essen gibt.« Oder sie denken: »Hunger? Kann ich jetzt nicht gebrauchen« und wenden ihre Gedanken wieder anderen Dingen zu. Ihr Kopf klickt das lästige Signal innerlich einfach weg, bis es nach einiger Zeit wiederkehrt. Wer sich einmal mit diesem Gedanken angefreundet hat, lernt mit der Zeit Hunger wahrzunehmen, ohne ihm gleich nachgeben zu müssen.

super gut ungeeignet

Hungersignale anders bewerten

041 Das bohrende Gefühl einfach wegklicken – das klingt zu schön um wahr zu sein. Doch die gute Nachricht ist: Sie können es lernen. Wenn Sie ein bisschen üben, machen Sie sich die innere Alarmanlage mit der Zeit sogar zum Freund, der hilft zu unterscheiden, wann Ihr Körper wirklich Energie benötigt und wann Sie dabei sind, den luxuriösen Verlockungen des Appetits zu erliegen. Wenn Sie sich hungrig fühlen, denken Sie einfach daran, dass Ihr Körper gerade in diesem Moment an seine Fettreserven geht. In diesem Augenblick verlieren Sie an Gewicht.

super gut ungeeignet

Hunger zulassen

042 Erleben Sie Ihren leeren Magen so intensiv, dass Sie regelrecht in Verzweiflung verfallen und an nichts anderes mehr denken können als an den Hunger? Dann ergreifen Sie jetzt die Chance und bringen Sie Ihrem Gehirn bei ihn zu tolerieren. Ein leerer Magen ist

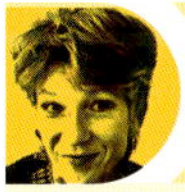

ATMEN, WENN DER MAGEN KNURRT

Atem- und Körper-Psychotherapeutin Maria Höller-Zangenfeind coacht Therapeuten in Europa, USA und Japan. Sie verrät, was gegen das leere Gefühl im Magen hilft:

Dem Hunger kann man sich hingeben, daran leiden, sich innerlich zusammenziehen, die Freude verlieren. Doch wer den inneren Umgang mit diesem natürlichen Gefühl bewusst verändert, kann sich von Missempfindungen befreien und die Zeit bis zur nächsten Mahlzeit ruhig abwarten. Am besten bauen Sie die folgende Übung in den Alltag ein. Sie hilft Ihnen, anstelle von Mangel innere Fülle zu genießen. So geht es: Drehen Sie Ihre Handinnenflächen nach außen und stellen Sie sich vor, sie könnten sehen. Während Sie langsam und bewusst einatmen, bewegen Sie Hände und Arme neugierig weit nach außen. Mit dem Ausatem lassen Sie die Arme bis vor die Körpermitte zurückschwingen. Dabei die Handinnenflächen wieder zum Körper richten, als ob sie in diesen »hineinsehen«. Warten Sie, bis das nächste Einatmen von selbst kommt. Jetzt wenden Sie die Innenflächen der Hände wieder nach außen und strecken die Arme von sich. Besonders intensiv gelingt die Übung, wenn Sie die Augen beim Einatmen öffnen und beim Zurückschwingen der Arme schließen. Achten Sie darauf, dass der Atem von selbst kommt und wieder geht.

schließlich kein Drama, er lässt sich bei der nächsten Mahlzeit wieder füllen. Wer sich darüber klar geworden ist, sagt beim nächsten Hungersignal zu sich selbst: »Ja, ich bin hungrig. Aber das macht nichts. Es wäre zwar schön, wenn ich jetzt etwas essen könnte, doch ich kann warten.« Sprechen Sie ruhig laut mit dem Hunger. Ihr Gehirn gehorcht Ihnen vor allem am Anfang besser, wenn es Ihre Stimme hören kann. Noch intensiver: Gewöhnen Sie sich eine Geste an, die Sie immer dann ausführen, wenn Sie den Hunger zur Kenntnis nehmen, ihn aber in die Warteschleife schicken.

super gut ungeeignet

Auf Stimmungen reagieren

043 Seien Sie nicht zu streng zu sich selbst, wenn Ihre Laune in den Keller geht, sobald Sie länger nichts gegessen haben. Bringen Sie stattdessen lieber mehr Gerichte mit dem Kennzeichen »nachhaltig« auf den Tisch (siehe Seite 152 f.). Wenn Sie einmal ganz schnell ruhiger werden möchten, hilft es, ein Notfall-Bonbon zu lutschen. Kein Karamell-, Sahne- oder Schokobonbon, sondern eines aus reinem Zucker. Im Zweifelsfall tut es auch ein Stück Würfelzucker oder ein Zuckertütchen. Oft reicht schon diese Miniportion Kohlenhydrate, die seelischen Turbulenzen in den Griff zu kriegen.

super gut ungeeignet

Abwarten hilft

044 Auch wenn es anfangs schwerfällt: Meldet sich der Hunger, bevor es Zeit zum Essen ist, wenden Sie sich einfach anderen Dingen zu. Gehen Sie aus dem Zimmer, beginnen Sie eine neue Aufgabe, rufen Sie jemanden an, nehmen Sie ein Buch zur Hand. Werden die Gedanken von anderen Dingen voll in Anspruch genommen, schwindet das Hungergefühl. Spätestens nach fünfzehn Minuten ist es vergangen. Vielleicht glauben Sie noch nicht daran, aber ausprobieren lohnt.

super gut ungeeignet

Testen und üben

045 Wer den Hunger in den Griff bekommt, wird nie mehr sein Sklave sein und die überschüssigen Pfunde mit der Zeit loswerden. Schauen Sie sich zuerst genau an, wie sich der Hunger bemerkbar macht. Wählen Sie dazu einen ganz normalen Tag, an dem Sie relativ beschäftigt sind. Gönnen Sie sich ein kohlenhydratreiches Frühstück. Wahrscheinlich werden Sie ein paar Stunden später zu der Zeit hungrig werden, zu der Sie sonst üblicherweise essen. Keine Sorge: Das wird sich lange nicht so unangenehm anfühlen, wie Sie jetzt vielleicht denken. Konzentrieren Sie sich einfach darauf, wo sich der Hunger im Körper bemerkbar macht und wie er sich anfühlt. Lassen Sie ihn zu. Sie werden feststellen: Sie müssen keineswegs unbedingt sofort essen, wenn Sie hungrig sind. Schreiben Sie vom ersten Hungergefühl an für die nächsten vier Stunden jede Stunde genau auf, was Sie tun und wie Sie sich fühlen. Vorsicht: Diese Übung ist nichts für Menschen mit Stoffwechselerkrankungen. Mehr Infos unter www.schlankheits-code.de

super gut ungeeignet

SO LÄSST SICH DER HUNGER BESÄNFTIGEN

Magenfüller, die helfen, das Stopp-Signal rechtzeitig zu bemerken

- Mischen Sie Buttermilch mit Haferkleieflocken und würzen Sie mit flüssigem Süßstoff oder mit Kräutern und Pfeffer. Als Aperitif vor dem Essen dämpft dieser Drink den Appetit nachhaltig.
- Trinken Sie zehn Minuten vor dem Mittag- oder Abendessen eine Schorle aus Gemüsesaft und Mineralwasser mit einem Spritzer Tabasco. Das täuscht dem Magen vor, er sei bereits zu einem Teil gefüllt. Die Folge: Sie essen etwa zehn Prozent weniger Kalorien als sonst.
- Was die Franzosen Crudités nennen, nämlich handlich zugeschnittenes Knabbergemüse, ist ideal als Vorspeise. Die erfrischende Rohkost gibt den Zähnen etwas zu tun und füllt den Magen mit nahezu null Kalorien, während Sie aufs Essen warten.
- Wenn es ganz schnell gehen muss: Instant-Gemüsebrühe mit einer Handvoll Tiefkühlgemüse und ein paar Suppennudeln kochen.

Tricks für Kohlenhydrat-Hungrige, die gegen Heißhungerattacken vorbeugen

- Ein Müsli mit mageren Milchprodukten und Süßstoff hält lange bei Laune und liefert daher den idealen Nährstoffmix fürs Frühstück.
- Mischen Sie immer mal wieder einen Löffel Bohnenkerne oder Kichererbsen (aus der Dose) in Salat oder Suppe. Hülsenfrüchte sättigen lange, weil sie den Blutzucker stabil halten. Und: Der Verdauungstrakt lässt einen Teil ungenutzt durchrutschen – bis zu 20 Prozent stehen so nicht mehr als Kalorienquelle zur Verfügung.
- Bei jedem Essen, ganz gleich ob süß oder herzhaft, ein, zwei Löffel gekochte Getreidekörner untermischen. Die Körner sorgen über Stunden dafür, dass der Blutzucker nicht zu tief absackt.

Tricks für Eiweiß-Hungrige, die vor allem helfen, wenn die Pfunde rund um die Taille sitzen

- Manchmal braucht es einfach eine dicke Portion Eiweiß, um sich satt zu fühlen. Planen Sie daher alle zwei, drei Tage anstelle des gewohnten Abendessens eine ordentliche Portion Geflügelfleisch, ein Steak oder ein großes Stück Fisch ein. Vegetarier holen sich ihre Dosis Protein aus Eiern, körnigem Frischkäse oder Tofu.
- Super für alle, die viel unterwegs sind: Nehmen Sie als Tagesration fünf bis zehn (ungeschälte) Mandeln mit und knabbern Sie immer dann eine, wenn Sie der Hunger plagt. Keine Angst vor dem Fett darin: Beim Kauen wird nur ein Teil freigesetzt, der Rest schlägt nicht zu Buche.

Sympathie für das Gefühl entwickeln

046 Überprüfen Sie Ihre Empfindungen. Oft hilft es schon, den Blickwinkel zu verändern. Bewerten Sie Hunger als Bedrohung, wird er Sie in Angst versetzen. Nehmen Sie ihn stattdessen einfach als das, was er ist – ein nützliches biologisches Signal, das Ihnen sagt: »Um diese Zeit isst du gewöhnlich« oder »Du hast lange nichts mehr gegessen«. Dadurch verleihen Sie dem Hunger eine neutrale oder gar positive Bedeutung. Er verliert seinen Schrecken und Sie leiden weniger.

super ○ gut ○ ungeeignet ○

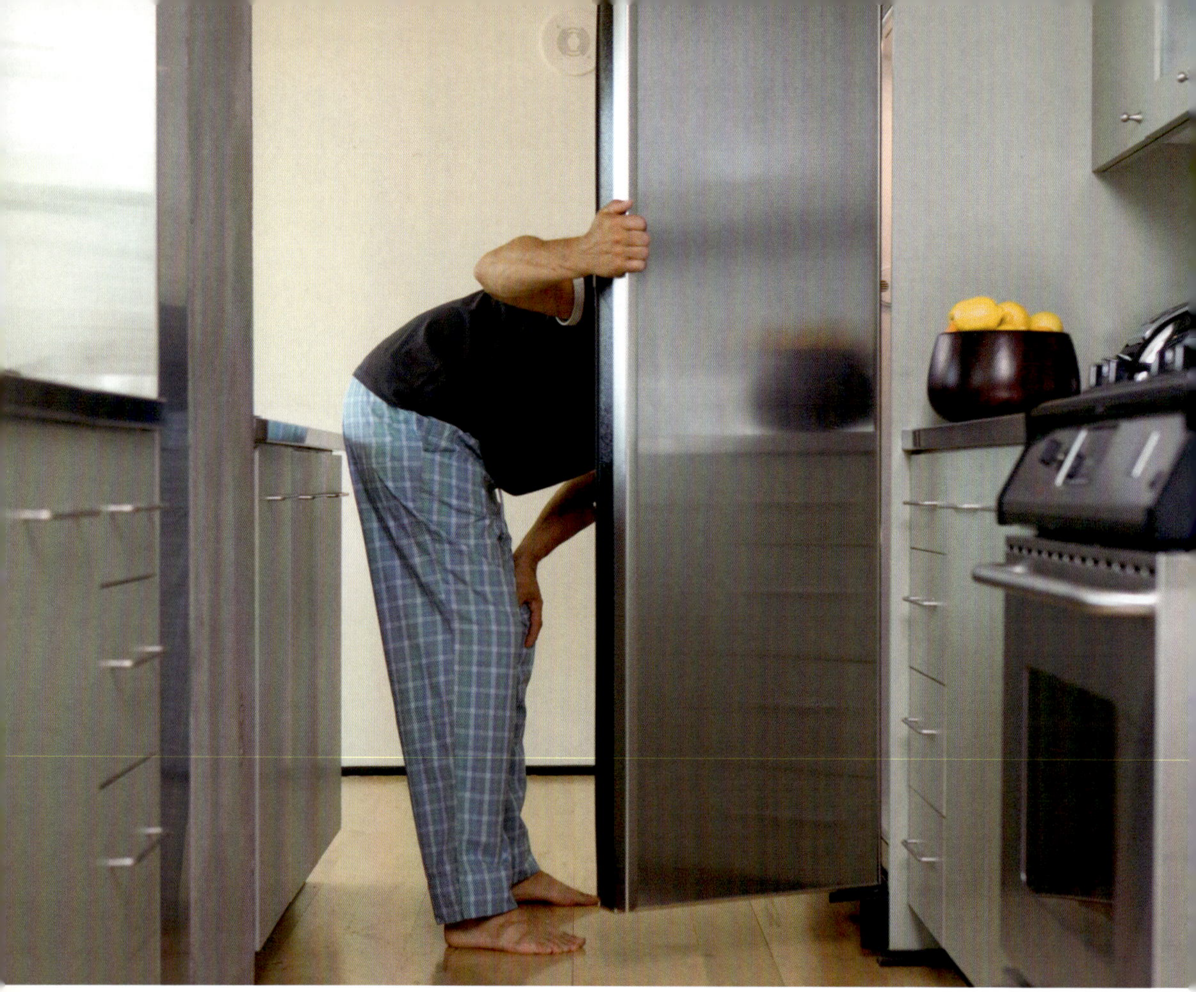

NACHT-ESSER

Stehen Sie mitten in der Nacht auf, weil der Kühlschrank Sie magisch anzieht? Dann sind Sie tagsüber wahrscheinlich zu hart zu sich selbst. Seien Sie nachsichtig.

NACHT-ESSER – DIE STORY

WENN EINEN BEIM ESSEN keiner sieht, zählt es nicht, oder? Schließlich war ich auf Diät. Jedenfalls dachte meine Familie das. Und ich eigentlich ja auch. Nur nachts, wenn ich aufwachte, wusste ich nichts mehr davon. Es war immer in den frühen Morgenstunden; alle anderen schliefen tief und fest, wenn ich wach wurde. Wach genug jedenfalls, um mich aus dem Bett zu rollen und Richtung Küche zu taumeln. Zum Denken kam ich gar nicht. Vor dem Kühlschrank übermannte mich der Trieb, möglichst schnell möglichst viel in mich hineinzustopfen: Frischkäsepackung auf, mit den Fingern hinein, in den Mund schieben, auf der Zunge zergehen lassen. Ich schnitt eine dicke Scheibe von der Salami, kaute und langte schon nach der nächsten. Bald breitete sich ein warmes Gefühl in mir aus. Ich beseitigte die Spuren und schlich drei Minuten später wieder zurück ins Bett. Meine Gefährtin seufzte im Schlaf, die nächtliche Fresstour hatte sie nicht bemerkt. Und am Morgen war alles vergessen. Fast jedenfalls, denn beim nächsten Einkauf ersetzte ich die Salami und versteckte den Rest als Proviant für die nächste Nacht.

KEINER HAT WAS GEMERKT

Andere Frauen füttern ihre Männer, damit sie sich nicht auf und davon machen. Meine nicht. Die will einen schlanken Kerl. Eine Weile schob ich den Entschluss auf, dann war klar: Ich musste abnehmen. Ich engagierte die Liebste und meine Kinder als Betreuer. Sie sollten mich bei meinem radikalen Kaloriensparprogramm unterstützen. Aber es klappte nicht so richtig. Für Lobeshymnen nahm ich nicht genug ab und weil ich ständig hungrig war, konnte ich mit ihrer Kritik kaum umgehen. Um den tadelnden Blicken am Familientisch zu entgehen, aß ich schließlich nur noch die Hälfte der halben Rationen, die ich mir selbst verordnet hatte. Nachts holte ich alles zehnfach nach. Das »Gute« daran: Morgens brachte ich keinen Bissen herunter und auch mittags konnte ich mich prima an die Spatzenportionen halten. Gegen Abend aber begann jeden Tag wieder der elende Terror des Hungers.
»Du hast es echt schwer mit dem Abnehmen«, tröstete mich die Gefährtin, »dabei isst du wirklich unglaublich wenig.« Wenn sie wüsste. Ob sie mich wegen Unlauterkeit und nächtlichen Fressorgien verlassen würde? Schließlich betrog ich sie jede Nacht mit ein paar Tausend Kalorien. Die Sucht nach meinen geheimen Orgien verstärkte sich mit den Schuldgefühlen. Ich wusste, ich steckte in einer Sackgasse, aber wie sollte ich wieder herauskommen? Ich lass mich einfach mal erwischen, überlegte ich, und werfe die Kühlschranktür mit Schwung zu. Oder ich antworte ganz ehrlich, wenn jemand fragt, wo der Kartoffelsalat geblieben ist. Oder ich stehe zu meinem Hunger und esse wieder tagsüber, mit meiner Familie – wie früher.

NACHT-ESSER – DER HINTERGRUND

AMERIKANER NENNEN das allnächtliche Kaloriengelage am Kühlschrank Night-Eating-Syndrome. Sie glauben, dass fünf bis zehn Prozent aller Abnehmwilligen unter dieser Form des gezügelten Essverhaltens leiden. Auch bei uns nehmen sich viele Abnehmwillige jeden Tag aufs Neue vor, mit der halben Ration auszukommen. Deshalb essen sie tagsüber wenig oder nichts. Doch je unbeugsamer der Wille, desto mehr hält das Gehirn dagegen. Die Folge: Lässt nachts die Kontrolle durch die Willenskraft nach, können viele nicht mehr widerstehen; einige Nacht-Esser gehen dabei ganz bewusst in die Küche, andere schlafwandeln und können sich später an nichts erinnern. Dass sich hinter beidem eine Essstörung verbergen könnte, vermuteten Forscher bereits 1955.

GESTÖRTER SCHLAFRHYTHMUS

Beginnt es abends dunkel zu werden, signalisieren die Zeitgeber im Inneren unserer Zellen (Uhrengene), dass wir allmählich schlafen gehen sollten. Die Zirbeldrüse, ein winziges Organ im Zwischenhirn, produziert daraufhin das Hormon Melatonin. Dieses macht müde, hilft beim Einschlafen und schaltet den Verdauungstrakt auf Nachtbetrieb. Bis zum nächsten Morgen, wenn der Kortisolspiegel wieder steigt, hemmt der Schlaf also normalerweise den Hunger. Gerät das Schlafmuster aus dem Takt, kann sich jedoch auch der Rhythmus der Mahlzeiten verschieben; die Betroffenen wachen mitten in der Nacht auf und wollen essen.

Vor allem Menschen, die schon lange mit ihrem Gewicht kämpfen, gestresst sind und nicht tief genug schlafen, werden zum Opfer nächtlicher Essstörungen. Oft ist das Verhalten aber auch eine Folge zu starker äußerer Kontrolle. Der Betroffene fühlt sich dann von seinem näheren Umfeld so unter Druck gesetzt, dass er beginnt, heimlich zu essen.

X BIN ICH DAS?

	ja	nein
Steigt Ihr Appetit im Laufe des Tages immer mehr an?	☐	☐
Lassen Sie das Frühstück mangels Appetit gern ausfallen?	☐	☐
Essen Sie mehr als die Hälfte Ihrer Tageskalorien zwischen dem Zubettgehen und Aufstehen?	☐	☐
Leiden Sie wegen Ihres Hungers unter Schuldgefühlen?	☐	☐
Stehen Sie öfter als einmal die Woche nachts auf um etwas zu essen?	☐	☐
Haben Sie das Gefühl, Sie müssten etwas essen um weiterschlafen zu können?	☐	☐
Erinnern Sie sich morgens nicht genau daran, ob Sie nachts gegessen haben?	☐	☐

Wer mehr als zwei Fragen mit Ja beantwortet, hat wahrscheinlich zumindest einen Teil seines Übergewichts nächtlichen Essanfällen zu verdanken. Falls Sie alle Fragen mit Ja beantworten, leiden Sie vielleicht an einer seltenen Essstörung.

Gründe für wache Nächte

Amerikanische Forscher vermuten darüber hinaus, dass eine sehr fettbetonte Ernährung die inneren Uhren verstellen könnte. Und auch unsere genetische Veranlagung könnte eine Rolle spielen. Schließlich werden Schlaf, Körpertemperatur, Blutdruck, Hormon- und Immunsystem von den Uhrengenen reguliert. Tickt eines dieser Gene nicht richtig, erwachen und ermüden wir früher oder später als andere. Wissenschaftlich belegt ist zum Beispiel das so genannte Familial Advanced Sleep Phase Syndrom – kurz FASPS –, was übersetzt etwa so viel bedeutet wie Familiäres Syndrom der vorverlegten Schlafphase. Es entsteht, weil die innere Uhr etwa vier Stunden vorgeht.

Der nächtliche Gang zum Kühlschrank ist also weit mehr als eine schlechte Angewohnheit oder fehlender Wille. Er ist ein ernstes Problem für die Betroffenen.

NACHT-ESSER – DIE AUSWEGE

WENN SIE SICH in diesem Pfundstyp wiederentdeckt haben, können Ihnen die folgenden Codes helfen, endlich erfolgreich abzunehmen.

Nicht in die Schuldfalle tappen

047 Sie sind ziemlich streng mit sich selbst und bestrafen sich mit Selbstvorwürfen und noch strengeren Regeln, wenn Sie ungeplant mehr essen? Dann kann es sein, dass Ihr »hungriges« Gehirn Sie nachts zum Essen weckt, weil Ihr Wille dann zu schläfrig ist um Kalorien zu zählen. Vergessen Sie Schuld und Sühne. Sagen Sie in solchen Fällen zu sich selbst: »Na gut, ich habe mehr gegessen, als ich wollte. Das kann eben passieren. Aber ab jetzt folge ich wieder meinem Schlankheits-Code.«

super ○ gut ○ ungeeignet ○

Heimlich essen tut weh

048 Trauen Sie sich nicht vor anderen zu essen, was Sie wollen? Jedes Mal, wenn Sie heimlich wegschleichen um zu essen, signalisieren Sie: Die anderen dürfen mich nicht so sehen, wie ich bin, deshalb muss ich mich verstecken. Solche Gedanken tun weh. Denn wir alle wollen mit unseren Fehlern und Schwächen angenommen werden. Nicht von allen Menschen, aber von denen, die uns wichtig sind. Sehr wahrscheinlich unterstellen Sie Ihren Lieben zu Unrecht, sie würden sich abwenden oder Sie streng kritisieren. Probieren Sie es aus. Erzählen Sie Ihnen bei Gelegenheit von Ihren Heißhungerattacken. Wenn es Sie das nächste Mal überkommt, geben Sie dem Drang nach, obwohl Ihre Lieben zuschauen. Das fällt nicht immer leicht. Aber Sie werden sehen: Die Welt geht davon nicht unter.

super ○ gut ○ ungeeignet ○

Raus aus der Überforderung

049 Sie halten sich nachts schadlos, weil Sie sich von den Anforderungen Ihres Abnehmprogramms überwältigt und jeder Lebensfreude beraubt fühlen? Dann lassen Sie die Zügel lockerer. Überlegen Sie, ob mehr nachhaltige Gerichte (siehe Seite 152 f.) ihre Laune heben könnten. Vielleicht erweitern Sie auch Ihr Kalorienbudget um 100 oder 200 Kalorien oder verwöhnen sich ab und zu mit einem Snack (Rezepte Seite 192 ff.). Lesen Sie außerdem ab Seite 15, wie Sie sich zwischendurch belohnen können. Aktualisieren Sie Ihren Schlankheits-Code und lassen Sie sich Zeit beim Abnehmen. Aber geben Sie nicht auf.

super ○ gut ○ ungeeignet ○

Um professionelle Hilfe bitten

050 Haben Sie beim Test links alle Fragen bejaht und leiden Sie unter häufigen nächtlichen Essanfällen, sprechen Sie am besten mit Ihrem behandelnden Arzt. Schildern Sie ihm die Symptome. Vielleicht hält er eine ambulante Psychotherapie für angebracht. Hilfreich könnte auch eine psychosomatische Reha-Kur in einer Spezialklinik sein (siehe Adressen Seite 216 ff.)

super ○ gut ○ ungeeignet ○

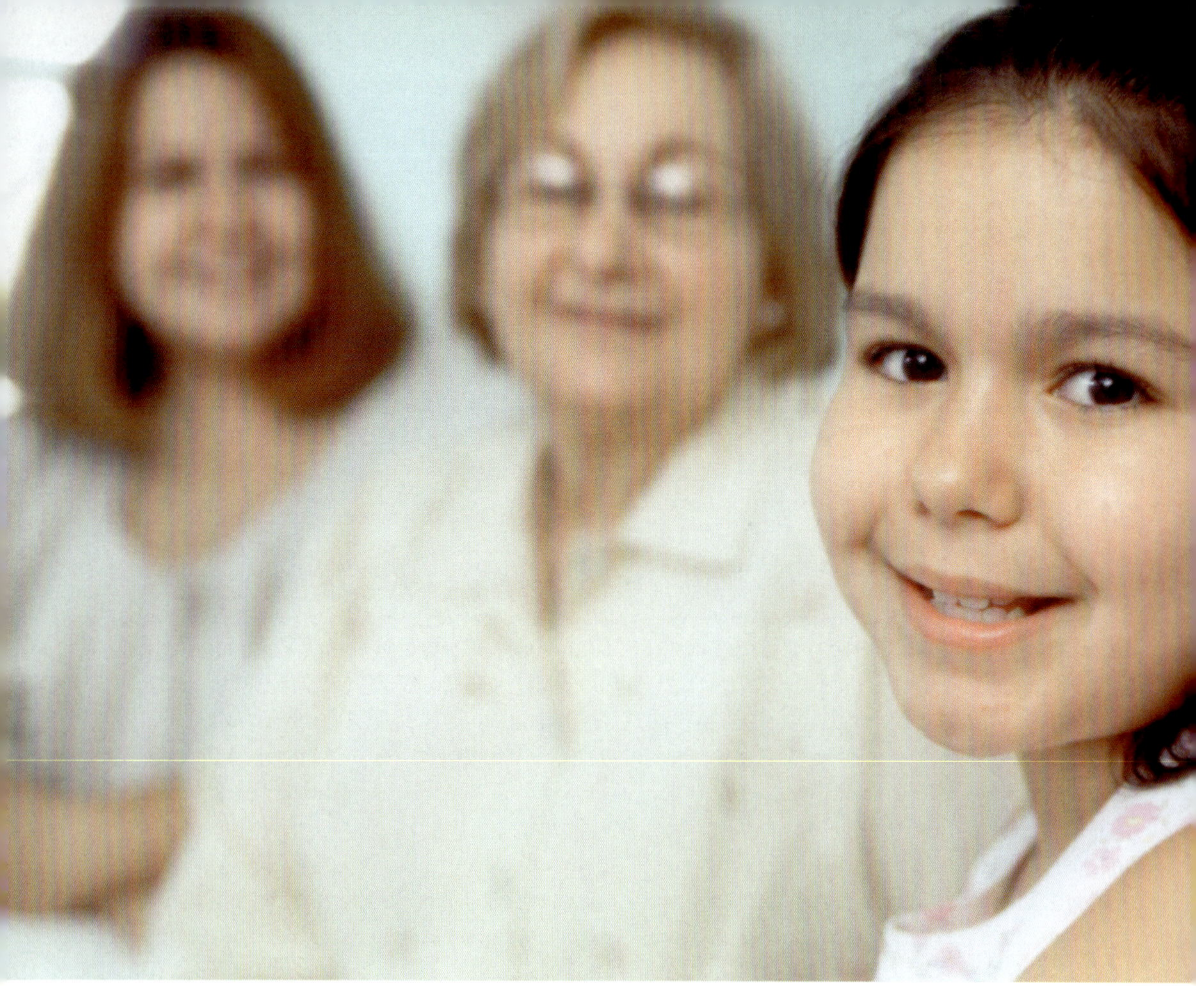

ERBLAST

Positive Charaktermerkmale erbt jeder gern. Wer allerdings in eine übergewichtige Familie geboren wird, fühlt sich oft benachteiligt. Doch die Gene sind kein »Schicksal«.

ERBLAST – DIE STORY

IN DEN ERSTEN LEBENSJAHREN lebte ich völlig unbefangen und geborgen auf meinem Heimatplaneten. Ich lernte laufen und wusste, weich gepolsterte Hände würden zur Stelle sein, um mich aufzufangen. Zum Herumtoben hatte ich den mächtigen Bauch meines Vaters, der unter seinem Brummbärengelächter wackelte wie ein Trampolin. War ich müde, machte ich es mir auf dem geräumigen Schoß meiner Mutter bequem und träumte an ihren Busen geschmiegt von den Geschichten, die sie mir erzählte. Ich machte mir keine Gedanken über das Leben anderer. Alle sind wie wir, dachte ich. Bis zum ersten Kindergartentag: »Das ist mein Stuhl, meiner«, beschwerte sich ein Mädchen bei der Erzieherin. »Das dicke Kind sitzt auf meinem Stuhl.« Die Kleine sah mit bösen Augen in meine Richtung. Ich stand auf. War ich »das dicke Kind«? Noch nie hatte jemand ein Wort über mein Aussehen verloren. Ich sah erschrocken an mir herunter.

Am Abend lümmelte ich wie immer zwischen meinen Eltern in der Sofaecke. »Bin ich dick?« Mein Vater sah meine Mutter an. »Wer hat dem Kind diesen Floh ins Ohr gesetzt?« Mama schüttelte hilflos den Kopf. »Im Kindergarten sind alle dünner als ich«, sage ich klagend. »Mach dir nichts draus.« Vater strubbelte mir durchs Haar und knipste den Fernseher an. So lernte ich früh, was ein Tabuthema ist.

DER MENSCHLICHE MAKEL

In den nächsten Jahren brauchte ich alle Energie um mich bei meinen Klassenkameraden beliebt zu machen. Ich schaffte es – durch einen Mix aus Witzen auf eigene Kosten, exzellenten Schulnoten und eiserner Freundlichkeit. So blieb es mir erspart, mit meinen Eltern noch einmal über das Problem zu sprechen, das uns für alle anderen deutlich sichtbar miteinander verband. Kurz vor dem Abitur bemerkte die Dünnste der Klasse, der Mensch sei doch das größte Schwein, weil er von allem fresse. Meine Hände vereisten, mein Gesicht stand in Flammen. Dachte sie, dass mir alles schmeckte, wenn es nur viel war? Dass ich fraß wie die Raupe Nimmersatt? Auf dem Heimweg kaufte ich meinen ersten Hummersalat im teuersten Feinkostladen der Stadt.

Alle lobten mein glänzendes Abitur, aber ich ging auf keines der Feste, mit denen die anderen das Ende ihrer Schulzeit feierten. Ich war nicht so wie sie, die Dünnen und Unauffälligen. Ich lebte auf einem anderen Planeten.

Nur allein fühlte ich mich sicher

Die Traumjobs zogen an mir vorbei. Mein heutiger Chef stellte mich schließlich ein, weil meine Gehaltsvorstellungen – wie er sich ausdrückte – so vernünftig waren. Die Kolleginnen nannten mich »Turbo«; ich arbeitete für zwei, war allzeit bereit. Nur für Wochenendausflüge, Kinobesuche, Konzerte und Partys fühlte ich mich zu müde. Erholung fand ich allein in meiner Küche. Wenn ich in aller Ruhe meine anspruchsvollen Kreationen aß und dabei ein Buch las, das mich in andere Welten entführte, war ich fast glücklich.

Eines Tages entdeckte ich in der Wühlkiste meines Buchhändlers ein Taschenbuch mit altmodischem Cover: »Das dicke Kind und andere Erzählungen«. Zu Hause lag es lange herum, ohne dass ich den Mut fand, es aufzuschlagen. Eines Tages griff ich doch danach. Ich las über den lästigen Besuch eines dicken Mädchens. Als es sich von der Erzählerin verabschiedet, folgt sie ihm heimlich. Bald ist klar: Sie sieht das Kind, das sie selbst einmal war. Plötzlich bricht die Kleine am Seeufer ins Eis ein. Als man sie schon verloren glaubt, zeigt sie plötzlich Lebensmut und zieht sich selbst heraus. Ich las die letzten Zeilen mehrmals. Danach beschloss ich, meinen Heimatplaneten zu verlassen. Ich wollte rackern, mich durchbeißen, abstrampeln, es schaffen. Die erste weiße Jeans meines Lebens kaufte ich ein Jahr später.

ERBLAST – DER HINTERGRUND

WIE KOMMEN DIE PRALINEN auf die Hüften? Sind es wirklich die Erbanlagen im Inneren unserer Zellen, die uns die Taille verderben? Oder entscheidet doch eher das gemütliche Leben der Familie, wie viele Polster sich ansiedeln? Ja, sagen die Forscher, es sind die Gene, die unsere Fettvorräte regieren. Aber Gewohnheiten, spielen die denn keine Rolle? Klar, nicken die Experten: Die sind sogar noch wichtiger. Veranlagung und Lebensstil beeinflussen unser Körpergewicht gemeinsam. Denn das eine legendäre Gen, das einzig und allein über dünn oder dick entscheidet, hat bis heute niemand gefunden. Deshalb kann sich auch jeder gegen seine genetischen Vorgaben entwickeln. Anders ausgedrückt: Nicht das Übergewicht wird vererbt, sondern die Neigung dazu.

WIE MÄCHTIG SIND DIE GENE?

Wie kompliziert und trickreich das Energiekonzept des menschlichen Körpers wirklich ist, ahnen wir erst seit Kurzem. Beteiligt sind Hunderte oder vielleicht sogar Tausende Gene, die sehr unterschiedliche Bereiche des Stoffwechsels steuern. Einige, das weiß man bereits, fördern den Appetit, andere hemmen ihn; manche trimmen unsere Bewegungsmuster in Richtung Zappelphilipp oder Schnecke, stellen den Energieverbrauch auf Sparflamme ein oder polen ihn auf Verschwendung. Wahrscheinlich trägt fast jeder von uns die eine oder andere dieser Genvarianten in sich. Denn solche »Erbstücke« finden sich nicht nur bei rundlichen, sondern auch bei schlanken Zeitgenossen. Gene sind also keineswegs so einflussreich und schicksalhaft, wie wir früher dachten. Ihr Einfluss ist meist viel zu schwach, um sich gleich kiloweise auf der Waage zu zeigen. Zum Vorschein kommen die nachteiligen Erbanlagen nur, wenn der Besitzer sich wenig bewegt und beim Essen ausdauernd zulangt. Es muss also mehr geben als die unabwendbare Vererbung.

Herrscher über das Erbgut

Inzwischen kennen Biologen zumindest einen Teil dieser Geheimnisse. Sie stecken in der so genannten Epigenetik, einem Steuersystem, mit dem der Körper die eigenen Gene managt. Mit seiner Hilfe kann unser Organismus einzelne Gene an- oder abschalten – ganz nach den Erfordernissen der Umwelt und der Lebensumstände. Unser Erbgut gleicht einem Musikorchester. Gespielt wird nach den archaischen Noten der Evolution. Arrangement und Rhythmus, also den Charakter der Musik, komponiert jeder Einzelne von uns selbst dazu. Unsere Lebenswelt bestimmt, wie laut oder und leise die Musik erklingt. Je nachdem, ob ein Mensch in der Antarktis Seelöwen jagt, am Rand der Sahara seine Kinder aufzieht oder in Berlin den Bürocomputer bedient, ertönen andere Noten und Klangfarben im tausendfachen Lied des Stoffwechsels.

Im Bereich des Normalgewichts, also bei einem BMI zwischen 20 und 25, ist die genetische Veranlagung wahrscheinlich der einflussreichste Faktor. Das konnten Forscher an Kindern untersuchen, die zur Adoption freigegeben wurden. Sie sind ihren leiblichen Eltern vom Gewicht her ähnlicher als ihren Adoptiveltern.

Getrennt aufgewachsene Zwillinge gleichen sich in puncto Gewicht ebenfalls. Allerdings zeigen die Untersuchungen auch, dass die Genetik nicht allein bestimmt. Denn eineiige Zwillinge bringen trotz identischer Gene zwar ein ähnliches, aber nicht unbedingt das gleiche Gewicht auf die Waage. Interessant wird die Sache ohnehin erst bei starkem Unter- oder Übergewicht. Studien zeigen, dass sich gerade die großen Abweichungen besser durch das individuelle Ess- und Bewegungsverhalten erklären lassen als durch die Erbmasse. Einige von uns müssen also zwar durchaus mit einer Veranlagung zum Übergewicht leben. Letzendlich entscheiden aber Kalorienmenge und das Maß an Bewegung darüber, ob aus diesem genetischen Handicap dicke Fettpolster werden oder nur eine Andeutung winziger Röllchen.

KEINE FESTE GRÖSSE: DER SETPOINT

Selbst ernannte Fachleute behaupten gern, jeder Mensch hätte von Natur aus ein festes, individuelles Körpergewicht. Dieses werde vom so genannten Setpoint geregelt – einem unbekannten Mechanismus, der unser Gewicht stabil hält, was immer wir auch essen und tun. Da dieser Fixpunkt in der Regel ein paar Kilo über unserem Schönheitsideal läge, sei jeder Versuch abzunehmen sinnlos und führe nur zu Essstörungen. Fazit der wissenschaftlich unbewiesenen Theorie: Es sei eigentlich unmöglich, abzunehmen und sein Gewicht dann zu halten. So eine Hypothese kommt natürlich allen gelegen, die sich erst gar nicht anstrengen möchten. Andere wiederum verzweifeln an der Vorstellung, ihren Pfunden völlig ausgeliefert zu sein.

Wie so oft liegt die Wahrheit in der Mitte. Unsere Gene bestimmen zwar, dass Menschen nicht so viel wiegen wie Pferde und nicht so wenig wie Katzen; dass Asiaten weniger und amerikanische Pima-Indianer mehr wiegen als deutsche Durchschnittsbürger. Doch lässt uns das Erbgut gewöhnlich große Spielräume. Anerkannte Forscher glauben, dass die Regulation des Körpergewichts sehr anpassungsfähig ist und sich zum Beispiel im Lauf des Lebens immer wieder ver-

FLEXIBEL BLEIBEN

SNPs, die alltäglichen Varianten

Jeder von uns besitzt genetische Eigenheiten. Zum Glück, denn wie langweilig wäre die Welt, wenn es nur eineiige Zwillinge gäbe. Die häufigsten Abweichungen sind die so genannten SNPs, im Insiderjargon »Snips« ausgesprochen. Bei diesen Single Nucleotide Polymorphisms ist jeweils nur ein Buchstabe der genetischen Abfolge verändert. Heißt: Im Erbgut des Einzelnen ist von 1000 »Buchstaben« jeweils einer vertauscht; das macht etwa rund drei Millionen SNPs pro Person. Die kleinen »Buchstabendreher« sind verantwortlich für eine leichte Veranlagung zum Übergewicht, wie Millionen Menschen sie in sich tragen. Mehr Sorgen erzeugen die glücklicherweise extrem seltenen genetischen Erkrankungen, die bei Kindern schon früh schweres Übergewicht und andere Defekte verursachen. Sie entstehen, wenn ein Gen komplett zerstört ist oder ganz fehlt. Glücklicherweise kennen Forscher heute auf der ganzen Welt kaum mehr als 200 solcher Fälle.

ändert, um den Anforderungen der Umwelt und des Alters gewachsen zu sein. Wahrscheinlich balanciert unser Gehirn die Einflüsse der Gene, der Nährstoffe und Hormone immer wieder neu aus. Deshalb kann sich der zunächst »normale« Setpoint durch eine längerfristige Kalorienflut dauerhaft nach oben bewegen – und wenn Schmalhans für längere Zeit Küchenmeister ist, natürlich auch auf ein niedriges Niveau.

X BIN ICH DAS?

	ja	nein
Waren Sie bei Ihrer Geburt auffällig klein und wogen weniger als 2000 Gramm?	☐	☐
Wogen Sie bei der Geburt mehr als 4000 Gramm?	☐	☐
Waren Sie als Kind übergewichtig?	☐	☐
Haben Sie in der Pubertät, also zwischen dem 12. und 16. Lebensjahr, extrem zugenommen?	☐	☐
Ist mehr als ein enger Verwandter (Vater, Mutter, Geschwister, Kinder) stark übergewichtig?	☐	☐
Sind mehr als drei Verwandte zweiten Grades (Großeltern, Tanten, Onkel, Vettern, Kusinen, Neffen, Nichten) stark übergewichtig?	☐	☐

Sie haben eine oder mehrere Fragen mit Ja beantwortet? Dann kann es durchaus sein, dass Sie leichter zunehmen als andere. Zum Trost: Neue Studien zeigen, dass etliche der Fett fördernden Gene erst dann anspringen, wenn Sie beim Essen und Trinken allzu sehr zulangen und sich zu wenig bewegen. Fahren Sie die Kalorienzufuhr herunter und bringen die Muskeln auf Touren, werden diese »Speichergene« bald wieder abgeschaltet.

DICKE ELTERN, DICKE KINDER?

Die Welt um uns herum beeinflusst uns bis in das Innere der Zellen. Da wundert es eigentlich kaum, dass auch jeder Bissen, den wir in den Mund schieben, auf unser Erbgut einwirkt. So schalten zum Beispiel Fettsäuren, die Grundbestandteile unserer Nahrungsfette, manches Gen ein oder aus. Auch Zucker, Cholesterin und verschiedene Vitamine nehmen Einfluss. Forscher beobachteten, dass selbst ein Löffel Kakao Gene im Fettgewebe beeinflussen kann. Und damit wären wir wieder beim Essen. Denn selbst falls ein paar unserer Gene ungünstig stehen: Kinder nehmen vor allem dann zu, wenn sie den bequemen Lebensstil ihrer Eltern und Geschwister kopieren. Pizza statt Pellkartoffeln, Fernsehen statt Fahrradfahren und gegen jeden Kummer ein Stück Schokolade: Machen in der Familie alle mit, wird es keinem groß auffallen. Wir sind eben nicht nur ein Produkt unserer Gene, sondern vor allem gefühlvolle, soziale Wesen. Wie schottische Forscher herausfanden, neigen heute immer mehr Übergewichtige dazu, sich einen Partner zu suchen, der ebenfalls ein paar Kilo zu viel auf die Waage bringt. Gleich und gleich gesellt sich eben ganz gern. Aber unsere Lust, uns am anderen zu orientieren, geht noch weiter. Wenn die besten Freunde zunehmen, kann es sein, dass auch wir bald mehr Kilos zulegen. Das jedenfalls berichtet eine Studie aus Neuengland; um sage und schreibe 57 Prozent steigt diese Chance bei Busenfreunden. Nehmen Geschwister zu, erhöht sich das Risiko um 40 Prozent, beim Lebenspartner um 37 Prozent. Wen wir lieben und bewundern, dem gleichen wir uns eben gern an – oft Pfund für Pfund.

Schon Babys sind übergewichtig

Wie man es jenseits aller Gene anstellt, dass schon kleine Kinder übergewichtig werden, beschrieben vor fast zweihundert Jahren die Brüder Grimm. In »Hänsel und Gretel« sagt die böse Hexe zu Gretel: »Geh, koch deinem Bruder etwas Gutes, der sitzt draußen im Stall und soll fett werden.« Gehaltvolles Essen und auf engem Raum herumhocken ohne sich zu rühren, das macht jeden fett. Sogar unsere Kinder, die von Natur aus gern herumtoben und reichlich Energie fürs Wachsen brauchen.

Manchmal beginnt das Unglück sogar schon im Mutterleib. Pränatale Programmierung heißt dieser Prozess im Fachjargon. Mindestens jede zehnte Frau entwickelt nämlich während der Schwangerschaft einen Diabetes, der leider oft unentdeckt bleibt. Experten glauben, dass viele Tausend Neugeborene davon betroffen sind; sie kommen durch das süße Blut der Mutter bereits übergewichtig zur Welt. Dabei ist es gar nicht schwer, dies zu verhindern: Ein sorgsamer Gynäkologe testet die werdende Mutter auf Diabetes (Glukosetoleranztest) und verschreibt bei Bedarf Medikamente. So bleiben Mutter und Kind fit.

Doch auch untergewichtige Neugeborene können zu dicken Kleinkindern und runden Erwachsenen werden, wenn die besorgte Mutter den Säugling später allzu sehr päppelt. Gerade in der Zeit kurz vor und kurz nach der Geburt legt der Körper die Muster für Hunger und Sättigung fest. Auf allzu kalorienreiche Fertignahrung reagieren Winzlinge deshalb oft mit mehr Hunger und gestörter Sättigung. Schlimmstenfalls haben sie ihr Leben lang mehr Probleme als andere, ihr Gewicht zu halten.

ERBLAST – DIE AUSWEGE

WENN SIE SICH in diesem Pfundstyp wiederentdeckt haben, können Ihnen die folgenden Codes helfen, endlich erfolgreich abzunehmen.

Tagebuch führen

051 Den allergrößten Einfluss auf unsere Gene besitzt die Energiezufuhr, also die Kalorienmenge, die wir tagtäglich zu uns nehmen. Und die bekommen Sie am besten in den Griff, wenn Sie sich klarmachen, wie viel Sie essen. Führen Sie deshalb ein Tagebuch darüber. Sicher, das kostet ein wenig Zeit, aber es wirkt. Das zeigt auch eine neue Studie der Gesundheitsforscher vom Kaiser Permanente Center for Health Research in Portland/Oregon. Sie begleitete 1700 stark übergewichtige Frauen und Männer, die sich vorgenommen hatten, täglich 500 Kalorien einzusparen. Das Ergebnis: Wer genau Tagebuch darüber führte, was er aß, verlor im Schnitt 18 Pfund – doppelt so viel wie Abnehmwillige, die keine Notizen machten.

Mehr Infos unter www.schlankheits-code.de

super ○ gut ○ ungeeignet ○

Nicht aufgeben

052 Die meisten Menschen, die gern schlanker wären, überschätzen den Einfluss der Gene. Natürlich legt die Natur jedem von uns Dinge in die Wiege, die wir uns – hätten wir die Wahl – nicht unbedingt gewünscht hätten. Doch welche öde Gleichheit würde entstehen, wenn wir alle, noch dazu angepasst an die gerade herrschende Mode, ideal gebaut wären. Ohne kleine Abweichungen vom Durchschnitt können keine großen Persönlichkeiten entstehen. Geben die Antworten auf die Testfragen tatsächlich einen Hinweis darauf, dass Sie die Veranlagung haben, ein bisschen schneller zu- oder schwerer abzunehmen als andere? Nehmen wir an, es wäre so. Dann können Sie natürlich sagen: »Himmel, das darf doch nicht wahr sein, das ist nicht fair.« Und sich bemitleiden, wie ungerecht die Welt ist. Oder Sie akzeptieren Ihre Veranlagung und suchen mithilfe des Schlankheits-Codes den besten Weg, damit umzugehen.

super ○ gut ○ ungeeignet ○

TYPGERECHT

Erfahrene Ernährungsmediziner wissen, dass Medikamente einigen Menschen beim Abnehmen helfen können. Aber nicht bei jedem wirkt jedes Mittel. Forscher aus Essen und München fanden kürzlich heraus, warum das so ist. Eigentlich hatten sie nur kritisch prüfen wollen, ob eine bestimmte Substanz überhaupt hilft. Heraus kam: Beim einen wirken sie, beim anderen nicht. Patienten mit einer bestimmten Genvariante konnten gut abnehmen, indem sie einfach ihren Lebensstil änderten; die zusätzliche Einnahme des Medikaments brachte ihnen nichts. Patienten mit einer anderen Genvariante profitierten dagegen sehr von dem Arzneimittel und nahmen damit doppelt so viel ab wie ohne. Glücklicherweise können erfahrene Ärzte auch ohne Gentest entscheiden, ob ein Medikament nötig ist und welches den Einzelnen beim Abnehmen am besten unterstützt.

Annehmen, was wirklich ist

053 Nehmen Sie sich eine halbe Stunde Zeit; vielleicht stellen Sie sich sogar einen Wecker. Setzen Sie sich in eine stille Ecke und sagen Sie zu sich selbst: »Ja, es ist möglich, dass mein Stoffwechsel jede Kalorie nutzt und gern an seinen Speckröllchen festhält.« Auch wenn in Ihnen erst einmal die Wut hochsteigt oder die Tränen kommen, verweilen Sie bei diesem Gedanken: »Es kann durchaus sein, dass meine Gene ungünstig stehen.« Nehmen Sie alle Perspektiven dieser Erkenntnis aufmerksam wahr. Sicher fallen Ihnen viele Bilder und Gespräche dazu ein. Beobachten Sie einfach, was sich im Kopfkino abspielt, und lassen Sie es auf sich wirken. Sie werden merken, wie Sie zur Ruhe kommen und Platz schaffen für neue Einsichten, wenn Sie sich von quälenden Geboten lösen wie »Du musst gertenschlank sein. Du musst weniger essen. Du musst hungern.« Wenn es Ihnen gut tut, wiederholen Sie diese geistige Übung immer wieder einmal.

super ○ gut ○ ungeeignet ○

Den eigenen Weg gehen

054 Niemand außer Ihnen kann dafür sorgen, dass Sie abnehmen. Wenn Sie es wirklich wollen, wird es geschehen. Die Entscheidung, wie viel Sie essen und welches Bewegungstraining Sie einplanen, liegt klar bei Ihnen. Druck von außen – gerade von Menschen, die Ihnen nahe stehen – verschlimmert dagegen die Situation. Fassen Sie sich ein Herz und verbitten Sie sich liebenswürdig, aber sehr bestimmt jeden Kommentar. Ihre Angehörigen werden es verstehen, wenn Sie ihnen ganz in Ruhe erklären, dass Sie lieber allein entscheiden möchten, was gut für Sie ist.

super gut ungeeignet

Nicht radikal werden

055 Hüten Sie sich vor Extremen. Wenn Sie denken, ihre Gene stünden eher ungünstig, lassen Sie sich nicht auf radikales Kaloriensparen ein; plötzliches Hungern regt den Körper nur dazu an, noch mehr Energie zu sparen. Planen Sie lieber winzige Verhaltensänderungen ein. Prüfen Sie, welche der vielen Codes Ihnen helfen könnten, und beginnen Sie mit Veränderungen, die Sie sich locker zutrauen.

super gut ungeeignet

Zulangen bei den Hauptmahlzeiten

056 Wer aus einer übergewichtigen Familie stammt, kämpft vielleicht schon seit Jahren darum, nicht zuzunehmen, und isst sich deshalb oft bei den Hauptmahlzeiten nicht richtig satt. Dieses Verhalten schadet vor allem jenen, die sich erst befriedigt fühlen, wenn ihr Magen gut gefüllt ist. Sie geraten leicht in die Verlockung, sich zwischendurch zu entschädigen. Dagegen gibt es nur eine gute Strategie: mehr essen. Wählen Sie im Rezeptteil die Gerichte aus, die als »Magenfüller« und »Nachhaltig« gekennzeichnet sind (siehe Seite 152 f.). Essen Sie langsam und in Ruhe, bis sich ein Sättigungsgefühl einstellt. Wenn nötig, snacken Sie zwischendurch kontrolliert.

super gut ungeeignet

Energieverbrauch erhöhen

057 Bei Menschen mit »geizigen« Genen spart der Körper oft 100 bis 300 Kalorien täglich an seiner Grundversorgung ein. Versuchen Sie mindestens einen Teil davon beim Sport zusätzlich zu verbrauchen. Keinen Spaß am Sport? Oft hilft schon ein Schrittzähler: 5000 Schritte pro Tag sollten es sein.

super gut ungeeignet

KALORIEN ADE

Sportart	Kalorienverbrauch (pro 30 Minuten)
Spiele wie Volleyball, Tischtennis	200 kcal
Radfahren (mittleres Tempo)	230 kcal
Wandern, zu Fuß gehen	320 kcal
Radfahren (schnell)	400 kcal
Tennisspielen	440 kcal
Schwimmen	480 kcal

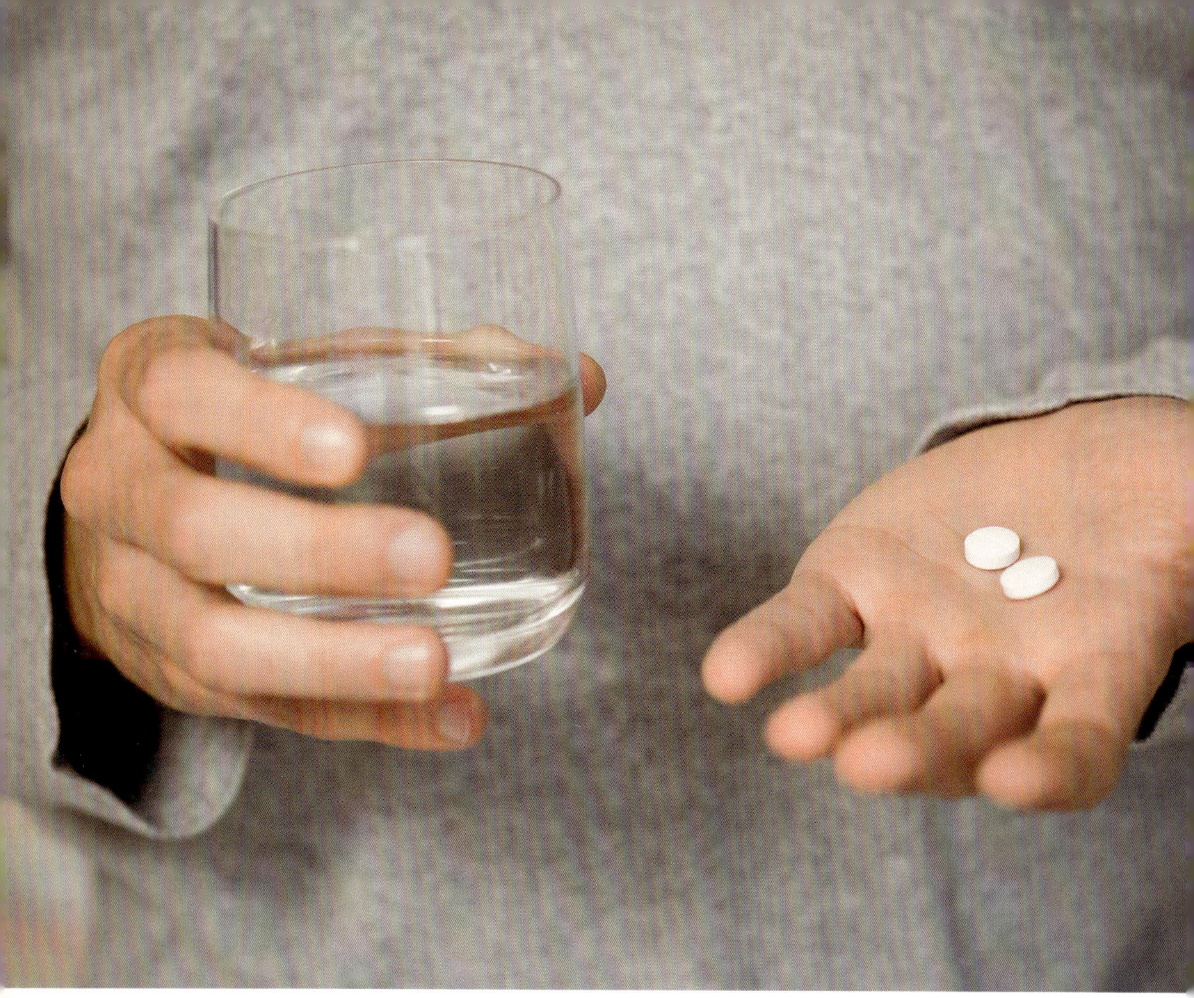

NEBENWIRKUNG

Pillen können dick machen und Krankheiten auch. Es stimmt eben doch: Manchmal steigen die Pfunde auch ohne eigenes Zutun an.

NEBENWIRKUNG – DIE STORY

HÄTTE ICH um ihre Vergänglichkeit gewusst, ich wäre doppelt stolz gewesen auf meinen flachen Bauch und meine langen Primadonnenbeine. Aber so nahm ich sie als schiere Selbstverständlichkeit. Ich gehörte zu den Leuten, die essen, was sie wollen, und immer die gleiche Jeansgröße tragen. Nicht dass Prassen und Schlemmen mein Ding gewesen wäre, aber das Stück Torte am Sonntag, eine ordentliche Portion Souvlaki beim Griechen, ab und zu eine Tüte Pommes und natürlich ein, zwei Glas Wein am Abend – solche Sachen waren immer drin, ohne dass der Hosenbund jemals enger wurde. Klagten mir Freundinnen ihr Leid, dachte ich: »Selbst schuld. Dicke essen eben heimlich unheimlich.« Aber das sagte ich zum Glück nie laut.

Meine halbwüchsigen Söhne bemerkten die Veränderung zuerst. »Kommst du bald? Schleich doch nicht so.« Richtige kleine Macker, die Jungs. Aber wenn ich darüber nachdachte, war ich tatsächlich schon seit einer Weile nicht mehr so schnell wie früher. Meine Energiequellen schienen nach und nach zu versiegen. Statt wie früher mit Vollgas durch den Alltag zu brausen, fuhr ich jetzt mit angezogener Handbremse. Morgens zögerte ich den Zeitpunkt des Aufstehens heraus so gut es ging. Irgendwann stand ich dann fröstelnd im Bad, machte aber oft genug unverrichteter Dinge wieder kehrt um mich noch eine Weile in den Federn zu wärmen. Überhaupt schien das Bett mein liebster Zufluchtsort zu werden.

MEIN KÖRPER SPIELTE VERRÜCKT

Irgendetwas hatte meine Vitalität gedrosselt. Mein inneres Feuer brannte so spärlich, dass ich ständig fror – trotz Pullover und Daunenweste. Der Alltag rückte von mir ab, ich vergaß zu lachen. Sogar meine bis dahin prompte Verdauung schleppte sich dahin. Und beinahe das Schlimmste: Zum ersten Mal in meinem Leben fühlte ich, wie meine Kleider enger wurden. Nähte dehnten sich, Reißverschlüsse sperrten, Knöpfe sprangen ab. Mein Körper quoll immer mehr auf, er schien mir fremd wie ein Wechselbalg. Meine Finger waren geschwollen, die Haut im Gesicht fühlte sich gespannt an, meine Augen waren jeden Morgen verquollen.

Als ich das erste Mal seit langer Zeit auf die Waage stieg, wanderte der Zeiger weit nach rechts – viel weiter als je zuvor in meinem Leben. Ich hob die Waage an, schütteltete sie, stellte sie neu ein, trat wieder auf die Wiegefläche. Aber es blieb dabei: sieben Kilo mehr.

Natürlich schaute ich nicht mehr gern in den Spiegel, die zusätzlichen Pfunde hatten meinen Körper verändert. Trotzdem konnte ich mich nicht aufraffen, etwas dagegen zu tun. Hätten meine Jungs mich nicht irgendwann zum Arzt geschleppt, ich glaube, ich wöge heute zehn Zentner und döste noch immer in eine Wolldecke gewickelt deprimiert vor mich hin. So aber nehme ich täglich eine kleine weiße Hormonersatz-Pille, bin fit, vergnügt und passe endlich wieder in meine ältesten Jeans.

NEBENWIRKUNG – DER HINTERGRUND

»ICH ESSE NICHT MEHR als sonst und nehme trotzdem zu«: Selbst wohlmeinende Zeitgenossen grinsen meist in sich hinein, wenn sie solche Klagen hören. Aber es stimmt. Jenseits aller Ausreden wissen ein paar Millionen Unglückliche tatsächlich nicht, warum der Zeiger der Waage immer weiter ausschlägt. Bei rund 800 000 Frauen und 4000 Männern jährlich sind es tatsächlich »die Drüsen«. Sie werden – wie die Frau in unserer Story – dicker, weil ihre Schilddrüse krank ist und deshalb immer weniger Hormone produziert. Der Mangel stört zahlreiche Organfunktionen und bremst den Energiestoffwechsel. Die Folgen:

X BIN ICH DAS?

	ja	nein
Nehmen Sie eines der Medikamente, die in der Tabelle auf Seite 67 erwähnt sind?	☐	☐
Wenn ja, lohnt es sich, die folgenden sechs weiterführenden Fragen zu beantworten:		
Haben Sie innerhalb von einem Jahr nach und nach etwa 5 Kilo zugenommen, ohne dass sich Ihr Essverhalten geändert hat?	☐	☐
Ist Ihr Gewicht sehr schnell angestiegen, seitdem Sie mit der Tabletteneinnahme begonnen haben?	☐	☐
Oder vergingen genau sechs Monate, bevor das Gewicht anstieg?	☐	☐
Haben Sie vor allem am Bauch und an der Taille zugenommen? Sind im Gegensatz dazu Ihre Arme und Beine deutlich dünner geworden?	☐	☐
Für Frauen: Haben Sie beobachtet, dass nicht nur der Bauchumfang gestiegen ist, sondern sich auch Ihr Haarwuchs verändert hat und Sie neuerdings zu Hautunreinheiten neigen?	☐	☐
Für Männer: Nehmen Sie vor allem im Bereich von Brust, Beinen und Po zu?	☐	☐

Antworten Sie mindestens einmal mit Ja? Dann hängt Ihre Gewichtszunahme wohl mit einem Arzneimittel zusammen.

Herzschlag und Puls werden langsamer, die Betroffenen frieren, leiden unter trockener Haut, Müdigkeit und Antriebslosigkeit. Die Diagnose ist einfach, denn eine Blutuntersuchung zeigt dem Arzt, ob genug Schilddrüsenhormone im Blut schwimmen. Wenn nicht, verschreibt er Hormonersatz. Bei korrekter Dosierung und regelmäßiger Einnahme sind Schilddrüsenkranke bald wieder leistungsfähig und die überschüssigen Pfunde verschwinden.

Ganz so einfach lässt sich das Problem bei Menschen mit einer Veranlagung zum Diabetes nicht lösen. Passen sie beim Essen nicht auf und bewegen sich zu wenig, nehmen sie schneller zu als andere und ihr Zuckerstoffwechsel entgleist. Behandelt der Arzt sie dann mit Tabletten, nehmen sie davon oft noch weiter zu – fünf zusätzliche Kilo innerhalb eines Jahres sind keine Seltenheit. Ein Teufelkreis, der schwer zu durchbrechen ist. Glücklicherweise kommen jetzt neue Mittel auf den Markt, die helfen, das Gewicht zu halten oder sogar abzunehmen.

DICKMACHER AUS DER APOTHEKE

Doch nicht nur Diabetesmedikamente lassen die Pfunde steigen. Die bei Bluthochdruck und Herzerkrankungen tausendfach eingesetzten Betablocker beispielsweise machen müde. Weil sich der Patient deshalb weniger bewegt, benötigt sein Körper weniger Kalorien als sonst und legt schnell ein paar Kilos zu.

Auch jeder, der schon einmal mit Kortison behandelt wurde, kennt den Effekt: Entzündungen und Schmerzen verschwinden zwar im Nu, weshalb Ärzte die Nebennierenrindenhormone bei einer Vielzahl von Erkrankungen verordnen. Kortison stoppt überschießende Reaktionen des Immunsystems, mildert die Nebenwirkungen einer Chemotherapie, lindert Beschwerden bei Hauterkrankungen und Asthma. Ein wunderbares Heilmittel und zugleich ein schrecklicher Dickmacher. In hoher Dosierung und über Wochen und Monate verabreicht, regt Kortison den Fettaufbau nämlich deutlich an. Bei empfindlichen Menschen kann das Hormon den Zuckerstoffwechsel vollkommen aus dem Gleichgewicht bringen. Sogar mancher Gesunde entwickelt dann vorübergehend einen Diabetes (kortisoninduzierter Diabetes mellitus). Als echte Plage empfinden viele den mit einer Kortisontherapie einhergehenden Heißhunger. Wer dafür anfällig ist, legt innerhalb kurzer Zeit zehn Kilo und mehr zu. Trotzdem: Kortison allein macht nicht dick. Es ist die vielfach unbewusste erhöhte Kalorienzufuhr, die sichtbare Rundungen hinterlässt.

Pillen lassen Kilos klettern

Auch wer in Krisenzeiten Beruhigungs- oder Schlafmittel einnehmen will, sollte sich dies lieber dreimal überlegen und vorher mit dem Arzt gründlich besprechen. Denn unter den Medikamenten, die seelische Erkrankungen lindern, verbergen sich berüchtigte Fettförderer. Eine europaweite Umfrage ergab, dass 84 Prozent der Seelenärzte die Gewichtszunahme als problematischste Nebenwirkung dieser Medikamente einstufen. Die Mittel können den Hunger verstärken, die Sättigung extrem hinauszögern und den Energiebedarf des Körpers deutlich senken. Zum Glück ist nicht jeder von diesen Nebenwirkungen betroffen und nicht jeder reagiert auf die gleichen Präparate. Es hängt von den Erbanlagen und vom Lebensstil des Einzelnen ab.

NEBENWIRKUNG – DIE AUSWEGE

WENN SIE SICH in diesem Pfundstyp wiederentdeckt haben, können Ihnen die folgenden Codes helfen, endlich erfolgreich abzunehmen.

Vorsichtshalber täglich messen

058 Wer aus gesundheitlichen Gründen eines der Medikamente von Seite 67 einnehmen muss, trifft am besten frühzeitig Vorsorge, damit die Pfunde erst gar nicht (weiter) ansteigen. Ganz entscheidend ist dabei die Frage, in welchem Zeitraum Sie zunehmen. Notieren Sie also am besten täglich, was die Waage anzeigt. Greifen Sie außerdem zum Maßband und messen Sie einmal die Woche Ihren Bauchumfang.

super **gut** **ungeeignet**

Zum Arzt gehen

059 Wenn Sie glauben, dass Medikamente bei Ihnen eine Gewichtszunahme auslösen, warten Sie nicht, bis sich die Pfunde weiter anhäufen. Machen Sie schnell einen Termin bei Ihrem behandelnden Arzt. Vorsicht: Nicht eigenmächtig mit der Einnahme der Medikamente aufhören, das könnte gesundheitliche Risiken bergen.

super **gut** **ungeeignet**

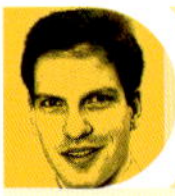

RISIKO ARZNEIMITTEL

Jens Jordan, Professor für Klinische Pharmakologie an der Medizinischen Hochschule Hannover, über Dickmacher aus der Apotheke:

Dass so viele verschreibungspflichtige Medikamente an einer Gewichtszunahme schuld sein können, ist für Ärzte und Patienten neu. Der Einfluss ist größer als bisher vermutet, deshalb gilt es, das Bewusstsein dafür zu schärfen. Für uns Ärzte heißt das: Neben der Erkrankung, die wir behandeln, müssen wir den Menschen ganzheitlich betrachten und Risiken wie Übergewicht besser im Blick behalten. Doch das gerät leicht zur Zwickmühle: Alte Medikamente machen zwar eher dick, dafür kennen wir die neu entwickelten Präparate, die günstiger aufs Körpergewicht wirken, nicht so gut und wissen noch nicht, wie sie langfristig wirken. Dazu kommt der zunehmende Kostendruck: Neue Arzneimittel sind oft erheblich teurer als alteingeführte. Betroffene Patienten bemerken zwar, dass sie dicker werden, doch oft schreiben sie sich selbst die Schuld dafür zu. Dabei bestimmt die genetische Ausstattung des Einzelnen darüber, wie er auf Medikamente reagiert. Mein Rat: Wer plötzlich zunimmt, sollte zunächst den Beipackzettel der neu verordneten Präparate lesen. Steht dort ein Warnhinweis, schnell zum Arzt gehen; es gibt fast immer Alternativen. Oft hilft schon ein Wechsel des Arzneimittels oder eine andere Dosis. Auch alternative Behandlungsverfahren sind möglich und nicht immer teurer. Vor allem bei psychischen Erkrankungen kann es sein, dass Sie eine Weile durchhalten müssen, bis sich der Arzt traut, die Behandlung umzustellen.

Bei neuen Medikamenten fragen

060 Wer ohnehin mit den Pfunden kämpft, fragt vorsichtshalber bei neu verordneten Arzneimitteln den Arzt, ob sie dick machen. Damit Sie das Risiko frühzeitig erkennen: regelmäßig auf die Waage steigen und den Arzt baldmöglichst benachrichtigen. Steigt der Hunger, greifen Sie vermehrt zu nachhaltigen Gerichten, die reich an lang sättigenden langsamen Kohlenhydraten sind, oder zu Magenfüllern mit voluminösen Zutaten (siehe Seite 152).

super gut ungeeignet

Abends eiweißbetont essen

061 Diabetiker und Menschen, die kortisonhaltige Medikamente einnehmen, bekommen ihr Gewicht oft besser in den Griff, wenn sie beim Abendessen auf kohlenhydratreiche Lebensmittel verzichten. Bedienen Sie sich aber höchstens drei- bis viermal pro Woche in der Rubrik »Eiweißbetont essen« (siehe Seite 152), sonst lässt der positive Satt-Effekt schnell nach. Bitte besprechen Sie Änderungen Ihrer Ernährung vorher mit Ihrem Arzt, da in einzelnen Fällen andere Empfehlungen gelten beziehungsweise sich der Medikamentenbedarf ändern kann (beispielsweise bei Diabetikern).

super gut ungeeignet

Mit Bewegung gegenhalten

062 Etliche der Dickmacher in Pillenform machen müde. Es braucht also viel Willenskraft, körperlich aktiv zu werden und so mehr Kalorien zu verbrennen. Am besten holen Sie sich Unterstützung im Freundes- oder Familienkreis. Wenn jemand, der Ihnen nahe steht, Sie mitzieht und motiviert, ist es leichter, die Medikamenten-Mattigkeit zu überwinden. Ein Bewegungsprogramm, das Spaß macht, hilft übrigens nicht nur beim Abnehmen, sondern auch dabei, schneller wieder gesund zu werden.

super gut ungeeignet

DICKMACHER MEDIKAMENTE

Müssen Sie eines der folgenden Arzneimittel einnehmen und haben Probleme mit Ihrem Gewicht? Nicht immer, aber doch in vielen Fällen ist es möglich, vom jeweiligen »Dickmacher« auf ein anderes Präparat umzusteigen oder die Dosierung zu verändern.

Arzneimittel	**Können Übergewicht erzeugen**		
	stark	**mittel**	**leicht**
Medikamente gegen Depressionen (Antidepressiva)	Amitriptylin	Imipramin, Trimipramin, Nortriptylin, Doxepin, Clomipramin, Opipramol, Mianserin	Desipramin, Maprotilin, Tranylcypromin (MAO-Hemmer), Moclobemid (MAO-Hemmer)
Medikamente bei verschiedenen Nervenerkrankungen (Neuroleptika/Antiepileptika); Medikamente gegen Schizophrenie, Borderline-Störungen	Clozapin, Olanzapin, Thioridazin	Triflupromazin, Perphenazin, Promethazin, Valproat, Lithium, Risperidon	Promazin, Alimemazin, Haloperidol, Ziprasidon
Als Spritzen, Tabletten oder Pflaster verordnete Hormone	Kortisol (Prednisolon)	Testosteron	Östrogene, Gestagene
Antidiabetika	Insulin, Glibenclamid	Glimeperid, Pioglitazin	Rosiglitazon
Mittel bei Herzerkrankungen, Bluthochdruck, Schilddrüsenproblemen			Betablocker (Metoprolol, Atenolol)
Anti-Hormone/Hormonrezeptorblocker bei hormonabhängigen Krebserkrankungen		Tamoxifen, Aromatase-Inhibitoren, Androgen-Blocker	

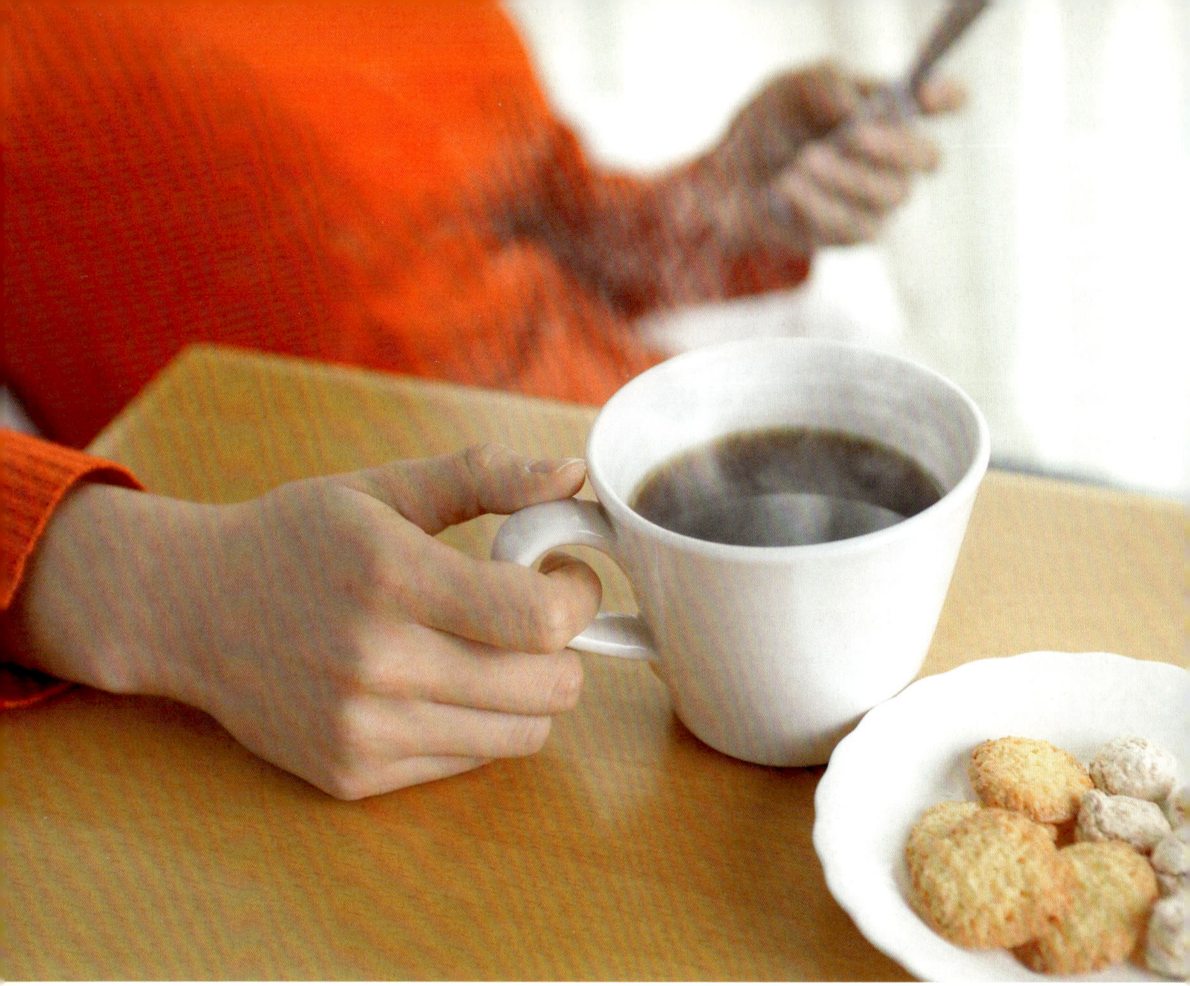

DAUER-ESSER

Sie greifen einfach immer zu, wenn etwas Essbares in Sicht gerät? Es sind die Eigenarten unseres Steinzeitgehirns, die uns hundertmal täglich in die Falle locken.

DAUER-ESSER – DIE STORY

ICH HASSE FRAGEBÖGEN. Doch diesen musste ich unbedingt ausfüllen, schließlich handelte es sich um ein Formular fürs Finanzamt. Geistesabwesend griff ich in die Keksdose. Vergeblich, sie war leer. Unmöglich, eben lagen noch fünf oder sechs köstlich klebrige Honigwaffeln darin. Tatsächlich, sie waren weg. Wahrscheinlich in meinem Magen verschwunden. Aber ganz sicher war ich mir nicht. Ich nahm noch einen großen Schluck Cola, um mich wach zu halten. Endlich war ich fertig; jetzt noch schnell die Küche aufräumen. Oh, meine verwöhnten Kinder. Auf jedem Teller lag noch ein Rest von der Tiefkühl-Pizza, die sie sich aufgebacken hatten. Lebensmittel darf man nicht wegwerfen, also schob ich mir die angetrockneten Reste nach und nach in den Mund, während ich Verpackungen wegwarf und Teller in die Spülmaschine stapelte. Das Telefon klingelte: Für eine Viertelstunde quatschte ich mit meiner Freundin. Währenddessen räumte ich den Kühlschrank auf, pickte ein paar Oliven aus der Packung, futterte eine Käsescheibe, schenkte mir ein Glas Wein ein.

»Hast du schon gegessen?«, erkundigt sich der Mann meines Lebens, als er eine halbe Stunde später nach Hause kam. »Nein«, sagte ich und verfehlte die Wahrheit damit nur knapp. Denn Waffeln, Pizzareste, Käse, Oliven und Wein waren inzwischen aus meinem Bewusstsein verschwunden. Ich verschwand also in der Küche, schnitt Fleisch, briet es an, probierte dazwischen. Würfelte Schafskäse, aß ein paar überzählige Stücke. Beim Anrichten schob ich mir noch einige besonders krosse Fleischstreifen in den Mund. Fertig. Wir setzten uns an den Tisch. Hunger hatte ich zwar nicht, aber ich aß aus Geselligkeit mit – ausgiebig.

RAUS AUS DEM SCHLARAFFENLAND

Wann hatte ich eigentlich angefangen, ununterbrochen zu mümmeln wie ein Häschen? Vielleicht als meine Kinder klein waren und ich sie mit »ein Löffelchen für Maxi, ein Löffelchen für Mama« zum Essen animierte? Oder um mich zu belohnen, weil ich meine Interessen zurückstellte und treu zu Hause blieb, während meine Familie jeden Morgen in die Welt hinauszog? Aus Langeweile?

Vor einigen Monaten begann meine Waage zu quietschen, wenn ich darauf stieg – was selten genug geschah. Das war bestimmt kein gutes Zeichen. Und mein Mann beteuerte schon seit Jahren nicht mehr, dass er jedes Pfund an mir liebe. Es war also an der Zeit, die Kalorien-Dauerberieselung abzustellen. Nur wie? Vorräte beseitigen, Schränke leer räumen? Keine Chance, Mann und Kinder mussten essen. Für mich gab es nur eine Lösung: Ich musste gehen. Weg vom Kühlschrank, raus aus dem Schlaraffenland. Wieder arbeiten, aktiv werden.

(M)ein Leben ohne Vorräte

Schon der Gedanke an die fälligen Bewerbungsgespräche schränkte meinen Appetit etwas ein. Doch längst nicht genug. Beim Versuch, allen Verlockungen zu widerstehen, folgten viele glanzvolle Niederlagen. Die Kids machten sich ein Spiel daraus, mich beim Naschen zu ertappen. Streifte ich wieder einmal auf der Suche nach Essbarem durch das Haus, hielten sie mir ein selbst gebasteltes Stoppschild entgegen. Schließlich begann ich Vorräte zu verstecken. Natürlich entdeckten sie die Chili-Schokolade im Putzschrank; ihr Triumphgeheul gellte in meinen Ohren, mein Gesicht glühte. Ich beschloss, eigene Regeln aufzustellen und mich eisern daran zu halten.

Die Wichtigste: Ich aß nur noch am Tisch, nie wieder im Stehen oder Liegen, nie mehr unterwegs und nie heimlich. Alles, was ich essen wollte, legte ich auf einen Teller und schaute es eine Minute an, bevor ich es in den Mund steckte. Es war ein langer Weg, aber als ich Monate später meinen Traumjob ergatterte, passte ich schon in eine Kleidergröße weniger.

DAUER-ESSER – DER HINTERGRUND

GRAZING, DIESER DIÄTTREND, schwappte gegen Ende des letzten Jahrhunderts aus den USA nach Europa: Öfter essen, schneller abnehmen. Sieben und mehr Mahlzeiten wurden damals empfohlen. Doch wie so manche Idee vor ihr hat sich auch diese als Irrweg herausgestellt. Denn je mehr kohlenhydrathaltige Mahlzeiten wir essen, desto häufiger sprudelt das Dickmacherhormon Insulin in unserem Körper. Es füllt die Fettspeicher und macht hungrig. Gerade für Menschen, die gegen ihren runden Bauch angehen möchten, ist Grazing der absolut falsche Weg.

GRAZING – ESSEN OHNE PLAN

Viele Ernährungsexperten glauben, dass ein Grund für die Gewichtszunahme ganzer Nationen im Verlust der bürgerlichen Regeln für kultiviertes Essen liegt. Früher war es verpönt, öffentlich aus der Hand zu essen. Naschen zwischen den Mahlzeiten wurde von den meisten Eltern verboten. Wohlerzogene Leute aßen nirgendwo anders als am Tisch – nicht vor dem Fernseher und nicht am Schreibtisch. Die US-Amerikanische Werbebotschaft »To go«, also »zum Mitnehmen« signalisiert: Inzwischen dürfen wir überall und immer essen und trinken, ohne dabei fürchten zu müssen als unkultiviert zu gelten.

Sprechen Ernährungsfachleute heutzutage von Grazing oder Nibbling, meinen sie genau dieses Essen ohne feste Mahlzeiten, das »Abgrasen« von allem, was gerade in Sichtweite gerät. In der Regel vollzieht sich diese Dauer-Esserei so unterschwellig, dass die Betroffenen kaum etwas davon mitkriegen. Oft sagen sie aus Überzeugung: Ich esse doch gar nicht viel. Und das stimmt sogar irgendwie. Denn alles, was ohne großes Nachdenken abläuft, wird vom Gehirn aus der Erinnerung geschnitten. Der »Autopilot« übernimmt die Arbeit: Das vom Kopf unabhängige vegetative Nervensystem sorgt für den physischen Ablauf; wir kauen, schlucken und verdauen ohne uns darum kümmern zu müssen. Aber ohne die Aufmerksamkeit des Großhirns können wir Essen weder genießen, noch können wir überblicken, wie viel es war.

DIE GESETZE DES APPETITS

Wie viel wir essen, das hängt von den seltsamsten Faktoren ab: von den Leuten um uns herum, von der Uhrzeit, von Packungsgrößen, Werbespots, den Esstellern, Lichtverhältnissen, Raumfarben, Gerüchen und Geräuschen. Unsere Gewohnheiten spielen dabei eine ebenso große Rolle wie die Umstände, unter denen wir unser Essen genießen. Doch in unser Bewusstsein dringt davon kaum etwas. Deshalb glauben wir fest daran, dass wir essen, weil wir hungrig sind oder weil es uns gerade so gut schmeckt. Dabei haben die meisten der über 200 Entscheidungen, die wir in puncto Essen und Trinken täglich treffen, nichts mit den tatsächlichen Bedürfnissen des Körpers zu tun. Sie werden von unserem Umfeld bestimmt.

Es lohnt sich, Zeit und Sorgfalt in das Ereignis einer guten Mahlzeit zu investieren. Denn jeder Mensch besitzt ein Grundbedürfnis nach Erlebnissen. Wenn wir uns mit lieben Leuten zu einem mehrgängigen Menü an einen schön gedeckten Tisch setzen, erleben wir natürlich etwas. Wir genießen, reden, lachen, freuen uns auf den nächsten Gang. Schieben wir uns dagegen beiläufig einen Snack nach dem anderen in den Mund, nimmt unser Kopf nicht viel davon wahr. Die Folge: Wir sind unbefriedigt, auch wenn die Kalorienmenge groß war. Kaum ist der Mund wieder leer, überlegen wir schon, was wir noch essen könnten. Dann kaufen wir etwas Süßes oder versuchen am Abend, uns für die tagsüber entgangene Lust zu entschädigen. Und damit summieren sich die Kalorien zu solchen Mengen, die jene eines Feinschmekker-Menüs mit mehreren Gängen bei weitem übertreffen.

Wann bin ich endlich satt?

Hinzu kommt: Wer immerzu knuspert, knabbert, kaut und schluckt, ermüdet die Messfühler des Verdauungstrakts. Auf Dauer kommen im Gehirn immer weniger Sättigungssignale an. Schließlich vernimmt der Kopf die Stimmen aus dem Bauch nur noch, wenn sie Zeter und Mordio schreien. Für das Gefühl, satt zu werden, verlangt der Körper stärkere Reize durch immer mehr Nahrung. Aber es ist zum Glück keine Einbahnstraße. Der Organismus gewöhnt sich auch an das Gegenteil. Wer mit Plan nach und nach weniger isst, bei dem setzt mit der Zeit auch die Sättigung wieder früher ein. Ein Phänomen übrigens, das bereits bekannt war, lange bevor die neurobiologischen Zusammenhänge erforscht wurden. Damals hieß es: Mein Magen hat sich geweitet, ich bin immer hungrig. Oder: Mein Magen ist geschrumpft, ich brauche gar nicht mehr so viel.

Hinter dem Sättigungseffekt steckt wie so oft ein Hormon, das den Füllzustand an das Gehirn meldet. Wer seinen Magen mit Flüssigkeit und voluminösen Zutaten wie Salat, Suppe oder Gemüse füllt und dabei die Magenwände genügend dehnt, löst einen Hormonschub aus, der über den Vagus-Nerv ans Gehirn meldet: Ich bin eigentlich schon satt. Dieses Signal versagt jedoch, wenn wie beim Grazing dauernd Minimengen in den Magen gelangen und daher nie eine Wechselwirkung von Leere und Fülle entsteht. Die Messfühler im Magen funktionieren nämlich weitaus besser, wenn erst nach vier oder fünf Stunden wieder eine Mahlzeit folgt, die den leeren Magen füllt.

DAS HUNGRIGE HERZ

Ausgeprägte Marathonesser, die täglich 20- oder 30-mal etwas in den Mund stecken, leiden seelisch. Schließlich spielen mehr als ein Dutzend Nervenbotenstoffe Pingpong mit ihnen. Essen sie beispielsweise etwas Eiweißreiches, zieht der Botenstoff Dopamin ihre Stimmung ein bisschen herunter und weckt damit bald das Bedürfnis nach Kohlenhydraten, die ihn wieder vergnügt stimmen sollen. Der Appetit auf das eine löst den Hunger nach dem anderen aus. Eine Spirale, die am besten durchbrochen wird, indem man den Kopf vom Essen wegholt und sich dorthin wendet, wo andere Belohnungen winken (siehe auch Seite 82 ff. und 90 ff.). Denn in diesem Fall hungert nicht der Körper, sondern das Herz. Und das gibt sich auf Dauer nicht mit Schokolade und Knabbergebäck zufrieden. Es braucht mehr, um glücklich zu sein: Selbstachtung, Freundlichkeit, Geborgenheit, Zuwendung.

Wer diesen zutiefst menschlichen Hunger stillen möchte, braucht neben vernünftigen Essregeln deshalb vor allem den Mut, sein Leben in die Hand zu nehmen und ihm eine neue Wendung zu verleihen.

X BIN ICH DAS?

	ja	nein
Essen Sie oft im Stehen oder im Vorübergehen?	☐	☐
Können Sie sich selten erinnern, was Sie den Tag über gegessen haben?	☐	☐
Essen Sie häufig mehr als fünfmal am Tag?	☐	☐
Essen Sie nur selten an einem gedeckten Tisch?	☐	☐
Fühlen Sie zwar oft eine Art von Leere, aber keinen ausgeprägten Hunger?	☐	☐
Haben Sie nach dem Essen nur selten das Gefühl, richtig schön satt und befriedigt zu sein?	☐	☐
Spielt es für Sie keine große Rolle, was Sie essen, Hauptsache, es schmeckt einigermaßen?	☐	☐
Erwischen Sie sich immer wieder dabei, dass Sie nach Essbarem in der Wohnung suchen?	☐	☐
Bunkern Sie heimlich Essen?	☐	☐

Wenn Sie mehr als eine dieser Fragen mit Ja beantworten, legen Ihnen Grazing-Verhaltensweisen beim Abnehmen vermutlich öfter mal Steine in den Weg.

DAUER-ESSER – DIE AUSWEGE

WENN SIE SICH in diesem Pfundstyp wiederentdeckt haben, können Ihnen die folgenden Codes helfen, endlich erfolgreich abzunehmen.

Im Sitzen essen

063 Für jemanden, der meist im Stehen oder im Vorübergehen kaut, ist die Entscheidung, jede noch so kleine Snack-Portion im Sitzen zu genießen, schon eine ziemliche Veränderung. Und sie ist noch dazu extrem wirksam. Probieren Sie es aus. Selbst wenn Sie gerade den Kühlschrank räubern wollen: Holen Sie sich einen Stuhl und einen Teller dazu.

super ◯ gut ◯ ungeeignet ◯

Nie mehr Essen bunkern

064 Wer aus Furcht vor Kritik heimliche Vorräte angelegt hat, verabschiedet sich am besten mit einer kleinen feierlichen Zeremonie von all seinen Verstecken. Es hilft, sich selbst einen Termin dafür zu setzen. Leeren Sie zu diesem Zeitpunkt alle Verstecke und legen Sie die Vorräte vor sich auf einen Tisch. Vielleicht sprechen Sie laut ein paar Abschiedsworte und dann entsorgen Sie alles.

super ◯ gut ◯ ungeeignet ◯

Mahlzeiten einhalten

065 Wer keine Zeit hat, sich rechtzeitig um ein gutes und gesundes Essen zu kümmern, isst natürlich, wenn der Hunger ihn bedrängt,

alles, was sich gerade anbietet. Das ist oft der Einstieg ins Grazing. Doch was so einfach klingt, nämlich regelmäßige Mahlzeiten einzuhalten, ist im Alltag oft gar nicht so leicht; es heißt also tapfer sein: Teilen Sie Ihren Terminkalender anders ein, überlegen Sie im Voraus, was Sie essen möchten, organisieren Sie die Einkäufe und bereiten Sie Proviant vor.
Mehr Infos unter www.schlankheits-code.de

super gut ungeeignet

Mahlzeiten gestalten

066 Sie genießen die Hauptmahlzeiten zusammen mit Ihrer Familie? Sehr gut. Falls er es nicht ohnehin schon ist: Erklären Sie Ihren Esstisch zum Friedensgebiet. Bitten Sie darum, Streit und Konflikte zu einem anderen Zeitpunkt auszutragen und stattdessen beim Essen nur Erfreuliches, Komisches oder Entspannendes zu berichten.

super gut ungeeignet

Strichliste führen

067 Wer etwas sehr häufig macht, bemerkt es kaum noch. Führen Sie daher eine Strichliste, sobald Sie etwas in den Mund stecken. Manchmal führt bereits das dazu, dass die Snack-Rate erheblich abnimmt.

super gut ungeeignet

Von den Franzosen lernen

068 Oft genug hasten wir mittags in die Kantine oder in ein Schnellrestaurant, leeren einen Teller und sind schon wieder auf dem Sprung. Da bleibt keine Zeit satt zu werden. Ein Grund, warum unsere französischen Nachbarn trotz Vorliebe für Croissants und fette Pasteten weniger Figurprobleme haben als wir, ist ihr Hang zu ausgiebigen Menüs. Klingt verrückt, nicht wahr? Doch Franzosen essen zwar mindestens drei Gänge, dafür aber kleine Portionen. Machen Sie es genauso. Dann schaltet der Kopf auch bei wenig Kalorien auf Genuss. Wählen Sie zum Beispiel unter den magenfüllenden Rezepten einen Salat oder eine Suppe als Vorspeise, nehmen Sie anschließend ein nachhaltiges Gericht als Hauptgang und verwöhnen Sie sich zum Schluss noch mit einem kleinen Dessert.

super gut ungeeignet

An einen festen Plan halten

069 Sie möchten sich gegen unbewusstes Snacken gern durch einen festen Diätplan schützen? Ab Seite 154 finden Sie Vorschläge dafür. Ein entsprechender Ernährungsplan hilft Ihnen, bis Sie sich nach einiger Zeit daran gewöhnt haben, gesund zu essen.

super gut ungeeignet

Snacks außer Reichweite postieren

070 Stehen die Verführer in unmittelbarer Nähe, sodass wir ohne aufzugucken zulangen können, bedienen wir uns immer wieder – oft bis zu zehnmal pro Tag. Liegen sie dagegen verdeckt in einer Schublade, sinkt die Zugriffszahl um etwa die Hälfte. Stehen die Snacks noch dazu so weit weg, dass wir aufstehen müssen um daranzukommen, halbieren sich die »Attacken« noch einmal. Machen Sie sich ein Vergnügen daraus, sich selbst auszutricksen und über sich selbst zu lachen, wenn es klappt.

super gut ungeeignet

Achtsam werden

071 Wenn Sie am gedeckten Tisch sitzen, konzentrieren Sie sich mit allen Sinnen auf das, was vor Ihnen steht. Das fällt Ihnen (noch) schwer? Stellen Sie sich vor, Sie müssten einer Freundin haargenau beschreiben, wie die Speisen aussehen, wie sie riechen und wie sie sich im Mund anfühlen. Sprechen Sie ruhig aus, was Sie wahrnehmen. Das tun ausgebuffte Feinschmecker und Gourmetkritiker auch – und genießen feine Speisen auf diese Weise noch einmal so sehr.

super gut ungeeignet

Erinnerung gegen den Hunger

072 Halten Sie kurz inne, bevor Sie beim nächsten Mal unkontrolliert zugreifen, und überlegen Sie eine halbe Minute, was Sie bei Ihrer letzten Mahlzeit gegessen haben. Rufen Sie sich den Anblick der Speisen genau ins Gedächtnis. Das bremst Ihren Appetit auf Snacks. Die englische Verhaltenspsychologin Suzanne Higgs und ihre Kollegen von der Universität Birmingham fanden nämlich heraus, dass aktives Erinnern den Hippocampus zur Aktivität anregt. Weil diese Hirnregion uns hilft Entscheidungen zu treffen, kann sie den Hunger unterdrücken, wenn die Erinnerung an eine vorherige Mahlzeit noch sehr präsent ist. Das jedenfalls vermuten die englischen Psychologen. Probieren Sie es doch einfach einmal selbst aus.

super gut ungeeignet

Leichter knabbern

073 Sie trauen sich große Veränderungen noch nicht zu? Dann entschärfen Sie vielleicht erst einmal die Versuchung. Lassen Sie an den gewohnten Plätzen ruhig Essbares herumstehen. Aber wählen Sie »ungefährliche« Varianten, beispielsweise mundgerechte Obst- und Gemüsestücke, abgewogene (!) kleine Portionen Lakritz, Fruchtbonbons und trockene Kekse oder – wenn Sie oft Heißhunger auf Herzhaftes haben – Wurstscheiben oder kleine Käsewürfel im 100- oder 200-Kalorien-Format. Wenn Sie die Portionen abwiegen, behalten Sie leichter den Überblick.

super gut ungeeignet

Tagebuch schreiben

074 Wenn Sie sich selbst auf die Schliche kommen möchten, notieren Sie für ein paar Tage genau, was Sie wann gegessen haben (siehe Kasten rechts). Das gelingt am besten, wenn Sie sich es sofort nach dem Essen tun, damit Sie nichts vergessen.

super gut ungeeignet

Ein Mantra gegen die Knabberlust

075 Falls Sie immer dann zum Daueresser werden, wenn Sie nicht mehr aus noch ein wissen, weil Ihnen alles über den Kopf zu wachsen scheint, hilft vielleicht ein Mantra.

Die kurzen, formelhaften Wortfolgen haben ihren Ursprung in Indien und sollen den Kopf auf einfache Weise von belastenden Gedanken befreien, indem sie sprechend, flüsternd, singend oder in Gedanken immer wieder rezitiert werden. Was Sie sagen, ist dabei überhaupt nicht wichtig. Es kommt nur darauf an, sich eine Wortfolge auszuwählen, die keine Gedankenverknüpfungen auslöst. Klingende Laute, die sich gut »anfühlen«, aber keinen Sinn ergeben, sind genau richtig. Anfangs fällt es vielleicht schwer, sich darauf einzulassen. Aber spätestens nach ein, zwei Wochen und täglicher Übung geht das Gehirn sofort in Ruheposition, wenn Sie Ihr Mantra benutzen.

super gut ungeeignet

Akupunktur versuchen

076 Wer zum Daueressen neigt, bei dem zeigt die fernöstliche Nadeltherapie gute Erfolge. Denn sie wirkt vor allem gegen das scheinbar unbezwingbare Verlangen, ständig etwas in den Mund zu stecken. Bei der Behandlung platziert der Therapeut an bestimmten Punkten des Körpers dünne Akupunkturnadeln, die etwa 20 bis 30 Minuten in der Haut bleiben. Meist arbeitet er dabei an fünf klassischen Suchtpunkten am Ohr und am Körper. Und weil das Ganze so effektiv ist, übernehmen einige gesetzliche Krankenkassen sogar die Kosten für die Behandlung – ganz oder zumindest teilweise.

super gut ungeeignet

TAGEBUCH SCHREIBEN

Wer sich gegen unbewusstes Snacken schützen will, bis er sich an eine gesunde Art zu essen gewöhnt hat, sollte eine Weile Tagebuch führen. Dadurch kommen Sie sich selbst bald auf die Schliche und verlieren so zusätzliche Pfunde. Schreiben Sie ganz genau auf, was Sie wann zu sich nehmen, welche Rolle die Umgebung in diesem Moment spielt und welche Gefühle zum Essen führen. Hier ein Beispiel (mehr Infos unter www.schlankheits-code.de):

Datum: 13. Juni

Uhrzeit	Was gegessen?	Wo und mit wem?	Dazu fällt mir ein:
6:40 Uhr	½ Muffin vom Vortag	Beim Kaffeekochen, allein in der Küche	Müde, mag eigentlich keine Muffins mit Kokos
7:10 Uhr	Toast mit Orangenmarmelade	Am Tisch beim Frühstück mit den Kindern	Die beiden zanken schon am frühen Morgen
7:30 Uhr	Zweiter Toast	Auf dem Sofa, Frühstücks-TV	Endlich Ruhe, alle sind weg
9:20 Uhr	...	...	...

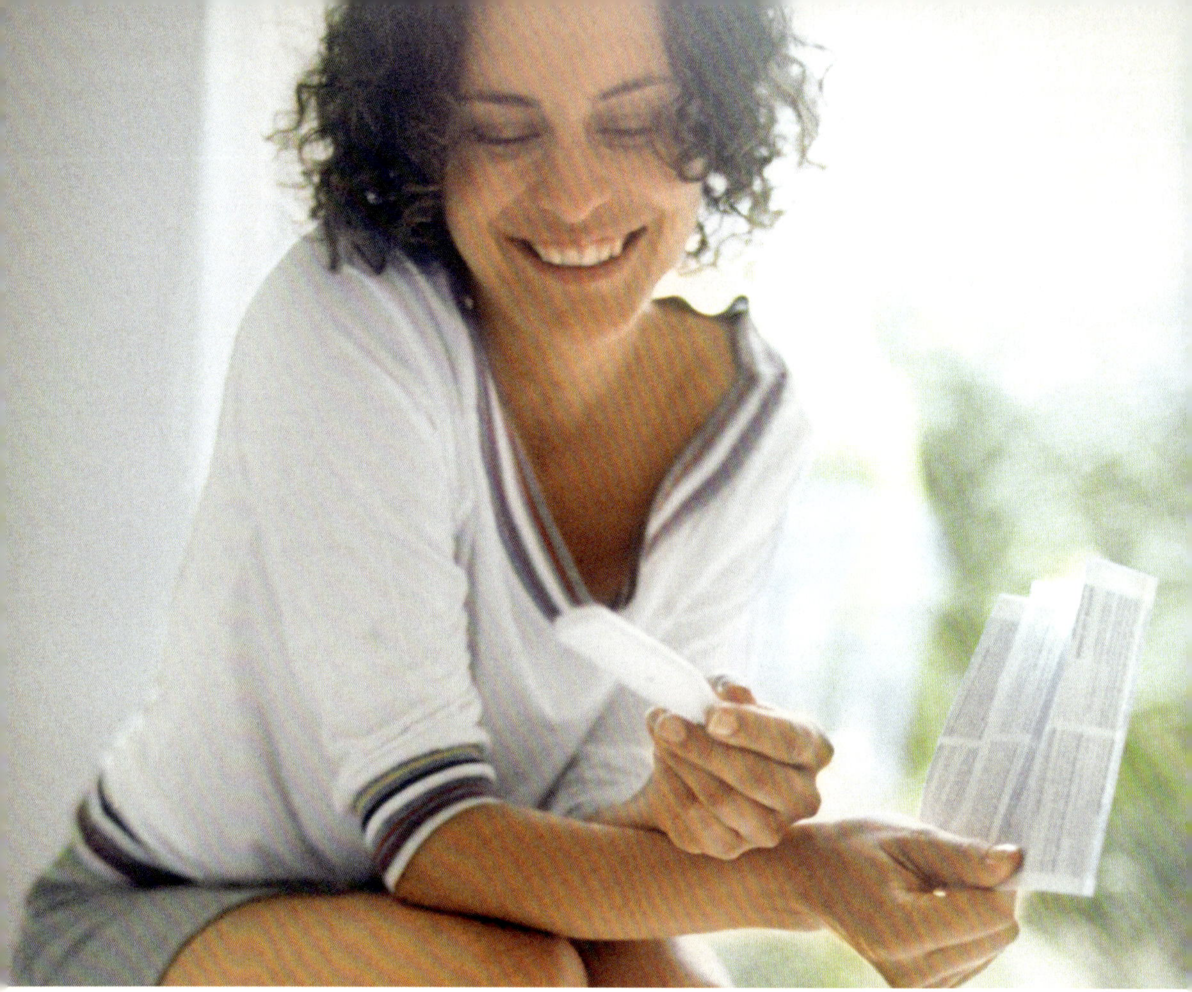

SCHWANGER Sie möchten schwanger werden, aber es klappt nicht? Oder haben Sie in der Schwangerschaft viel zugelegt? Dann lesen Sie unbedingt weiter.

SCHWANGER – DIE STORY

EIGENTLICH WOLLTE ICH ja Brad Pitt heiraten. Aber der verschwand aus meinem Universum, als plötzlich ein stattlicher Kerl mit Wuschellocken und Piratenlächeln auftauchte. Dann ging alles ganz schnell. Wohnung suchen, Ringe kaufen, heiraten, Pille absetzen. Und warten. Über ein Jahr tat sich nichts. »Üben, üben, üben«, spotteten unsere Freunde bereits, die wussten, wie sehr wir uns ein Kind wünschten. Irgendwann saß ich meinem Gynäkolgen gegenüber und fragte nach dem idealen Zykluszeitpunkt für den Geschlechtsakt. »Vor allem in den zwei Tagen vor dem Eisprung«, antwortete er. Wir nutzten auch an anderen Tagen jede Chance. Ohne Erfolg. So gerieten wir in die Mühlen der Reproduktionsmedizin: ein halbes Dutzend Untersuchungen, sechs Monate pingeliges Temperaturmessen, noch mehr Untersuchungen. Für all das ging eine Menge Zeit drauf. Am Ende sagte mein Hausarzt: »Es hilft nichts, Sie müssen abnehmen. Und Ihr Mann am besten gleich mit.«

Ich ging nach Haus, verkroch mich ins Bett und war gekränkt. Schließlich war ich nicht fett, nur um die Taille herum etwas üppig. Meine langen Beine und schlanken Arme zählten wohl gar nichts? Ich brauchte drei Tage, bis ich dem Vollblutgenießer an meiner Seite von diesem neuen Therapievorschlag erzählen mochte. Mein Mann legte seine Stirn in Falten und murmelte ein paar ganz neue Flüche vor sich hin. Letztendlich aber erklärte er sich bereit, mir zuliebe auf magere Wurst umzusteigen und wieder Handball zu spielen. Immerhin.

AB JETZT WIRD ALLES ANDERS

Ich räumte die Küchenschränke aus, verschenkte Schokolade, Tiefkühlpizza und Tortillachips an die Nachbarn. Von nun drehte ich jede Kalorie dreimal um, bevor ich sie auf meinem Teller duldete. Als wir uns zwei Wochen später auf die Waage stellten, hatte mein Mann drei Kilo runter, ich kein einziges. Ich heulte, bis der zukünftige Vater meiner Kinder vorschlug, regelmäßig mit mir zu joggen. Ganz langsam natürlich. Im Gegenzug verlangte er wieder ein anständiges Abendessen. Mit anständig meinte er Steaks und handfeste Braten. Pommes brauche er nicht unbedingt, sagte er. Was blieb mir übrig? Ich zählte tagsüber weiter meine Kalorien, abends liefen wir eine Runde und gönnten uns dafür ein Stück Fleisch. Obwohl dabei so manche Fettkalorie auf meinem Teller landete, saß mein Hosenbund plötzlich lockerer. Und die Waage spielte auch mit: Fast jede Woche verschwand ein Pfund.

Mit der Zeit gewöhnten wir uns an den neuen Lebensstil. Ein Jahr später, wir sprachen beide schon lange nicht mehr über Eisprung und Spermienqualität, blieb plötzlich meine Periode aus. Erst dachte ich mir nicht viel dabei. Sie war auch früher oft unregelmäßig. Doch als ich nicht mehr in gewohnter Bauchlage schlafen konnte, weil meine Brüste druckempfindlich wurden, kaufte ich einen Urintest. Ein kleiner fadendünner Strich krempelte unser Leben für immer um: Ich war schwanger.

SCHWANGER – DER HINTERGRUND

JUNGE FRAUEN NEIGEN DAZU, ihre Körperformen dem Diktat der Mode zu unterwerfen. Dabei mindern wiederholte Hungerkuren die Chance, schnell schwanger zu werden. Ein gesundes Maß weiblicher Rundungen an Hüften, Po und Busen sind für die Produktion von Hormonen eben unentbehrlich – und erst deren feines Zusammenspiel ermöglicht eine gesunde Schwangerschaft. Doch zu viel ist auch nicht ideal: Übergewicht kann das hormonelle Gleichgewicht ebenso verschieben. Wenn die Gene ungünstig stehen und Bewegungsmangel den Stoffwechsel empfindlich macht, produzieren die Fettpolster falsche Hormone. Die Folge: Kein Eisprung oder zu wenig Gelbkörperhormon. Dadurch bleibt der Kinderwunsch oft über Jahre unerfüllt und niemand weiß so recht, warum. Manche Frau durchlebt in dieser Zeit ein Wechselbad der Gefühle, wenn der Frauenarzt zu immer neuen Untersuchungen und medizinischen Verfahren rät. Dabei ist die Lösung oft ebenso natürlich wie naheliegend: Sie müsste nur abnehmen.

Wenn Sie also einige Kilos zu viel mit sich herumtragen und ein Jahr nach Absetzen der Verhütungsmittel noch immer nicht schwanger sind, sollten Sie keine Zeit mehr verlieren: Suchen Sie sich Ihren persönlichen Schlankheits-Code aus und beginnen Sie abzunehmen. Sind fünf bis zehn Prozent des Übergewichtes verschwunden, steigt die Fruchtbarkeit bereits um 25 Prozent.

FETAL PROGRAMMING

Bereits im Mutterleib benachteiligt

Etwa ein Drittel aller Frauen im gebärfähigen Alter sind übergewichtig. Wenn diese Frauen schwanger werden, gefährden sie nicht nur sich selbst, sondern auch ihr heranwachsendes Baby. »Übergewicht ist ein zentraler Risikofaktor für die Entstehung eines Schwangerschaftsdiabetes, der – wird er nicht erkannt und behandelt – mit einer regelrechten Glukosemast des Ungeborenen einhergeht«, warnt Andreas Plagemann, Professor an der Klinik für Geburtsmedizin der Charité Berlin. Der fehlgesteuerte Stoffwechsel schädigt die Insulin produzierenden Zellen des Kindes bereits im Mutterleib. Die Folge: Diese Kinder leiden später oft unter stärkerem Hunger und plagen sich zudem mehr mit Gewichtsproblemen als die Nachkommen normalgewichtiger Mütter.

ANDERS LEBEN FÜR DAS WUNSCHKIND

Runde Frauen mit Kinderwunsch können mit optimaler Ernährung und regelmäßiger Bewegung ihre Chancen auf eine problemlose Schwangerschaft und ein gesundes Kind deutlich erhöhen – und das ganz ohne aufwändige Hormonbehandlung und deren Risiken. Und mit dem Gewicht sinkt gleich auch noch das Risiko einer Fehlgeburt – um bis zu 40 Prozent.

Vorsicht bei Diabetesrisiko

Sicher: Von Unfruchtbarkeit und Schwangerschaftsproblemen sind keineswegs alle Frauen betroffen, die zu viel auf die Waage bringen. Deshalb gibt es auch auch keine Kilogrenze für eine gesunde Schwangerschaft. Allein die Veranlagung für einen gestörten Zuckerstoffwechsel (Diabetes) und übermäßiges Fett um die Taille zählen. Selbst bei sonst schlanken Frauen zeigt ein rundes Bäuchlein (abdominales Fettverteilungsmuster) manchmal frühzeitig die Veranlagung dazu. Wissenschaftliche Studien zeigen, wie stark dieses Erbe wirkt: Die Betroffenen verzehren weniger Fett und werden trotzdem dicker als gesunde Gleichaltrige.

Essen diese jungen Mütter in der Schwangerschaft vernünftig, nehmen sie anfangs wie von selbst ab. Im Schnitt sind es rund vier Kilo, die in den ersten drei Monaten verschwinden. Das haben die Schwangeren ihrem heranwachsenden Kind zu verdanken. Nicht, dass der Fötus selbst viel konsumiert. Nein, das Kind schöpft durch die Plazenta den Zucker ab und verbessert so den Stoffwechsel der Mutter. Damit das Baby aber nicht zu stark auf Süßes geprägt wird, darf die Mutter nicht dicker werden. Ihrem Kind bekommt es am besten, wenn sie im Laufe der neun Monate nur etwa sechs Kilo zum Ausgangsgewicht zunimmt. Viel weniger soll es nicht sein, aber besser auch nicht viel mehr. Zum Glück fällt das dieser Gruppe von werdenden Müttern nicht schwer, weil sie durch das etwas höhere Kalorienbudget und die Vorfreude aufs Kind viel entspannter essen.

Babymarathon für sportliche Mütter

Werdende Mütter legen beim Sport oft eine Pause ein. Zu groß sind die Bedenken, das Kleine könnte durch Laufen oder andere kräftige Bewegungen gefährdet werden. Dabei gibt es keine einzige Studie, die zeigt, dass moderates Training schadet. Im Gegenteil: Forscher fanden viele Vorteile. Sportliche Schwangere klagen seltener über Rückenschmerzen, Krampfadern oder Morgenübelkeit – und sie leiden nicht so oft an Thrombosen wie werdende Mütter, die sich lieber ausruhen. Mamas Bewegung tut auch dem Ungeborenen gut. Das Allerwichtigste jedoch für Mütter mit einer Anlage zum Diabetes: Durch Bewegung normalisiert sich der Stoffwechsel. Wer mit einem Mädchen schwanger ist, sichert mit regelmäßiger Aktivität nicht nur der Tochter, sondern eventuell sogar auch noch der Enkeltochter einen gesunden Stoffwechsel, da die Eierstöcke der nachfolgenden Generation schon jetzt mit angelegt werden. Bleiben Sie also aktiv und bewegen Sie sich weiterhin. Legen Sie sich nicht hin und machen Sie es sich nicht zu bequem – es sei denn, der Arzt rät das ganz ausdrücklich.

X BIN ICH DAS?

	ja	nein
Probieren Sie seit mehr als einem Jahr vergeblich schwanger zu werden?	☐	☐
Waren Sie schon als junges Mädchen dicker als andere?	☐	☐
Haben Sie ausgeprägte Fettpolster am Bauch?	☐	☐
Sind Ihre Arme und Beine trotz Übergewicht schlank?	☐	☐
Fühlen Sie sich oft kraftlos, fehlt es Ihnen manchmal an Antrieb?	☐	☐
Hat Ihr Arzt bei einem Glukosetoleranztest eine Störung gefunden?	☐	☐
Kommt Ihre Periode oft unregelmäßig?	☐	☐
Haben Sie Haare an Körperstellen bemerkt, an denen Frauen keine Haare haben sollten (Oberlippe, Unterbauch)?	☐	☐
Ist Ihre Stimme in der Pubertät deutlich tiefer geworden?	☐	☐

Haben Sie mehr als zwei Fragen mit Ja beantwortet? Dann könnte es sein, dass eine Hormonstörung oder ein gestörter Zuckerstoffwechsel einer Schwangerschaft im Wege steht.

SCHWANGER – DIE AUSWEGE

WENN SIE SICH in diesem Pfundstyp wiederentdeckt haben, können Ihnen die folgenden Codes helfen, endlich erfolgreich abzunehmen.

Zuckertest bei Verdacht

077 Frauen, die schon als junge Mädchen rund waren und sich vergeblich ein Kind wünschen, sollten ihren Zuckerstoffwechsel untersuchen lassen. Mit einem Glukosetoleranztest kann der Arzt prüfen, ob der Zuckerwert im Blut im Normbereich liegt. Wer die Kosten dafür nicht scheut, lässt eine so genannte parallele Untersuchung des Insulinspiegels vornehmen. Sie zeigt Störungen wesentlich früher als die Standardmethode. Zeigen sich Unregelmäßigkeiten im Zuckerstoffwechsel, helfen Diabetesmedikamente (beispielsweise Metformin), viel Sport und eine kohlenhydratarme Diät beim Abnehmen. Und die Chance, schwanger zu werden, steigt.

super ○ gut ○ ungeeignet ○

Abnehmen vor der Schwangerschaft

078 Frauen, die nicht nur proper, sondern deutlich übergewichtig sind, erhöhen ihre Aussicht auf ein Kind, wenn sie etwa zehn Prozent ihres Gewichts abnehmen. Nutzen Sie dafür den Schlankheits-Code und lassen Sie die Pfunde langsam schwinden. Frauen mit bauchbetontem Übergewicht planen morgens und mittags nachhaltige und magenfüllende Gerichte ein, abends sollten sie konsequent proteinreich essen (siehe Seite 152). Für alle Mütter in spe gilt: Nehmen Sie vorsorglich täglich 200 Mikrogramm Jod und 400 Mikrogramm Folsäure ein. Essen Sie außerdem reichlich grünes Gemüse und zweimal die Woche Fisch. Wenn Sie Ihr Wunschgewicht erreicht haben, sollten Sie die Verhütungsmittel übrigens nicht gleich absetzen. Warten Sie damit noch drei Monate, bis sich der Stoffwechsel erholt hat.

super ○ gut ○ ungeeignet ○

Wenn die Waage verrückt spielt

079 Sie waren bisher schlank, haben aber in der Schwangerschaft weit über ein gesundes Maß zugenommen? Auch das könnte am Stoffwechsel liegen. Etwa jede zehnte Frau entwickelt durch die Schwangerschaft eine vorübergehende Zuckerkrankheit (Gestationsdiabetes). Am besten wenden Sie sich an einen spezialisierten Facharzt (Gynäkologe, endokrinologischer Gynäkologe, Fertilisationsspezialist, Diabetologe).

super ○ gut ○ ungeeignet ○

Erwartungsvoll essen

080 Früher wurde die werdende Mutter ja dazu angehalten, für zwei zu essen. Heute wissen wir: In den ersten drei Monaten reichen schon 100 zusätzliche Kalorien, vom vierten bis zum neunten Monat sind es etwa 300 Kalorien. Berechnen Sie daher Ihr persönliches Kalorienbudget (siehe Seite 149) und prüfen Sie jede Woche auf der Waage, ob Ihr Gewicht noch im Rahmen liegt. Steigen die Kilos zu schnell, begrenzen Sie vorsichtig die Kalorienmenge. Das gelingt am besten, wenn Sie mehr magenfüllende Gerichte einplanen (siehe Seite 152). Wichtig: Übergewichtige mit empfindlichem Zuckerstoffwechsel sollten höchstens sechs bis zehn Kilo zunehmen. Für alle anderen liegt die Grenze bei 15 Kilo.

super gut ungeeignet

Viel bewegen und Sport treiben

081 Wie viel Sport in der Schwangerschaft erlaubt ist, hängt davon ab, wie diese Zeit verläuft und wie sportlich Ihr Alltag vorher war. Zwar raten einige Forscher, in den ersten 18 Wochen lieber zu schwimmen als zu joggen oder sich im Aerobic auszutoben. Liegen jedoch keine Komplikationen vor und besteht keine Risikoschwangerschaft, können Sie durchaus kräftig trainieren. Je näher der Geburtstermin rückt, desto ruhiger sollten die Übungsstunden dann geraten: Pilates, Feldenkrais oder Yoga sind bis zum Schluss ideal für nervöse Frauen. Radfahren oder Aquafitness helfen bei empfindlichem Zuckerstoffwechsel.

super gut ungeeignet

Stillen kontra »Babyspeck«

082 Wer während des Stillens nicht mehr als 500 Kalorien zusätzlich isst, wird bis zum Ende der Stillzeit die Schwangerschaftspfunde leicht wieder los; allein für die Milchproduktion rechnet man mit einer Zulage von bis zu 800 Kalorien. Planen Sie bei großem Hunger mehr magenfüllende Rezepte ein (siehe Seite 152). Der Säugling profitiert von guten Essgewohnheiten der Mutter übrigens gleich mit. Liegt etwa der Fettgehalt im Essen zu hoch, ist auch die Muttermilch fetter; sogar die Zusammensetzung der Fette spiegelt sich in ihr wieder. Ebenso steigt der Eiweißgehalt der Milch, wenn die Mutter viel Fleisch, Käse und Eier isst. Und natürlich wandern auch Vitamine und Mineralstoffe direkt in die Milch. Leider tauchen aber auch Schadstoffe aus den Fettdepots der Mutter dort wieder auf, falls sie versucht während der Stillzeit allzu kräftig abzunehmen.

super gut ungeeignet

Nach dem Stillen Milch abpumpen

083 Das Ende der Stillzeit bietet eine ideale Gelegenheit, kräftig abzunehmen – vor allem für Frauen mit der typischen »Birnenfigur«. So wird es gemacht: Sie stillen Ihr Kind sechs Monate lang; in dieser Zeit versuchen Sie die Schwangerschaftspfunde abzunehmen (siehe Code 082). Nach dem Abstillen beginnen Sie dann mit dem eigentlichen Abnehmprogramm. Suchen Sie sich dafür Ihren persönlichen Schlankheits-Code und berechnen Sie Ihr Kalorienbudget (siehe Seite 149). Pumpen Sie zudem Ihre Milch ab, als würden Sie weiter stillen; die Milchproduktion verbraucht 600 bis 800 Kalorien. Verfüttern Sie die Milch aber nicht, denn die Qualität leidet, wenn der Körper an seine Reserven geht. Ein zusätzliches Plus: Durch das Abpumpen wird das Milchflusshormon Oxytocin weiter freigesetzt und aktiviert ganz gezielt die sonst so hartnäckigen, typisch weiblichen Fettdepots.

super gut ungeeignet

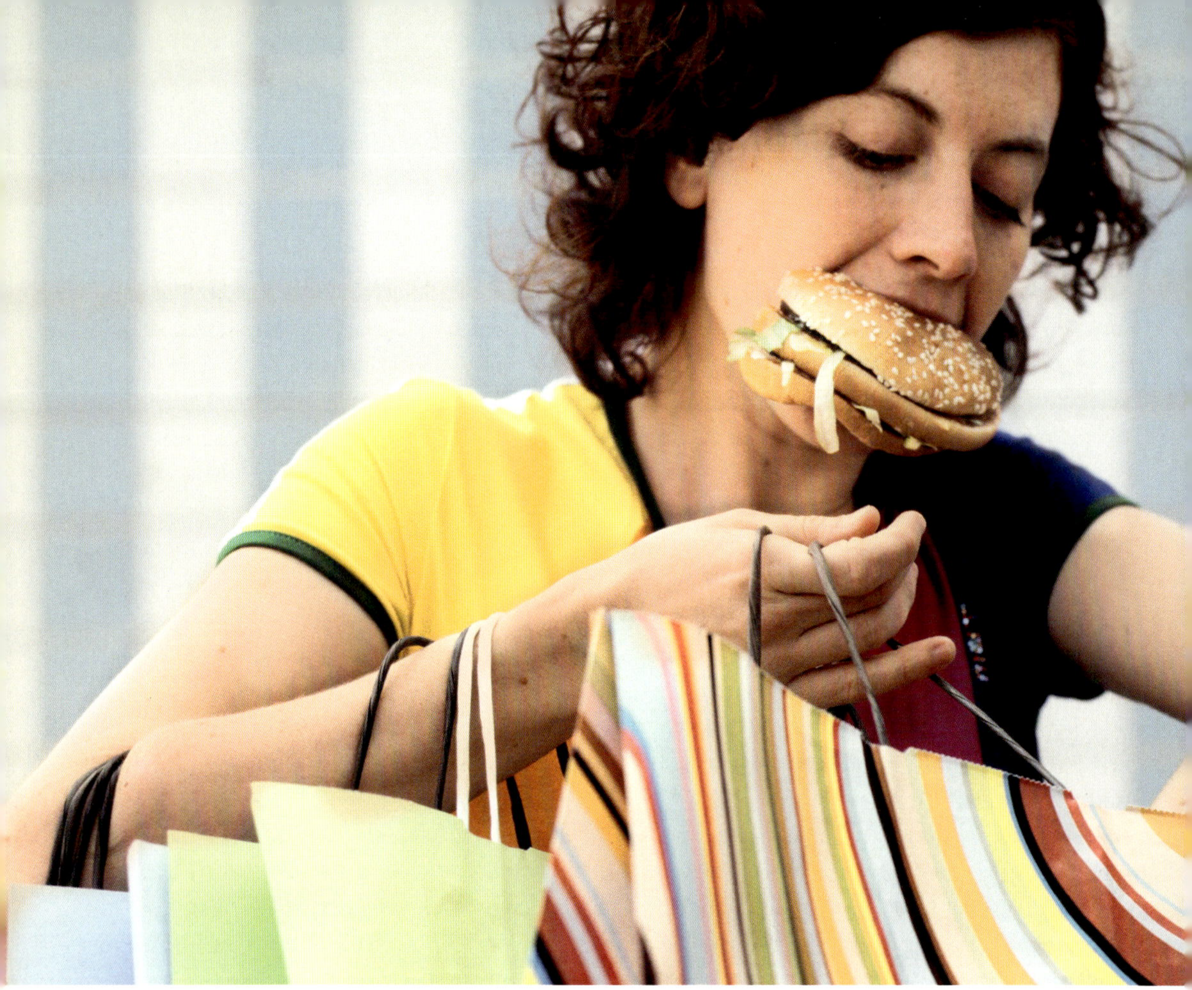

STRESS-ESSER

Geht das nicht noch schneller, besser, schöner? Täglich wachsen die Anforderungen, tausend Pflichten rufen. Und jede Woche zeigt die Waage mehr an.

STRESS-ESSER – DIE STORY

MEIN KAFFEE BRAUCHTE LANGE um den letzten Albtraum zu vertreiben. Kurz vor dem Aufwachen war ich in einen Sandsturm geraten. Meine Füße steckten im Sand fest, ich atmete Sand, gelben Sand. Er war überall, ließ mich nicht weitergehen. Nur ein nächtliches Hirngespinst, zum Glück. Nun war ich zwar wach, aber nicht ausgeruht. Mir blieb eine halbe Stunde, bis Mann und Kinder den üblichen morgendlichen Aufruhr erzeugen würden. Entmutigt dachte ich daran, wie der Tag verlaufen würde: Frühstück machen, aufräumen, ins

Auto springen, erst zum Kindergarten, dann ins Büro. Dort ein Dutzend aufgebrachte Kunden besänftigen, telefonieren, bis das Ohr glüht, Feierabend. Aber nicht für mich: Kinder und Eltern versorgen, aufräumen, kochen ... Ich fühlte mich schon erschöpft, wenn ich nur dran dachte. Meine Tage dehnten sich wie trübgraue Nebelschwaden, die kein Ende nehmen.

Abwesend schob ich im Kleiderschrank einen Bügel nach dem anderen zur Seite: Der helle Rock passt nicht mehr. Der graue Anzug war mal ganz lässig, jetzt sperren die Knöpfe. Es war einfach kein Outfit dabei, das mich beflügeln konnte. Ich wollte meine alte Figur zurück, fühlte mich unattraktiv. Aber wie zum Teufel sollte ich abnehmen? Die Pfunde kletterten, ohne dass ich genau wusste, warum.

Am Nachmittag antwortete mein Sohn auf die Frage, ob er die Schularbeiten fertig habe: »Entspann dich, Mama.« Ich schluckte meinen Zorn hinunter. Später fragte ich meinen Mann, ob er die leeren Getränkekisten weggebracht hatte. »Bitte Schatz, schalt mal einen Gang runter«, bekam ich zur Antwort. Und als ich die Einkäufe für meine Eltern in den dritten Stock schleppte, krächzte mein Vater: »Du siehst müde aus, Kind, du brauchst mehr Schlaf. Wir meinen es gut mit dir.« Ich hasste diesen Satz; in Wirklichkeit waren alle dabei, das Höllenfeuer weiter anzuschüren. Je mehr ich schuftete, desto mehr bürdeten sie mir auf.

ICH HATTE VERLERNT ZU LACHEN

Mit schlechtem Gewissen fiel ich in einen Sessel und zog den Teller mit den Schokoriegeln näher zu mir heran. Ich lehnte mich zurück, um eine Minute auszuruhen. Im Wintergarten vor der offenen Tür tauchte der dunkle Kopf meiner kleinen Tochter auf. Sie schleppte Spielsachen heran. »Guck mal, ich kann mit den Ohren wackeln.« Bennie, der Fünfjährige von nebenan, stellte sich in Positur und wakkelte ein bisschen. »Cool, nicht? Meine Mami hat sich darüber kaputtgelacht.« »Echt?« Linda, meine Kleine griff nachdenklich in ihre Legokiste um einen Stein herauszusuchen. »Ist Ohrenwackeln schwer? Kannst Du es mir beibringen? Meine Mama lacht nämlich nie, sie hat dazu keine Zeit«, sagte meine Süße. Spätestens da wusste ich, wie es sich anfühlt, zugleich eine perfekte Mutter, gute Ehefrau und liebevolle Tochter sein zu wollen. Es ist die Hölle.

Ich hatte längst bemerkt, dass meine Stimme immer schriller geworden war. Ich lachte nicht mehr, war abgearbeitet und fragte mich, wie lange mein Mann es mit mir noch aushalten würde. Dann kam er heim. Wir sprachen endlich miteinander und beschlossen: Ab morgen läuft in dieser Familie das Anti-Stress-Programm. Die Arbeit wird aufgeteilt und ich lerne, auch mal Fünfe gerade sein zu lassen.

STRESS-ESSER – DER HINTERGRUND

EINE KRÄFTIGE PORTION Spannung macht das Leben erst lebenswert: Es ist purer Stress, sich zu verlieben, und jeder Oskarpreisträger steht unter Strom, wenn er nach oben auf die Bühne muss, um sich die goldene Figur abzuholen. Ein kräftiger Adrenalinstoß schärft alle Sinne, verleiht Flügel und Bärenkräfte. Wunderbar, wie lebendig wir uns dann fühlen. Allerdings geht es in all diesen Fällen um produktiven Stress – und den genießen wir geradezu. Denn Arbeiten und Kämpfen macht uns nichts aus, solange die Familie gedeiht, die Karriere vorangeht und wir genug Lob ernten. Es sind die Katecholamine (Adrenalin, Dopamin und Noradrenalin), die uns helfen die Anforderungen unserer Umwelt zu bewältigen. Ein hoher Spiegel steht für konzentrierte Aufmerksamkeit und die Fähigkeit, trotz Hektik produktiv zu arbeiten. Damit genug Energie zur Verfügung steht, aktivieren diese Botenstoffe unsere Fettdepots. Das erklärt, warum mancher, der sich verliebt, von selbst ein paar Kilo abnimmt.

STRESSBREMSE

Ausgiebiges Streicheln und freundliche Worte beruhigen – das kennt jeder. Doch dass die Liebesbeweise Stress verschwinden lassen, dahinter steckt der Nervenbotenstoff Oxytocin: Tierversuche zeigen, dass Streicheleinheiten die Produktion des Botenstoffs massiv erhöhen. Und das wiederum beeinflusst unsere Gefühle, beruhigt, schafft Vertrauen, sorgt dafür, dass wir uns dem Partner und der Familie nahe fühlen. Das Beste daran: Ocytocin wirkt aufs Fettgewebe und mobilisiert mit zusätzlichen Rezeptoren gerade die Polster an Po und Schenkeln, die sonst nur schwer zu beeinflussen sind. Inzwischen haben Züricher Forscher den Mechanismus genauer untersucht. Fazit: Wer viel kuschelt, ist regelrecht immun gegen Stress.

WENN STRESS KRANK MACHT

Ganz anders zeigt sich der Überforderungsstress. Er beginnt, wenn wir uns so ausgepowert haben, dass wir uns den Anforderungen des Alltags nicht mehr gewachsen fühlen. In solchen Lebensphasen stehen wir morgens genau so ruhebedürftig und abgeschlagen auf, wie wir abends ins Bett gefallen sind. Mancher schläft erst gar nicht oder er wacht völlig ausgepowert aus Alpträumen auf. Hinzu kommt, dass es auch in der Freizeit schwer fällt, sich zu entspannen. In dieser Notlage schüttet der Körper zusätzliche Stresshormone aus. Dazu gehört das Cortisol, sozusagen ein Breitbandschutz gegen die Überforderung des Stoffwechsels. Einige Menschen werden durch Dauerstress sogar dicker. Ihr Körper wandelt mit einem winzigen Schritt das »harmlose« Cortisol in Kortison um. Dieser Stoff, den viele nur als Medikament kennen, kann den Zuckerstoffwechsel innerhalb kürzester Zeit zum Entgleisen bringen. Im schlimmsten Fall führt schon eine Woche Hyperstress dazu, dass alles aus dem Ruder läuft. Dann schmachten die Muskeln nach Energie, während sich der dringend benötigte Zucker im Blut anhäuft.

Wer sich also vor lauter Überforderung ein Bäuchlein zulegt, der ist in guter Gesellschaft. Amerikanische Experten glauben sogar, dass ein großer Teil des Übergewichts, das in allen Industrienationen wie eine Epidemie um sich greift, auf unseren modernen Lebensstil zurückzuführen ist. Schließlich verlief unser aller Leben noch vor 50 Jahren ohne das allgegenwärtige Klingeln von Telefonen und Handys, ohne E-Mail-Terror und anderen Medien-Stress.

Folsäure, das empfindliche Nervenvitamin

Bei Stress scheint auch das wasserlösliche B-Vitamin Folsäure eine zentrale Rolle zu spielen. Der Bedarf daran liegt bei etwa 300 Mikrogramm täglich; er kann jedoch durch Stress ansteigen. Auch bei einer ungünstigen erblichen Veranlagung liegt der Tagesbedarf erheblich höher. Weil der nervenschützende Stoff jedoch extrem empfindlich gegen Wärme, Licht und Sauerstoff ist, müsste man die Lebensmittel bei Lagerung, Transport und Zubereitung quasi mit Samthandschuhen anfassen. Bei »normalen« Restaurant- und Kantinenmahlzeiten sind daher bis zu 90 Prozent der ursprünglich enthaltenen Folsäure verschwunden, bevor das Essen überhaupt auf dem Tisch steht. Und: Wer gestresst ist, leidet auch deshalb oft an Folsäuremangel, weil er selten frische Mahlzeiten isst und dafür eher zu (folsäurearmen) Schnellgerichten und Süßigkeiten greift. So mancher fühlt sich schon nach wenigen Tagen besser und ist dem Alltag plötzlich wieder gewachsen, wenn er sich vollwertig und ausgewogen ernährt.

Stress-Verstärker Kaffee und Zucker

Wer sich unkonzentriert und müde fühlt, der greift schnell einmal zur Kaffeetasse. Jeder kennt sie, die erschöpften Büromenschen, die ihren Kaffeebecher wieder und wieder füllen und so nicht selten auf 10 bis 15 Tassen am Tag kommen. Sie alle hoffen, dass das Koffein die Müdigkeit bezwingt und den Stress mildert (das gilt übrigens auch für Schwarztee und Cola). Doch tatsächlich bewirkt die übergroße tägliche Portion genau das Gegenteil. Sie verstärkt und verlängert die Wirkung der Stresshormone. Außerdem verhindert sie die notwendige Regeneration, weil Koffein das Schlafbedürfnis reduziert; der Schlaf ist weniger tief und weniger erholsam. Dabei hat der Organismus nur im Schlaf die Möglichkeit, seine »Verschleißteile« zu reparieren. Wir fahren also, was unsere inneren Kräfte angeht, dauernd auf Reserve, anstatt die Vorräte durch tiefen Schlaf wieder aufzufüllen. Häufig kommt zur Kaffeesucht noch die Sucht nach Süßem. Die zittrige Unruhe, die ein Übermaß von Koffein verursacht, löst den Wunsch nach der beruhigenden Wirkung von Kohlenhydraten aus. Die Kombination von Zucker und Koffein wirkt auf den erschöpften

FOLSÄUREQUELLEN

Die besten Quellen für das Nervenvitamin

100 Gramm	**Mikrogramm Folsäure**
Bierhefe	3170
Algen, getrocknet	1840
Gänse- und Entenleber	über 700
Weizenkeime	520
Weizenkleie	330
Erbsen, Bohnen, Linsen	160 bis 250
Sojasprossen	160
Petersilie	116
Fenchel, Wirsing, Sonnenblumenkerne	100
Rote Bete, Spargel	95
Rosenkohl, Spinat, Weißkohl	80

X BIN ICH DAS?

	ja	nein
Ereignete sich vor der Gewichtszunahme etwas, das Sie schwer belastet hat (z. B. Unfall, Todesfall, schwere Erkrankung, Gewalterfahrung)?	☐	☐
Haben Sie oft das Gefühl, einem übermächtigen System ausgeliefert zu sein?	☐	☐
Pflegen Sie Angehörige oder üben Sie einen sozialen Beruf aus?	☐	☐
Empfinden Sie Umstellungen im beruflichen Umfeld regelmäßig als bedrohlich?	☐	☐
Leiden Sie unter Spannungen im familiären Umfeld?	☐	☐
Vermissen Sie gute Freunde, mit denen Sie über alles reden können?	☐	☐
Haben Sie den Eindruck, dass Sie selten gelobt werden?	☐	☐
Reagieren Sie auf Belastungen heftiger als andere Leute?	☐	☐
Gilt für Sie: Wenn ich nervös bin, muss ich mich durch Essen zur Ruhe bringen?	☐	☐
Können Sie sich zu nichts Neuem mehr aufraffen?	☐	☐

Wenn Sie mehr als zweimal Ja angekreuzt haben, liegen die Gründe für Ihr Körpergewicht zumindest zum Teil bei einem dauerhaft hohen Stresspegel.

Menschen wie ein Doping, das seinen Körper veranlasst, die letzten Kraftreserven zu mobilisieren. Was er jedoch eigentlich benötigt, ist Ruhe und ein vernünftiges Essen mit langsamen Kohlenhydraten aus ballaststoffreichen Lebensmitteln. Diese Speisen sorgen dafür, dass der Blutzuckerspiegel stimmt und das Orchester der Nervenbotenstoffe auf eine angenehme Melodie gestimmt wird.

STRESS-ESSER – DIE AUSWEGE

WENN SIE SICH in diesem Pfundstyp wiederentdeckt haben, können Ihnen die folgenden Codes helfen, endlich erfolgreich abzunehmen.

Holen Sie sich Hilfe

084 Sie wollen unbedingt abnehmen, aber der Job stresst und die Alltagssorgen bedrücken Sie? Weil es gerade die Überbelastung ist, die Ihren übermäßigen Hunger erzeugt, würden Sie sich mit dem Abnehmen nur noch mehr unter Druck setzen – und so womöglich noch mehr essen. Beseitigen Sie daher zunächst einmal ein paar Stressfaktoren. Das gelingt am besten, wenn Sie Ihre Probleme wie die Frau in unserer Geschichte einmal deutlich zur Sprache bringen. Oft führt schon eine einzige Aussprache zum Erfolg, weil vorher einfach niemand in Ihrer Umgebung so richtig bemerkt hat, wie viel Sie sich aufgebürdet haben. Klappt das nicht, suchen Sie sich Hilfe. Trommeln Sie den großen Familienrat zusammen, gehen Sie zum Betriebsrat oder zur Sozialbehörde – je nachdem wo die Probleme liegen. Auch ein Anruf bei der Krankenkasse ist zu empfehlen: Dort wird gutes Anti-Stress-Training inzwischen als Präventionsmaßnahme anerkannt und deshalb finanziell stark bezuschusst.

super gut ungeeignet

Den Kuschelfaktor nutzen

085 Guter Sex glättet die Seele, das ist klar. Aber auch weniger erotische Kontakte wie Händchen halten, Rücken kraulen und Füße massieren erzeugen genug vom Kuschelhormon Oxytocin, um Stressschäden abzuwenden. Selbst wer Hund und Katze streichelt, profitiert. Bestehen Sie also auf Ihrer Portion Zärtlichkeit, egal wie aufreibend es gerade in Ihrem Leben zugeht. Nichts baut Sie besser auf und ist ganz nebenher auch noch so gut für die Figur. Übrigens: Das Hormon fließt nicht nur, wenn Sie selbst Streicheleinheiten empfangen; Geben macht genauso glücklich.

super gut ungeeignet

Mit Ausdauersport beginnen

086 Schön, wenn Sie Lust zum Radfahren, Schwimmen, Rudern oder Walken haben. Ein kurzer Gesundheitscheck beim Arzt genügt und schon können Sie loslegen. Am besten werden Sie gleich täglich aktiv, mindestens aber zwei- bis dreimal pro Woche. Dann schwindet der Stress nur so dahin. Sie haben noch nie Sport getrieben? Macht nichts. Setzen Sie auf die »Grundausstattung« der Natur. Gehen Sie einfach los. Dazu brauchen Sie nichts und niemanden außer gute Schuhe. Alles andere haben Sie bereits: einen Körper, der sich nach Entspannung sehnt, Wege und Bahnen, frische Luft. Und natürlich den Entschluss, endlich etwas zu tun und dem Stress entschlossen entgegenzutreten. Starten Sie ganz langsam, das hilft Ihnen, sich die Hektik der Umwelt vom Leib zu halten. Entschleunigen Sie, statt wie überall sonst Gas zu geben. Schließlich wollen Sie nicht weglaufen, sondern zu sich selbst finden. Wer langsam startet, entdeckt außerdem besser seinen eigenen Rhythmus und kann Spannungen einfach wegatmen. Probieren Sie es aus (siehe Kasten Seite 34).

super gut ungeeignet

RUHE FINDEN

Hilfe aus Fernost

Ein Aufenthalt in einer Naturheilklinik , die sich an ayurvedischer oder chinesischer Medizin orientiert, hilft gestressten Menschen in vielen Fällen wieder zur Ruhe zu kommen. Der Erfolg beruht in erster Linie wohl auf dem konsequenten Entzug von Koffein und Zucker, kombiniert mit einem verordneten Rückzug von der alltäglichen Reizüberflutung. Wer kein Geld für solch luxuriöse Erholungsmaßnahmen hat, schafft sich die notwendigen Voraussetzungen dafür einfach selbst: Schalten Sie am nächsten freien Wochenende Handy, Radio, Fernseher und PC ab, trinken Sie statt Kaffee heiße Schokolade (siehe Rezept Seite 205) oder Kräutertee, verzichten Sie auf Süßigkeiten und schlafen Sie viel.

Trainieren mit Biofeedback

087 Körpereigene Vorgänge wie die Reaktion auf Stress sind dem Bewusstsein nicht direkt zugänglich. Das so genannte Biofeedback macht Stresseffekte sichtbar; die Methode ist kein Hokuspokus, sondern wissenschaftlich bewiesen. Ein Computer misst dazu am Finger den Widerstand der Haut und damit indirekt den Grad der inneren Erregung. Dieser Messwert wird dann auf einem Monitor angezeigt und so dem Bewusstsein zugänglich gemacht. Wer die Übungen am Bildschirm erst einmal erlernt hat, kann allein mit der eigenen Willenskraft seine Werte immens verbessern (siehe Adressen Seite 216 ff.).

super gut ungeeignet

FÜR GUTE STIMMUNG

Mehr Fisch, weniger Olivenöl

Neuere Studien deuten darauf hin, dass ein Übermaß an Omega-6-Fetten, die in unserer Alltagskost überreichlich vorhanden sind, unseren Nervenstoffwechsel stark belastet. Es macht daher Sinn, insgesamt an Fett zu sparen und vor allem bei Fleisch, Wurst und Milchprodukten auf magere Sorten zu setzen. Dagegen vermuten Wissenschaftler schon lange, dass ein Mangel an Omega-3-Fettsäuren zur Entstehung von Stimmungstiefs und Depressionen beiträgt. Beugen Sie vor, zum Beispiel mit Raps- und Rapskernöl, die von allen Ölen den höchsten Gehalt an Omega-3-Fettsäure aufweisen. Ebenfalls sehr empfehlenswert: Mischungen aus Sonnenblumen- und Rapsöl, spezielle Omega-3-Margarine, Leinöl, Walnuss- und Sanddornkernöl. Olivenöl dagegen ist zwar reich an einfach ungesättigten Fettsäuren und wertvollen Fettbegleitstoffen, doch es enthält kaum Omega-3-Fettsäuren. Nicht zuletzt: Essen Sie möglichst oft eine kleine Portion Fisch. Die Tabelle rechts zeigt, welche Sorten die kostbaren Gute-Laune-Fettsäuren am reichlichsten liefern.

Wieder genießen lernen

088 Schaffen Sie sich den erforderlichen Ausgleich. Singen, Malen, Kochen, Spazierengehen, Theaterbesuche, Gedichte lesen, Ausstellungen anschauen, im Garten puzzeln: Das alles lässt die Seele aufblühen. Überlegen Sie, was Ihnen gut tun würde, und bauen Sie sich diese kleine Extraportion Glück täglich fest in Ihren Tageslauf ein. Bestehen Sie auf Ihre kleinen Fluchten, egal was kommt.

super gut ungeeignet

Lassen Sie Fünfe grade sein

089 Sie können es nicht ertragen, dass die schmutzigen Socken im Bad liegen und niemand den Müll runtergetragen hat? Es macht Sie kirre, wenn am Abend ein Berg Arbeit auf dem Schreibtisch zurückbleibt? Dann trainieren Sie sich ein dickeres Fell an. Nehmen Sie die Unzulänglichkeiten einfach zur Kenntnis und sagen Sie sich selbst: »Ich habe mir Mühe gegeben, alles zu schaffen. Mehr geht nicht. Jetzt bin ich müde und brauche Erholung. Morgen ist auch noch ein Tag.«

super gut ungeeignet

LIEFERANTEN FÜR OMEGA-3-FETTSÄUREN

Auch wer sonst Fett meidet, sollte bei fetten Fischen zugreifen. Hier eine Übersicht der Arten, die am meisten von den wichtigen Omega-3-Fettsäuren liefern.

Fischsorte	Fett/g	Davon Omega-3-Fettsäuren in %	Entspricht Omega-3-Fettsäuren in g
Aal	32,5	17,1	5,6
Sprotte	17,6	24,2	4,3
Hering	14	24,8	3,5
Forelle	10,2	22,4	2,3
Lachs	9,9	20,4	2
Dornhai	6,4	31,4	2
Saibling	7,1	22,5	1,6
Schwarzer Heilbutt	13,2	9,5	1,3
Steinbutt	2,4	35,9	0,9
Meeraal	5,2	17,6	0,9
Makrele	3–30	25	0,8–7,5
Heilbutt	10,4	7,7	0,8
Katfisch (Loup de mer)	2,5	26,7	0,7
Rotbarsch	2,8	24,2	0,7
Goldbutt	1,4	34,3	0,5
Eismeer-Garnele	0,8	35,3	0,3
Dorsch (Kabeljau)	0,3	54,3	0,2
Hummer	0,6	34	0,2
Krebs	1,3	14,6	0,2
Kammmuscheln	0,4	50,5	0,2
Seelachs	0,3	43,6	0,1
Leng	0,2	52,9	0,1
Pollak	0,2	59,2	0,1
Schellfisch	0,2	50,3	0,1
Seezunge	0,5	29,2	0,1

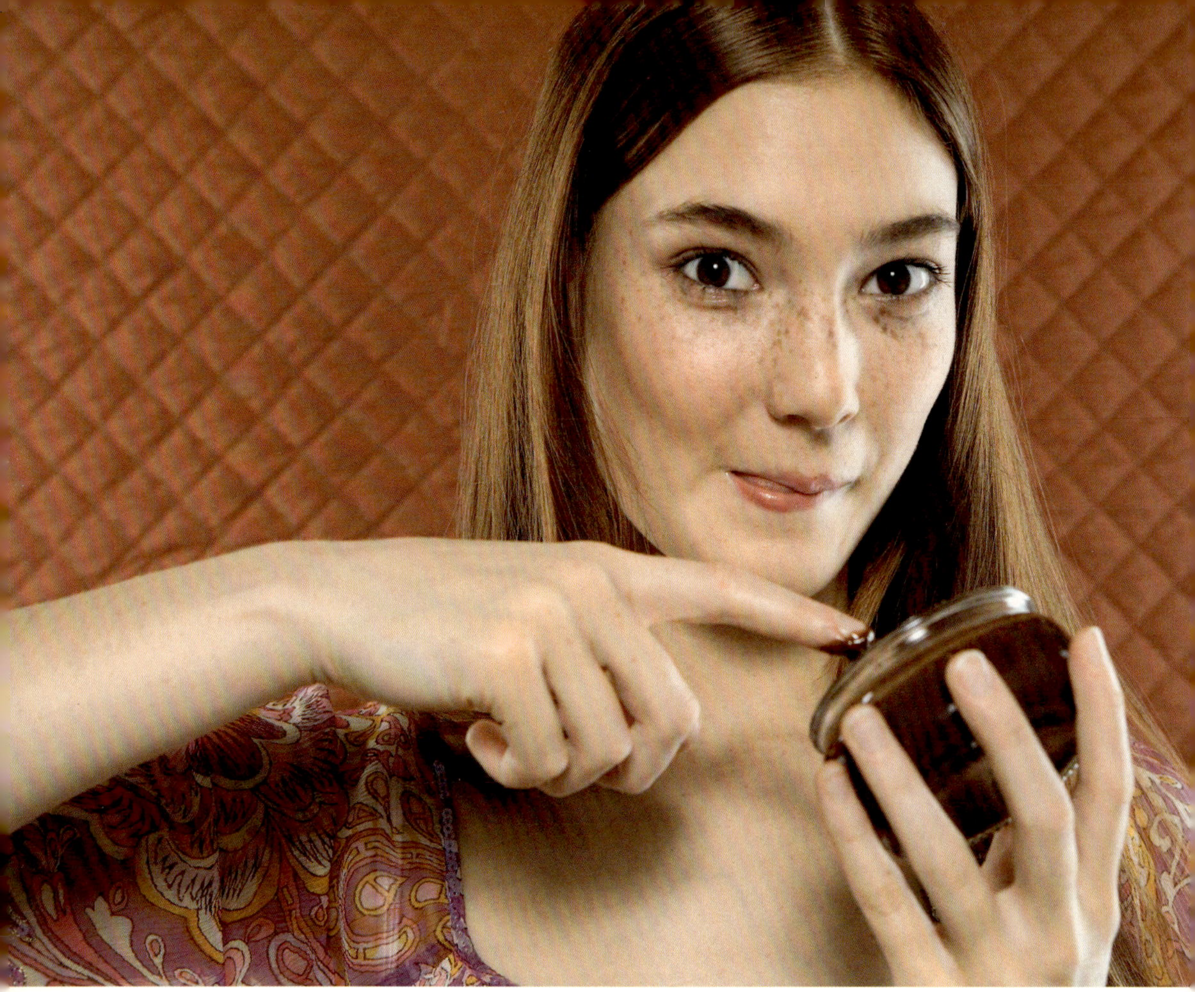

SCHOKOHOLIC

Die Vorliebe für Süßes ist angeboren. Dennoch gerät die ständige Lust auf Schokolade und Co. manchmal zur Qual. Zum Glück gibt es Wege, sich davon zu befreien.

SCHOKOHOLIC – DIE STORY

IN MEINEM KOPF sitzt ein Quälgeist, der mir immerzu dazwischenquatscht. Denke ich an Überweisungen für die Bank, ruft er nach Nussschokolade. Will ich im Restaurant einen Salat bestellen, schreit er nach einem Dessert. Stehe ich an der Supermarktkasse und überlege, ob ich alle Dinge beisammen habe, flüstert die Stimme: Knusperriegel, Kekse, Lakritzkonfekt, Karamell-Toffees. Ja, ich bin verrückt – verrückt nach Süßigkeiten. Ansonsten wirke ich normal. Meine Freunde bescheinigen mir sogar einen besonders scharfen Verstand. Und mein

Chef kam letzten Monat nicht umhin mein Gehalt zu erhöhen, weil ich eine Macke in der Betriebssoftware entdeckt habe, die ihn seit Monaten zur Weißglut getrieben hatte. Mein Gehirn arbeitet zweifellos recht zufriedenstellend. Bis auf eins: Es kriegt meine Gier nach verbotenen Kalorien nicht in den Griff.

Na gut, wenn wir schon beim Thema sind, will ich gleich von meiner zweiten Leidenschaft berichten: Ich liebe Tortilla-Chips. Die sind zwar nicht süß, aber auch sie verhelfen mir zu diesem unbeschreiblich wohligen Gefühl. Doch trotz dieser persönlichen Schwächen war ich lange Zeit mit meinem Leben völlig zufrieden.

VERBOTE BRINGEN NICHTS

Ärger gab es erst, als ich neulich aus dem Reisebüro nach Hause kam. Die Vorfreude auf den Sommerurlaub zelebriere ich jedes Jahr auf die gleiche Weise: Ich probiere meine beiden Bikinis an und überlege, ob ich mir noch einen dritten kaufen soll. Diesmal aber war es kein Spaß, mich anzuschauen. Also schickte ich eine Kampfansage an meinen genusssüchtigen Kopf: Totaler Entzug von Schleckereien für alle 38 Tage bis zum Abflug, keine Widerrede. Damals dachte ich noch, ein einfaches Nein würde reichen. Aber nichts da. Mein Kopf fragte rund 200-mal am Tag nach, ob ich wirklich, wirklich keinen Schokoriegel, keine Nusspraline, keine Rosinenschnecke wolle. So quälte ich mich durch die erste Woche – ohne Chips und Schokolade, aber mit reichlich schlechter Stimmung. Seltsamerweise hatte jeder Tag plötzlich ein paar Stunden mehr als der vorherige. Mein Job schien monotoner und die Abende vergingen zunehmend in bleierner Untätigkeit.

Als die zweite Woche anbrach, bekam ich es mit der Angst zu tun. Ohne die verdammten Süßigkeiten schien mein Leben belanglos, nur angefüllt von alltäglichen Pflichten. Alle um mich vergnügten sich, nur ich saß da und erlebte nichts. Eines Abends strich ich nach dem Abendessen unruhig durch die Wohnung. Schließlich erinnerte ich mich an die Riesentüte mit Kokosbergen. Ich zerrte sie aus den Tiefen des Küchenschranks. »Schnäppchenpreis« stand in Riesenbuchstaben auf dem Etikett; und so schmeckten sie auch: trostlos billig. Ich stopfte mir den bröseligen Inhalt trotzdem in den Mund. Nach dem letzten Kokosberg war mir schlecht. Bäh, wie konnte ich nur.

Ich fing einfach an zu singen

Ein paar Tage später legte ich versehentlich eine CD mit alten Gassenhauern auf. Plötzlich hörte ich mich mitsingen. Ein wunderbarer Spaß, ich hatte ganz vergessen, wie gern ich meine eigene Stimme höre. Ich sang mit, so lange ich die Texte kannte und von da an lalala. Nach drei Durchgängen fühlte ich mich so wunderbar entspannt wie lange nicht mehr. Plötzlich wusste ich, was ich gegen den verdammten Hunger auf Süßigkeiten tun konnte: singen. Ich drehte mich auf dem Absatz um und suchte im Internet nach einem Chor.

Jetzt bleibt mir keine Zeit mehr für abendliche Tortilla-Orgien. Schließlich muss ich zu den Proben, übe zu Hause und treffe mich zweimal die Woche zum A-Capella-Singen. Vor dem Schlafengehen packt es mich noch manchmal, aber dann steht am Bett meine Minipraline. Ich kaufe nie mehr als sieben, für jeden Tag eine, und lasse mir viel Zeit bei der Auswahl.

SCHOKOHOLIC – DER HINTERGRUND

HEISSHUNGER, GANZ SPEZIELL auf Süßigkeiten, gibt es das eigentlich? Ist das sehnsüchtige Gefühl nicht einfach nur ein leerer Magen, der nach Nahrung verlangt? Oder kann man nach Snacks süchtig werden? Vor allem Frauen – das zeigen Umfragen immer wieder – leiden unter dem Hunger nach Süßem. Aber vielleicht ist es gar nicht ihre Lust auf Zucker? Vielleicht fehlen ihnen einfach Kohlenhydrate, um den Blutzuckerspiegel stabil zu halten? Gerade Figurbewusste ignorieren Hunger oft so lange, bis der Körper nach einer schnellen Lösung schreit. Je weniger sie ihm nachgeben und je mehr Kohlenhydrate sie sparen, desto mehr programmieren sie ihr Denken auf den begehrten süßen Stoff.

UNSER SÜSSES ERBE

Doch das ist nicht die ganze Wahrheit. Denn die Vorliebe für Süßes ist dem Menschen angeboren. Und als wäre dies nicht genug, ist es in vielen Familien üblich, gutes Benehmen mit Leckereien zu belohnen. Wer schon als Kind immer wieder erfahren hat, dass Süßigkeiten helfen, alles Unangenehme zu kurieren, dessen Gehirn verlangt irgendwann bei jeder kleinen Unpässlichkeit nach dem süßen Trost. Dann fordern die grauen Zellen Süßes gegen Langeweile und Angst genauso wie gegen Liebesentzug und Stress. Zum angeborenen kommt also ein anerzogenes Verlangen hinzu.

Das Gehirn reagiert auf die süßen Kalorien mit der Ausschüttung der körpereigenen Wohlfühldroge Serotonin. Mit Folgen: Je mehr Süßigkeiten wir essen, je mehr die Serotoninproduktion also steigt, desto größere Mengen brauchen wir um glücklich zu sein. So gesehen sind Süßigkeiten unauffällige und von der Gesellschaft akzeptierte »Beruhigungsmittel«.

Zurück zu den Frauen: Sie geraten besonders leicht in den fatalen Sog, weil viele von ihnen »gezügelte Esser« sind, sich also ständig damit beschäftigen, wie sich Kalorien sparen lassen.

SINN STATT SÜSSES

Was aber hilft am besten gegen den lästigen Süßhunger? Ganz einfach: ein erfülltes Leben. Und diese Antwort ist keineswegs zynisch gemeint, sondern verweist deutlich auf den Zusammenhang von Körper und Seele. Wir verwechseln nämlich nur allzu oft unsere seelischen Bedürfnisse mit körperlichem Hunger. Die biologischen Mechanismen von Hunger und Sättigung sind hoch komplex. Weil psychische und soziale Bedingungen dabei eine Riesenrolle spielen, essen gerade Frauen oft dann mehr als nötig, wenn es ihnen an Bestätigung, Abwechslung und Zuwendung mangelt.

Rauschmittel Zucker?

Gleicht die ultraleckere Kombination von Zucker und Fett also wirklich einer Droge? Amerikanische Forscher der Universität Princeton glauben das tatsächlich. Nicht nur, weil das Essen von Schokolade, Pralinen und Trüffeln zur Gewohnheit werden kann. Sondern vor allem deshalb, weil selbst gemachte Botenstoffe aus dem Gehirn den Betroffenen so lange plagen, bis er wieder in die Pralinenschachtel greift. Offenbar liegt der besondere Reiz von Schokolade und Co. nicht im Geschmack.

Wichtiger ist vielmehr die freudige Erwartung, die ihr Anblick bei echten Süßfans auslöst. Bei einigen Schokoholics ist die Vorfreude dabei aufgrund angeborener Eigenschaften scheinbar besonders groß. Entsprechend schwer fällt es ihnen, der Versuchung zu widerstehen.

Die regelrechte Sucht nach dem schnellen Zucker-Fett-Serotonin-Kick ist – wie Experten sagen – »gebahnt«, also so etwas wie eine alte schlechte Angewohnheit. Unsere grauen Zellen sind überdies leicht zu erschrecken: Schon die Ankündigung einer Hungerkur versetzt das Gehirn eines gezügelten Essers in den Alarmzustand. Weil der Betroffene fürchtet, bald zu darben, steigt sein Risiko für Heißhungeranfälle.

Das Gehirn »umpolen«

Doch hier kommt die gute Nachricht: Alles, was wir uns angewöhnt haben, können wir uns auch wieder abgewöhnen. Unser Gehirn stellt sich auf neue Situationen ein; es reagiert plastisch, sagen die Experten. Wer seinen Süßhunger ohne Chaos und Seelenkrisen bändigen will, tut daher gut daran, sein Gehirn mit einer stabilen, verlässlichen Versorgung zu beruhigen. Manchmal hilft es auch, zu zählen, wie oft am Tag sich Süßigkeiten geradezu anbieten. Beruhigen Sie Ihre Gedanken: »Es besteht kein Grund zur Panik, ich bekomme definitiv immer und überall etwas Süßes. Ich versorge mich außerdem reichlich mit langsamen Kohlenhydraten, in drei Mahlzeiten täglich zur selben Zeit.« Melden die Sensoren dann für eine Weile, dass alles im grünen Bereich liegt, beruhigt sich die Stoffwechsellage. Schließlich sind wir evolutionsbiologisch an ballaststoffreiche Ernährung gewöhnt.

X BIN ICH DAS?

	ja	nein
Essen Sie manchmal, um sich wieder aufzubauen, wenn Sie müde sind?	☐	☐
Essen Sie, um sich nach einem Streit zu beruhigen?	☐	☐
Essen Sie, wenn Sie ärgerlich sind, weil Sie ein Problem nicht lösen können?	☐	☐
Werden Sie ungehalten oder unruhig, wenn Ihre Lieblingssüßigkeiten nicht zur Hand sind?	☐	☐
Essen Sie manchmal süße oder salzige Snacks ohne es richtig zu bemerken?	☐	☐
Verbessert sich Ihre Laune, wenn Sie essen?	☐	☐
Greifen Sie zu Süßigkeiten oder Knabbergebäck, wenn Sie traurig sind und sich ablenken möchten?	☐	☐
Kauen Sie manchmal, erinnern sich aber nicht daran, sich überhaupt etwas in den Mund gesteckt zu haben?	☐	☐
Haben Sie den Eindruck, ohne Schokolade oder andere süße Snacks wäre das Leben öde?	☐	☐
Essen Sie manchmal Snacks, auch wenn Sie fest entschlossen sind, keine anzurühren?	☐	☐

Wer mehr als drei Fragen mit Ja beantwortet, isst Süßigkeiten und andere Snacks wahrscheinlich überwiegend aus emotionalen Gründen.

SCHOKOHOLIC – DIE AUSWEGE

WENN SIE SICH in diesem Pfundstyp wiederentdeckt haben, können Ihnen die folgenden Codes helfen, endlich erfolgreich abzunehmen.

Was Sie wirklich brauchen

090 Das Verlangen nach Süßem verdeckt oft andere Gefühle. Hören Sie deshalb beim nächsten Heißhungeranfall genau in sich hinein. Vielleicht sind Sie ja nur müde, gestresst, ärgerlich, traurig, angespannt oder gelangweilt. Versuchen Sie die ursprünglichen Gefühle zu erkennen und zu befriedigen. Wenn Sie etwa oft müde sind, versuchen Sie ein Nickerchen in den Tag einzubauen. Ärgerlich oder traurig? Oft hilft ein Anruf bei einer Freundin, die Sie tröstet.

super gut ungeeignet

Süchtig? Machen Sie den Test!

091 Kennen Sie das? Kaum essen Sie einen süßen Snack, steigt Ihr Verlangen nach mehr – und das endet oft genug in einem veritablen Essanfall. Probieren Sie aus, ob Sie auch mit kleinen Mengen auskommen. Essen Sie an diesem Tag morgens und mittags eine ausgewogene und ausreichende Mahlzeit; Sie sollten sich richtig satt fühlen, was am besten mit nachhaltigen Rezepten gelingt (siehe Seite 152 f.). Überlegen Sie, welche Süßigkeiten oder Snacks Ihnen den größten Genuss bieten. Wiegen Sie 30 Gramm davon ab und legen Sie diese Menge auf einem Teller bereit. Den Rest packen Sie ins hinterste Eck des Küchenschranks. Essen Sie die abgemessene Portion etwa eine Stunde nach der letzten Mahlzeit. Horchen Sie in sich: Würden Sie sich jetzt am liebsten sofort auf den Weg machen um Nachschub zu holen? Wer den Rest aus dem Schrank geholt und verputzt hat, bevor es ihm recht bewusst

ZWEI ARTEN VON HUNGER

Hören Sie, wenn Sie hungrig sind, in sich: Spüren Sie echten Hunger oder die Sehnsucht der Seele?

Körperlicher Hunger	Seelischer Hunger
• entsteht nach und nach.	• meldet sich ganz plötzlich.
• zeigt sich durch körperliche Empfindungen wie etwa Schwächegefühl, Magenknurren.	• zeigt sich durch Gedanken, Vorstellungen und Bilder im Kopf.
• entsteht Stunden nach der letzten Mahlzeit.	• ist unabhängig vom Rhythmus der Mahlzeiten.
• verschwindet nach dem Essen.	• bleibt, obwohl der Magen gefüllt ist.
• hinterlässt nach dem Essen ein befriedigtes Gefühl.	• äußert sich nach dem Essen weniger in Behagen, sondern eher in Schuldgefühlen und Scham.

wird, dessen Süßhunger besitzt Suchtcharakter. Aber keine Sorge: Eine Karenzzeit (siehe nächster Code) hilft.

super gut ungeeignet

Zwei Wochen Abstinenz

092 Wenn es Ihnen nicht auf Anhieb gelingt, die Menge an Süßigkeiten zu begrenzen, verbannen Sie alles, was Zucker enthält, für die nächsten zwei Wochen komplett aus Ihrem Speiseplan; das gilt sogar für süße Früchte wie Trauben oder Bananen. Essen Sie stattdessen möglichst ausgewogen und gönnen Sie sich auf andere Weise viel Gutes. Wiederholen Sie den »Suchttest« alle zwei Wochen, bis sich das Gehirn umorientiert hat. Vorsicht: Manche Menschen reagieren sogar auf Süßstoff mit gesteigertem Verlangen.

super gut ungeeignet

Sich ganz gezielt verwöhnen

093 Gnadenloser Verzicht bekommt nicht jedem; viele fühlen sich dadurch bestraft und gequält. Wer so empfindet, will sich hin und wieder auf eine Nascherei richtig freuen können. Sonst ist der Frust und das Scheitern Ihres Unternehmens vorprogrammiert. Was hilft: Legen Sie sich kleine Portionen Ihrer Lieblingssüßigkeit zurecht. Eine 20-Gramm-Portion Milchschokolade beispielsweise liefert gut 100 Kalorien; das ist eine akzeptable kleine Zwischenmahlzeit. Schokoriegel dagegen wiegen oft mehr als 50 Gramm und bringen damit gute 230 bis 250 Kalorien auf den Plan. Für echten Genuss reicht schon die Hälfte oder ein Viertel der Packung. Schneiden Sie den Riegel durch und schaffen Sie den Rest gut verpackt aus dem Blickfeld. Das Wichtigste beim gezielten Naschen: genießen und keine Reue zeigen.

super gut ungeeignet

Versuchen Sie es mit Ablenkung

094 Sie fühlen sich ganz zittrig vor Verlangen? Stellen Sie den Wecker auf 15 Minuten und warten Sie diese Zeit ab, bevor Sie dem Heißhunger nachgeben. Laufen Sie währenddessen um den Block oder steigen Sie ein paar Treppen; im Büro machen Sie einen Abstecher in eine andere Abteilung. Das lenkt ab, und außerdem lässt körperliche Bewegung Heißhunger schneller verschwinden.

super gut ungeeignet

Sich andere Steicheleinheiten holen

095 Das Wohlfühlhormon Oxytocin bringt die Lust auf Süßes am sichersten zum Verschwinden. Sanfte Berührungen vermitteln Geborgenheit, Trost und Beruhigung. Sie locken das Hormon hervor und stoppen damit den Appetit. Halten Sie bei einem akuten Anfall von Heißhunger einfach eine Minute inne, schließen Sie die Augen und streicheln Sie mit den Fingerspitzen mehrfach federleicht über Ihr Gesicht, Ihren Nacken und Ihre Arme. Wer mehr Zeit hat, kann auch langsam beide Beine entlang streichen und die Füße zart massieren.

super gut ungeeignet

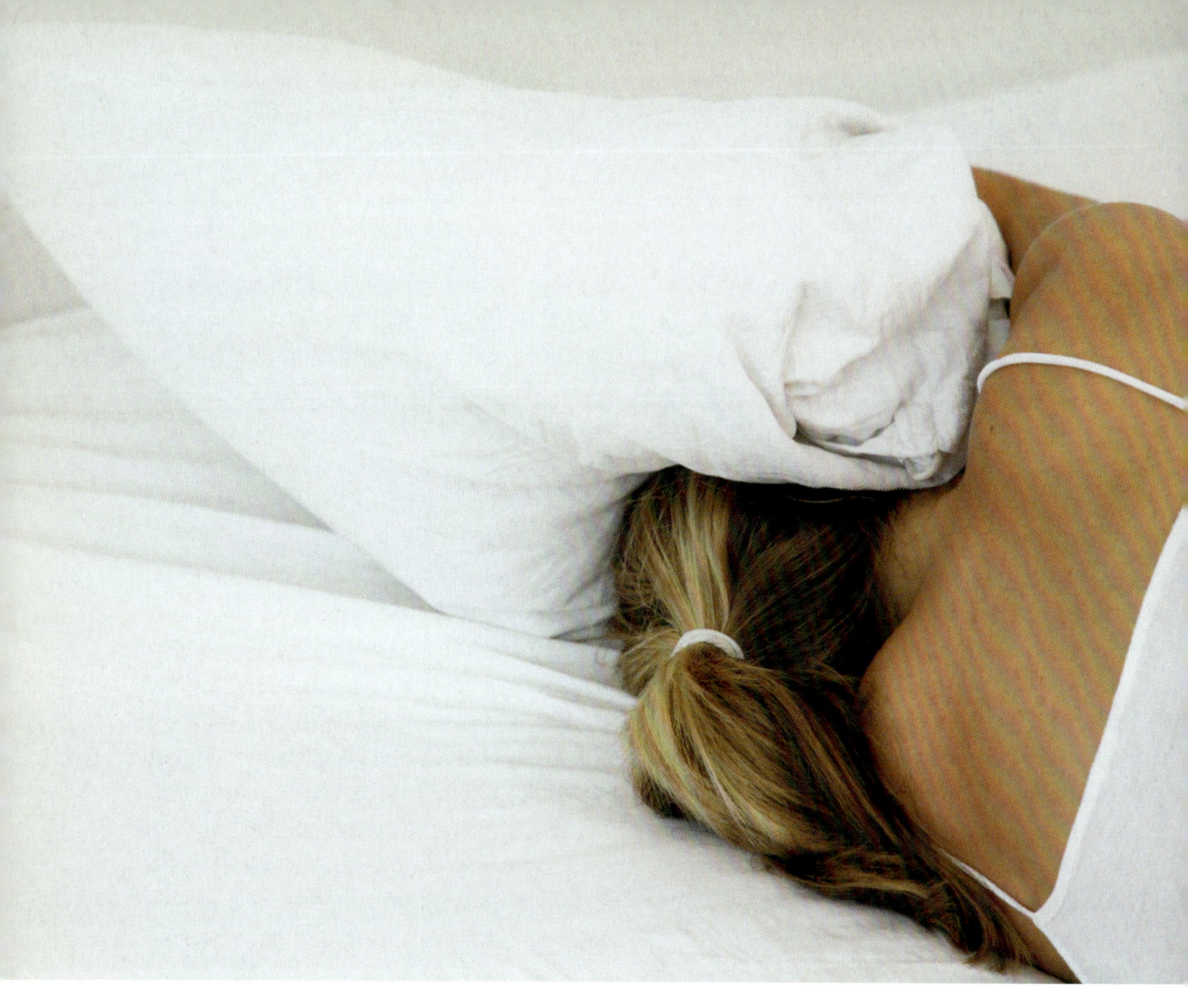

SCHLAFLOS

Wer wenig schläft und müde durch den Tag stolpert, hat oft mehr Hunger – und nimmt schneller zu als Tiefschläfer und andere Murmeltiere.

»SCHLAFLOS – DIE STORY

ICH WÜRDE WIEDER wach liegen. Draußen war es hell, nur die Jalousien hielten das Licht ab. Welch tolle Nachtschwester, Mutter und Geliebte könnte ich sein, wenn der Schlaf käme.

Anfangs fiel es mir leicht, auf den Nachtdienst umzusteigen. Im Morgengrauen, wenn alles ruhig war, gönnte ich mir meist ein Nickerchen, den Rest holte ich zu Hause nach. Nach ein, zwei Jahren änderte sich das. Ich lebte im permanenten Jetlag: Wenn die Kinder mittags aus der Schule heimkamen, rissen sie mich aus meiner gerade erst begonnenen »Nachtruhe«.

Mit jedem Nachtdienst häufte sich ein größeres Schlafdefizit an. Am Morgen fiel ich erschöpft ins Bett. Aber kaum schwenkte mein Körper in die Horizontale, brauste das Adrenalin der vergangenen Stunden durch meine Adern, ließ mein Herz klopfen und jagte ungebetene Bilder durch den Kopf. Dann kämpfte ich stundenlang mit den Kissen und grübelte über Fehler, die sich später als Banalitäten erwiesen oder so gar nicht passiert waren.

ICH WURDE IMMER MÜDER

Wie man sich bettet, so schläft man, sagten die Besserwisser. Darauf war ich auch schon gekommen. Mein teures Bett stand im ruhigsten Raum der Wohnung und die Familie schlich auf Zehenspitzen. Früher wäre ich in jedem Pappkarton zur Ruhe gekommen. Heute schlurfte ich nach drei, vier Stunden Schlaf mühsam durch den Tag und fuhr abends gähnend wieder zur Arbeit. Kaffee machte mich nicht mehr wach, nur zittrig. Nimm doch was Leichtes zum Einschlafen, rieten Freunde, Baldrian oder Hopfen oder so. Ich probierte es. Schokolinsen wären wahrscheinlich wirksamer gewesen. Und wenn ich verschreibungspflichtige Pillen nahm, hatte ich Mühe, rechtzeitig wieder richtig wach zu werden.

Nur nachts war ich fit, musste ich Leistung bringen. Seit der letzten Umstrukturierung rannte ich zwischen drei Stationen hin und her. Hinterließen mir die Kollegen vom Spätdienst zusätzliche Arbeit, bedeutet das Pflege am Fließband. Rein, raus, weiter, weiter – Immer in der Angst einen Fehler zu machen. Ich hasste es und tröstete mich mit den Süßigkeiten, die dankbare Patienten uns schenkten.

An dem Tag, als es mir endgültig reichte, stand ich erst am späten Nachmittag auf. Trotzdem blickte mir der entgangene Schlaf aus den Augen und meine Haare sahen aus wie mit dem Heuwender frisiert. Ich stieg auf die Waage: wieder ein Kilo mehr. Heulend rief ich die anderen Nachtschwestern an. Ihnen ging es kaum anders als mir. Wir beschlossen für eine weitere Stelle zu kämpfen. Viele Wochen später trat eine neue Kollegin ihren Dienst an. Mit ihr kam ein Stück meiner Ausgeglichenheit zurück. Ein paar Wochen später belegte ich einen Kurs in Autogenem Training, dem Klassiker unter den Entspannungsmehoden. Es dauerte nicht lange, dann kam der Schlaf schneller. Inzwischen ist viel Zeit vergangen. Zweimal die Woche gehe ich zum Yoga. Mein Essverhalten muss sich auch verändert haben, denn meine Waage zeigt: Ich bin auf dem richtigen Weg.

SCHLAFLOS – DER HINTERGRUND

FALLEN UNS DIE AUGEN ZU, durchlebt das Gehirn unterschiedliche Stadien: Der Tiefschlaf gilt der physischen Erholung, der traumreiche REM-Schlaf dient der psychischen Erholung. Ein, zwei »schlechte« Nächte sind leicht wegzustecken. Gibt es jedoch eine persönliche »Schwachstelle« in unserem Schlaf-Wach-System, kommt sie unter Stress und anderen Belastungen schnell zum Vorschein und setzt sich manchmal für Jahre fest. Wer langfristig zu wenig oder zu oberflächlich schläft, fühlt sich zerschlagen und elend. Kein Wunder,

X BIN ICH DAS?

	ja	nein
Mein Schlaf ist durch häufige Wachphasen unterbrochen.	☐	☐
Beim Aufstehen fühle ich mich nicht ausgeruht.	☐	☐
Ich brauche mehr als 30 Minuten, um einzuschlafen.	☐	☐
Weil ich wenig schlafe, fühle ich mich oft nervös und niedergeschlagen.	☐	☐
Tagsüber bin ich fast immer müde.	☐	☐
Ich habe seit mehr als zwei Monaten Probleme, genug Schlaf zu bekommen.	☐	☐
Obwohl ich mehr als sieben Stunden schlafe, bin ich tagsüber müde.	☐	☐
Manchmal schlafe ich am Tag oder am Abend ein ohne es zu wollen.	☐	☐
Mein Partner sagt, ich schnarche die ganze Nacht über.	☐	☐
Morgens leide ich oft unter Kopfschmerzen.	☐	☐
Mein Blutdruck ist in der Früh erhöht.	☐	☐
Mein Schlaf ist nicht erholsam.	☐	☐

Wenn Sie mehr als zweimal Ja sagen, könnte Ihr Körpergewicht vom Schlafmangel oder einer Atemstörung (Schlafapnoe) beeinflusst sein. Haben Sie alle Sätze mit Ja beantwortet? Dann leiden Sie vermutlich unter einer echten Schlafstörung.

denn ohne ausreichenden Tiefschlaf läuft der Stoffwechsel aus dem Ruder. Dann steigt das Stresshormon Cortisol an und das Appetithormon Ghrelin macht Bärenhunger. Auch der Zuckerstoffwechsel gerät aus der Balance. Wer stets weniger als sechseinhalb Stunden pro Nacht schläft, kann Körper- und Gehirnzellen deshalb schlechter versorgen. Das wirkt fatal. Denn so still und entspannt ein Schlafender äußerlich auch wirken mag, so aktiv ist sein Gehirn. Gute Schläfer benötigen enorme Mengen Energie für Aufräumarbeiten und Nervenimpulse des Gehirns. Dafür verbrennen die grauen Zellen jede Nacht bis zu einem Viertelpfund Zucker (100 bis 120 Gramm Glukose).

SO VIEL SCHLAF MUSS SEIN

Sieben bis acht Stunden Schlaf sind ideal. Wer über Monate hinweg erheblich weniger schläft, muss damit rechnen, dass sein Gewicht kontinuierlich steigt. Das beobachteten kanadische Forscher über sechs Jahre lang in der Quebec Family Study. Ihr Ergebnis: Wer im Schnitt nur fünf bis sechs Stunden schlummerte, nahm in dieser Zeit knapp zwei Kilo mehr zu als diejenigen, die sieben bis acht Stunden ruhten. Aber auch zu viel Schlaf ist ungesund: Murmeltiere, die erst nach neun oder zehn Stunden aus dem Bett krochen, wogen ebenfalls rund eineinhalb Kilo mehr als Durchschnittsschläfer. Wahrscheinlich weil sie trotz langen Liegens nicht genug Tiefschlaf bekamen.

Keine vertane Zeit

Die Forscher aus Quebec suchten nach Ursachen. Sie fanden heraus, dass ein Hormon aus den Fettzellen dahintersteckt: das Leptin. Die

Mehrheit der Kurzschläfer (88 Prozent) hatte von dem nützlichen Stoff, der im Gehirn Kalorienaufnahme und Energieverbrauch regelt, erheblich weniger im Blut als übliche Acht-Stunden-Schläfer. Doch es ist gar nicht leicht, auf ein gesundes Maß Schlaf zu kommen. Jeder dritte Übergewichtige schläft schlecht, weil der Atem immer wieder aussetzt (Apnoen). Die Beschwerden nehmen mit steigendem Körpergewicht zu; dabei stört ein dicker Bauch mehr als ein runder Po und dralle Schenkel.

Egal, aus welchem Grund wir wenig schlafen – etwa wegen stressiger Nachtschichten, chronischer Schlafstörungen oder schlechter Schlafqualität durch Atemaussetzer: Wer zu wenig vom langwelligen Tiefschlaf bekommt, nimmt leicht zu. Eine Studie an gesunden Männern zeigte, dass eine Schlafdauer von nur vier Stunden den Hunger und das Verlangen nach kalorienreichen Nahrungsmitteln stark anheizt.

SCHLAFLOS – DIE AUSWEGE

WENN SIE SICH in diesem Pfundstyp wiederentdeckt haben, können Ihnen die folgenden Codes helfen, endlich erfolgreich abzunehmen.

Alkohol und Kaffee reduzieren

096 Morgens ein Liter Kaffee zum Aufwachen, abends ein Liter Wein zum Einschlafen – diese Methode führt auf Dauer zu gestörtem Schlaf und Übergewicht. Wer tief und erholsam schlummern möchte, schränkt Koffein- und Alkoholkonsum auf ein Minimum ein; zum Beispiel auf zwei Tassen Kaffee morgens und eine am Mittag sowie auf 125 ml Wein oder eine Flasche (0,33 l) Leichtbier abends. Probieren Sie auch aus, wie gut Sie schlafen, wenn Sie die »Drogen« komplett weglassen.

super gut ungeeignet

Biofeedback

097 Bereits vor 40 Jahren zeigte der amerikanische Neurobiologe Barry Sterman, Begründer des Biofeedbacks, dass die Hirnströme, die unseren Schlaf auslösen, trainiert werden können. Ganz ohne Medikamente, nur mithilfe eines Computers lassen sich die eigenen Gehirnwellen und körperliche Reaktionen positiv beeinflussen. Dafür wird der körperliche Zustand gemessen und über Signale an den Lernenden zurückgemeldet. Ein Monitor zeigt die Messwerte an, durch spezielle Übungen kann dann darauf Einfluss genommen werden.

super gut ungeeignet

Schichten vorwärts wechseln

098 Wissenschaftliche Studien zeigen: Menschen, die im Schichtdienst oder zu wechselnden Zeiten arbeiten, sind besonders anfällig für Übergewicht durch Schlafmangel. Achten Sie daher auf einen vorwärts gerichteten Wechsel der Schichten. Also: erst Frühschicht, dann Spätschicht und schließlich Nachtschicht. Eine Schicht sollte nicht mehr als acht Stunden betragen und zwischen zwei Diensten sollten mindestens zwölf Stunden vergehen.

super gut ungeeignet

Essen für den Biorhythmus

099 Wer nachts arbeitet, braucht in dieser Zeit kaum Kalorien, weil der Verdauungstrakt schläft. Zwischen 23 Uhr abends und fünf Uhr morgens sind wir deshalb weniger hungrig als tagsüber. Die beste Aufteilung der Mahlzeiten: Abends vor dem Dienst eiweißbetont essen, das macht fit und wach. Einen kleinen Snack für die Arbeitspausen mitnehmen. Morgens nach dem Dienst ein kohlenhydratreiches Frühstück genießen und sich mittags an nachhaltigen Rezepten satt essen (siehe Seite 152 f.).

super gut ungeeignet

Feste Zeiten helfen

100 Wer durch Nachtdienste im Widerstreit mit seiner biologischen Uhr lebt, profitiert von einem stabilen Tagesablauf. Probieren Sie aus, ob Sie besser sofort nach dem Dienst schlafen oder vielleicht besser erst gegen Mittag zu Bett gehen. Eventuell versuchen Sie es auch in zwei Raten; so bleibt mehr Zeit für die Angehörigen. Dafür schlafen Sie gleich nach dem Heimkommen etwa vier Stunden, essen anschließend mit der Familie zu Mittag und nutzen die frühen Nachmittagsstunden als Freizeit. Gegen 17 Uhr legen Sie sich dann noch einmal für drei Stunden hin.

super gut ungeeignet

Zur Not in den Tagdienst wechseln

101 Nicht jeder kommt auf Dauer mit den Auswirkungen von Schichtarbeit klar. Ausgeprägte Abendmenschen, die den Tag gern zur Nacht machen, vertragen Nachtarbeit meist besser als Morgenmenschen. Wer auf Dauer tagsüber nicht tief genug schläft, immer dicker und unglücklicher wird, wechselt besser die Dienstzeiten. Machen Sie einen Termin beim Facharzt für Arbeitsmedizin.

super gut ungeeignet

Mehr draußen sein

102 Melatonin hilft in der Nacht den Körper zu regenerieren. Damit die körpereigenen Quellen kräftig sprudeln, dunkeln Sie den Schlafbereich gründlich ab. Sind jedoch die inneren Uhren verstellt, ist der Spiegel dieses Schlafhormons auch tagsüber hoch. Die Folge: Müdigkeit, schlechte Laune und verstärkter Hunger. Was dagegen hilft? Viel Sonne und helles Tageslicht. Gerade Schichtarbeiter mit Nachtdienst sollten deshalb in der Mittagszeit ins Freie gehen um ihre innere Uhr zu stellen. Tragen Sie dabei keine Sonnenbrille, damit die Augen den Lichtreiz ans Gehirn entsprechend weiterleiten können.

super gut ungeeignet

Training gegen die Müdigkeit

103 Bewegung vertreibt schlechte Laune, bringt Schwächegefühle zum Verschwinden und verbraucht Kalorien, was der Figur zugute kommt. Schichtarbeiter trainieren entweder gleich nach der Arbeit und legen sich dann entspannt ins Bett. Oder sie stehen etwas früher auf und bringen die Muskeln vor Dienstbeginn in Schwung.

super gut ungeeignet

Abends das Schlafhormon probieren

104 Ältere Menschen profitieren oft von Melatonin. Das körpereigene Hormon, das in den USA als Nahrungsergänzungsmittel frei verkäuflich ist, wird vom Körper ausgeschüttet, wenn der Schlaf kommen soll. Allerdings sinken die Mengen mit zunehmendem Alter. Ob die zusätzliche Einnahme etwas nützt, hängt von der Art der Schlafstörung und der persönlichen Veranlagung ab. Sprechen Sie mit Ihrem Arzt darüber. Falls er es für richtig hält, kann er Ihnen ein Privatrezept ausstellen.

super gut ungeeignet

Einen Schlafmediziner aufsuchen

105 Wer beim Test auf Seite 98 alle Sätze mit Ja bestätigt hat, leidet wahrscheinlich bereits seit längerer Zeit unter einer ernsthaften Störung (chronische Insomnie oder Obstruktives Schlafapnoe-Syndrom). Apnoen, also Atemaussetzer, sind Anzeichen einer ernstzunehmenden Erkrankung. Die Betroffenen leiden unter verminderter Sauerstoffaufnahme, schlimmstenfalls wird das Atemzentrum beeinträchtigt. Die größte Chance, wieder zu gesundem Schlaf zu finden, bietet die Behandlung durch einen ausgewiesenen Schlafmediziner oder durch einen Aufenthalt in einer Spezialklinik (Adressen siehe Seite 216 ff.).

super gut ungeeignet

Wirkung überprüfen

106 Ganz gleich mit welchem Code Sie gegen den Schlafmangel angehen: Rechnen Sie nicht mit Blitzerfolgen. Überprüfen Sie nach vier Wochen, ob positive Veränderungen eingetreten sind. Notieren Sie dafür täglich Schlafdauer, Einschlafdauer und nächtliche Wachzeiten (siehe Kasten).

super gut ungeeignet

Stressfaktoren in den Griff kriegen

107 Ärger im Job oder in der Familie raubt so manchem nachhaltig den Schlaf. Lernen Sie mit Belastungen besser umzugehen und prüfen Sie, welcher Anti-Stress-Code (siehe Seite 86 ff.) Ihnen helfen kann, ruhiger zu werden.

super gut ungeeignet

SCHLAFPROTOKOLL

Notieren Sie eine Woche Ihre Schlafdauer, etwa so (mehr Infos unter www.schlankheits-code.de):

Wochentag	Einschlafdauer	Wie lange geschlafen?	Wie lange wach gelegen?
Montag	ca. 35 Minuten	4 Stunden	2 Stunden
Dienstag	ca. 50 Minuten	5 Stunden	1,5 Stunden
Mittwoch	ca. 25 Minuten	4 Stunden	2 Stunden

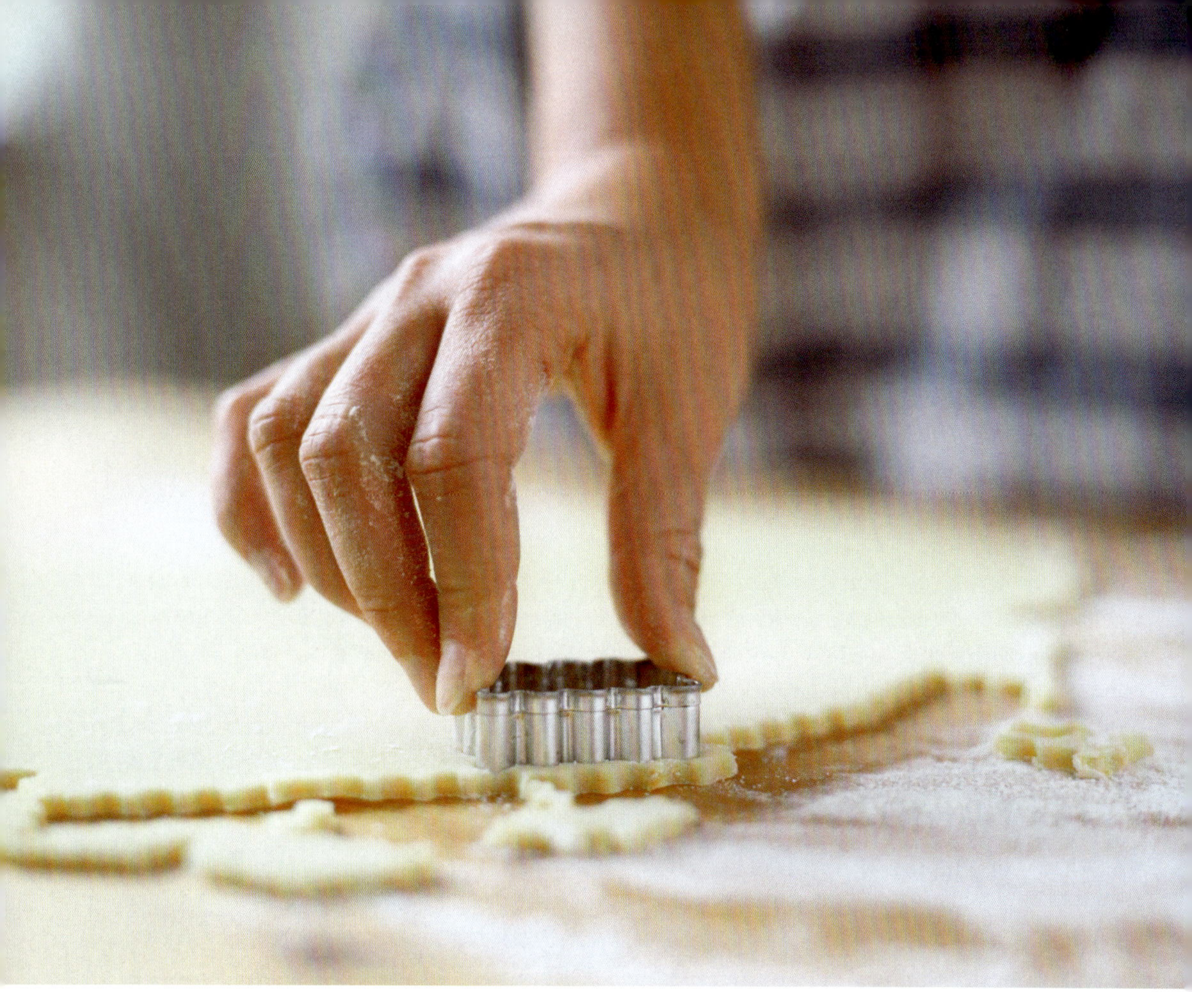

FESTTAGSSCHLEMMER

Selbst die ganz Willensstarken essen um Weihnachten mehr als üblich: Ein voller Bauch ist Brauch und der verdorbene Magen gehört zum Ritual.

FESTTAGSSCHLEMMER – DIE STORY

DIE ADVENTSZEIT IST für mich eine Qual. Ich fürchte jeden Zimtstern, der schon im Herbst im Supermarkt auftaucht. Noch schwieriger wird es, wenn der Briefkasten vor Einladungen überquillt: Nikolausfeier im Kindergarten, Adventskaffee bei den Schwiegereltern. Hier ein Marzipanbrot, da zwei Scheiben Stollen, eine Hand voll Plätzchen und ein Schokoweihnachtsmann – schon sind ein paar Tausend ungeplante Kalorien in meinem Bauch gelandet. Schöne, gehaltvolle Weihnachtszeit, Magendrücken und gute Vorsätze inklusive.

Und dann ist tatsächlich Weihnachten. Diesmal kommt mir aber keine Gans auf den Tisch. Der verdreckte Backofen, das viele Fett, nein. Will etwa jemand Gans? Wie wäre es stattdessen mit Sushi? Oder mit getrüffelten Spaghetti? Rebhuhnbrüstchen wären auch mal schön und ... Als ich versuchte, die in der Familiengeschichte solide verankerte Abfolge der Festessen zu revolutionieren, begann der Stress. Anfangs waren meine Lieben durchaus offen für meine reformhaften Bestrebungen. Klar, etwas figurfreundlicher, das wäre gut, meinten alle und kümmerten sich nicht weiter um die Festvorbereitungen.

Doch je näher die Feiertage rückten, desto fester schlossen sich die Reihen der Opposition. Tante Gaby hat zwar einen hohen Cholesterinspiegel, aber keine Lust auf heilsame Omega-3-Fettsäuren aus rohem Sushi-Fisch. Omi und die Kinder murrten täglich ein bisschen lauter gegen die Abschaffung der Gans. Mein Mann hielt sich raus und ich, die Aufrührerin, geriet ins Grübeln. Also doch Heiligabend den Karpfen, die Gans am ersten Feiertag, Rehrücken am zweiten? Es musste wohl sein. Seit Kindesbeinen vertraute Gerichte halten den Clan zusammen. Alle Jahre wieder.

Um sich weihnachtlich hochgestimmt zu fühlen, darf man mit Kalorien anscheinend nicht allzu sehr knausern. Das gehört sich einfach nicht, sagen meine Lieben. Also gebe ich nach. Welche Chance haben meine Diätbemühungen gegen 2000 Jahre Völlerei. Sollte ich nicht wenigstens den bunten Teller abschaffen? Man könnte Millionen von Zucker- und Fettkalorien sparen. Nein, ich werde andere Wege finden, meine Pfunde im Zaum zu halten.

FESTTAGSSCHLEMMER – DER HINTERGRUND

SCHON DIE GERMANEN und Römer bekämpften ihre Winterdepressionen an den dunkelsten Tagen des Jahres mit Festgelagen. Wir stehen also besser zu unserer saisonalen Gefräßigkeit, als sie zu leugnen. US-Studien, die in der Feiertagssaison von Halloween bis zum 1. Januar jedes Jahr aufs Neue durchgeführt werden, ergaben: Drei Viertel aller Amerikaner nehmen in dieser Zeit zu; die meisten etwas über ein Pfund, jeder Zehnte sogar mehr als fünf. Und am meisten setzen diejenigen an, die vorher schon übergewichtig waren.

PFUND UM PFUND

Sicher: Ein halbes Kilo, das klingt nicht dramatisch. Doch bleibt diese Gewichtszunahme oft lebenslänglich bestehen, und jedes Jahr kommt ein weiteres Pfund dazu. Experten halten die Feiertagspfunde deshalb für eine von vielen Ursachen für das ansteigende Körpergewicht der US-Bürger. Eine deutsche Internetstudie (IFUK 2003), an der 479 Frauen und 150 Männer teilnahmen, zeigte für Deutschland ein ähnliches Bild. Die Befragten wurden im Schnitt über die Feiertage um mehr als ein Pfund dicker. Und nicht einmal jeder Zweite dachte konkret daran, die frisch erworbenen Speckröllchen im neuen Jahr durch Kaloriensparen wieder loszuwerden.

In der deutschen Umfrage lag die Altersgruppe von 30 bis 49 Jahren beim Zunehmen an der Spitze (Frauen 710 Gramm; Männer 840 Gramm). Die Jüngeren achten mehr auf ihr

Gewicht, in der Gruppe von 18 bis 29 Jahren legten Frauen im Schnitt um 580 Gramm zu, Männer nur um 490 Gramm. Unverheiratete Frauen mit Partner (580 Gramm) und Single-Frauen (630 Gramm) bringen insgesamt weniger auf die Waage als verheiratete Frauen (700 Gramm). Frauen scheinen auch am Übergewicht ihrer Männer nicht ganz unschuldig zu sein. Die absoluten Spitzenreiter in puncto Weihnachtsspeck sind verheiratete Männer mit fast einem Kilo (970 Gramm); Single-Männer bringen es dagegen gerade mal auf 350 Gramm und unverheiratete Männer mit Partnerin liegen bei 750 Gramm.

Den Grund für ihre Gewichtszunahme können die meisten gut einschätzen: Sie haben keine Sekunde an die Figur gedacht (38 Prozent der Frauen, 27 Prozent der Männer) und sie hatten endlich Zeit, in Ruhe zu genießen (22 Prozent der Frauen, 25 der Männer). Auf die Frage, was ihrer Meinung nach der größte Risikofaktor fürs Zunehmen sei, antworten 30 Prozent der Frauen und 18 Prozent der Männer: Die Süßigkeiten sind es. Alkohol, nachweislich ebenfalls ein großer Dickmacher, wurde nur von drei Prozent der Frauen und sechs Prozent der Männer als Risiko erkannt.

X BIN ICH DAS?

	ja	nein
Anfang Januar wog ich mehr als Anfang Dezember.	☐	☐
Ich wollte an den Festtagen weniger essen, aber es hat alles so gut geschmeckt.	☐	☐
Ich bekam einfach keine Chance, mich genügend zu bewegen.	☐	☐
Dem Riesenangebot an Kalorien konnte ich nicht widerstehen.	☐	☐
Dauernd wurde ich zum Essen aufgefordert, ich wollte höflich sein.	☐	☐
Die Familie hat mich genervt, da habe ich mich an gutem Essen schadlos gehalten.	☐	☐
Ich habe den Weihnachtsstress mit Alkohol gelindert.	☐	☐
Ich hatte endlich Zeit, in Ruhe zu genießen.	☐	☐

Wer mehr als eine Frage mit Ja beantwortet, dem geht es wie den meisten von uns: Das üppige Essen der Festtage macht sich auf der Waage bemerkbar.

FESTTAGSSCHLEMMER – DIE AUSWEGE

WENN SIE SICH in diesem Pfundstyp wiederentdeckt haben, können Ihnen die folgenden Codes helfen, endlich erfolgreich abzunehmen.

Flexible Kontrolle üben

108 Willenstarke Zeitgenossen fassen jedes Jahr wieder den festen Vorsatz, allen weihnachtlichen Versuchungen zu widerstehen. Psychologen halten wenig von solcher Strenge und raten eher zu flexibler Kontrolle und kleinen Schritten. Wer sich etwa vornimmt, dass nach Weihnachten auf dem bunten Teller noch mindestens ein Stück übrig sein soll, kann seinen Vorsatz mit Leichtigkeit einhalten und sich über jede zusätzlich eingesparte Marzipankartoffel freuen. Verbietet man sich jedoch selbst den kleinsten Schokoweihnachtsmann und wird dann doch schwach, kommt es schnell zum gefürchteten »Verdammt, was soll's-Effekt« mit anschließender Kalorienorgie. Ganz ohne Schokokugeln in buntem Stanniol, Christstollen, Marzipan und Zimtstern geht es eben für die meisten nicht.

super gut ungeeignet

Rausgehen

109 Schreiben Sie nicht nur Partys und Festessen in Ihren Kalender, sondern planen Sie auch Sport fest ein. Denn Bewegung reguliert die Essmenge fast automatisch. Wer mag schon mit überfülltem Magen herumspringen? Am besten setzen Sie sich selbst ein wenig unter moralischen Druck, indem Sie sich verabreden oder feste Trainingsstunden buchen.

super gut ungeeignet

Mehr Aktivitäten als Geschenke

110 Weil das Problem sich jedes Jahr wiederholt, können Sie rechtzeitig gegenhalten, indem Sie einfach möglichst viele Aktivitäten für das neue Jahr auf den Weihnachtswunschzettel schreiben: Theater- oder Konzertkarten, Ausflüge, Wanderungen, Besuche im Freizeitbad – die Auswahl ist groß. Wer aktiv ist, denkt nicht ans Essen und kriegt die Pfunde nach dem Fest leichter wieder runter.

super gut ungeeignet

Aus dem Sichtfeld schaffen

111 Räumen Sie den bunten Teller nach dem Naschen immer wieder weg, damit Sie nicht ständig verführt werden. Oder legen Sie ein Tuch darüber. Der amerikanische Verhaltensexperte Brian Warnsink konnte zeigen, dass wir deutlich weniger naschen, obwohl wir wissen, was sich unter dem Tuch verbirgt.

super gut ungeeignet

Vor dem Essen etwas essen

112 Auch wenn die Zeit knapp ist: Gehen Sie nie völlig ausgehungert zu einer Einladung. Für ein Stück fettarme Wurst oder eine klare Gemüsesuppe reicht die Zeit fast immer. Ansonsten kauen Sie einfach ein Stück Vollkornbrot und trinken eine Tasse Tee oder ein Glas Wasser dazu. Das füllt den Magen und Kalorienbomben locken weniger.

super gut ungeeignet

Schnell gegensteuern

113 Sind nach den Feiertagen ein, zwei Pfund mehr auf der Waage, sollten Sie nicht lange warten; frische Polster verschwinden leicht wieder, wenn Sie sofort beim Essen kürzer treten. Natürlich hilft auch Bewegung und ausnahmsweise eine kalorienarme Kurzdiät. Wer vor allem am Bauch zugelegt hat, wählt in den ersten Januartagen vor allem eiweißbetonte Rezepte. Sitzen die Zusatzpfunde eher an Po und Schenkeln, planen Sie mehr magenfüllende Gerichte ein (siehe Seite 152).

super gut ungeeignet

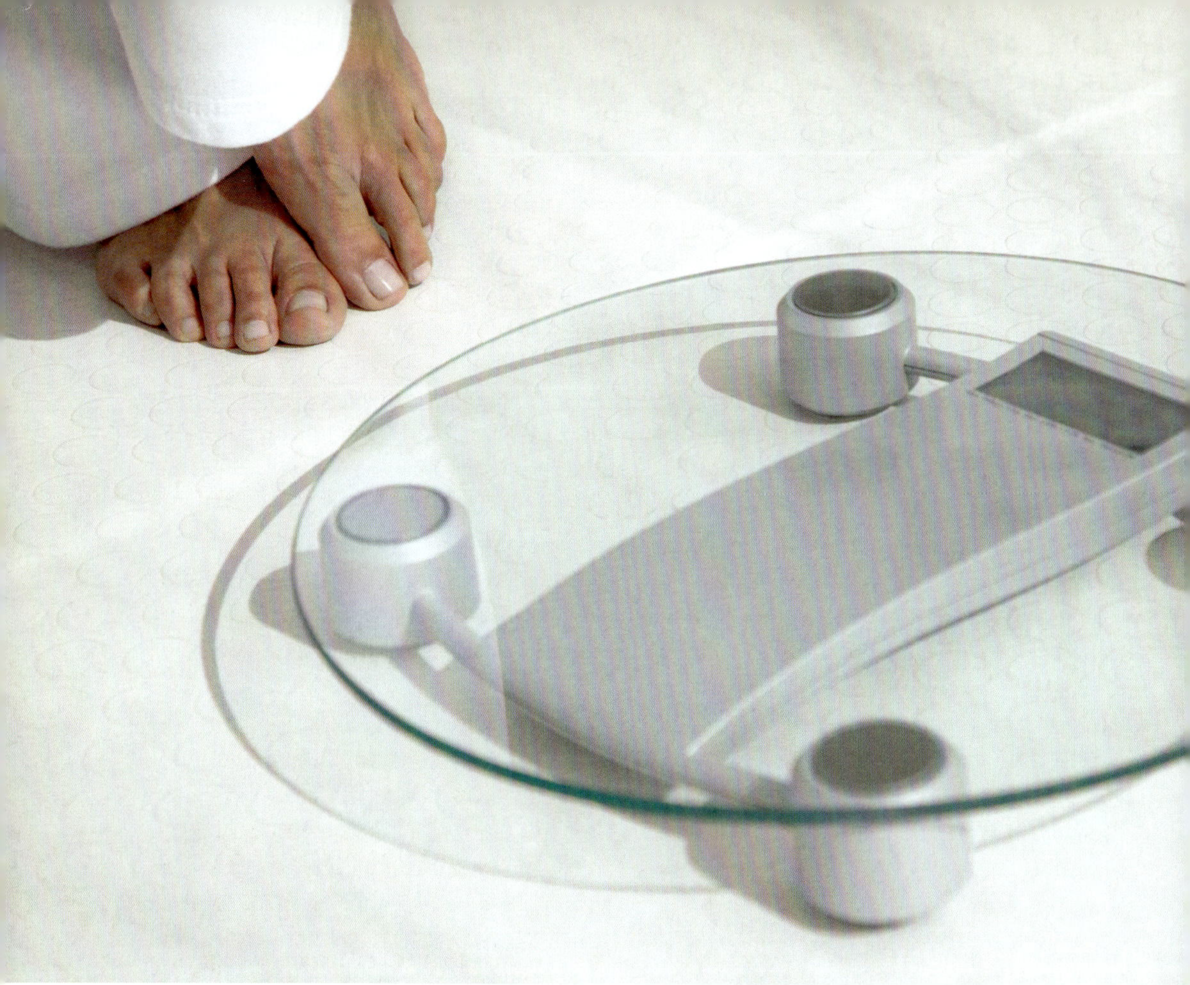

SISYPHUS

Erst purzeln die Pfunde, dann kommen sie wieder zurück – doch jetzt helfen neue Erkenntnisse, das Rauf und Runter zu stoppen und den Erfolg zu stabilisieren.

SISYPHUS – DIE STORY

ICH HABE SCHON EINMAL dreißig Pfund mehr gewogen als jetzt. Aber auch schon fünfundzwanzig Pfund weniger. Am Tag meiner Hochzeit wog ich gerade einmal fünfzig Kilo. War ich damals schön? Wenn ich mir die alten Fotos ansehe, wirke ich mit meinem dünnen Hals und den mageren Beinen wie ein hungriger Vogel. Aber ich strahle in die Kamera. Damals dachte ich: »Endlich bist du richtig.« Dicker Po und runde Schenkel: So wollte ich nie mehr aussehen. Dafür war der Sieg zu hart errungen. Noch Wochen später fühlte ich mich, als hätte ich mit einer Riesenschlange gekämpft. Wie naiv von mir, zu denken, ich hätte meinem Körper ein für allemal meinen Willen aufgezwungen. Die Pfunde kamen natürlich zurück. Erst schlichen sie sich ganz langsam Gramm für Gramm an, irgendwann dann kiloweise. An meinem ersten Hochzeitstag steckte ich wieder mitten drin in einer Diät – einer neuen, noch strengeren. Ich ernährte mich ausschließlich von rohem Gemüse, Tofu und Diätcola, gönnte mir keine Ausreden. Zunächst mit Erfolg: Zwei Monate später zeigte die Waage acht Kilo weniger. Doch dann ging es plötzlich nicht mehr weiter. Trotz verbissener Kalorienzählerei blieb ich auf meinen Pfunden sitzen. Heulen nützte nichts. Ich versank in Selbstmitleid und tröstete mich mit Pistazieneis und Döner. Und das war erst der Anfang.

GEWOHNHEITEN DURCHBRECHEN

Kennen Sie Sisyphus? Als Strafe für seinen Verrat am Göttervater Zeus musste die griechische Sagengestalt auf ewig einen Felsblock den Berg hinauf rollen. Jedes Mal bevor er den Gipfel erreichte, entglitt ihm der Stein, und die Qual begann von Neuem. Ich teilte sein Schicksal über viele Jahre. Mit jeder neuen Diät schob ich den Felsblock den Berg hinauf – dann rutschte er weg und die Pfunde kamen zurück. Was sollte ich tun, um diesen Teufelskreis zu durchbrechen? Resignieren, meine Pfunde lieben lernen? Auf keinen Fall. Ich hatte einfach ein inneres Bild von mir vor Augen, dem mein Spiegel so heftig widersprach, dass ich in Tränen ausbrach, sobald ich mich ansah. Wie Sisyphus musste ich daher immer und immer wieder versuchen, den Fels hinauf zu rollen.

Mit den Jahren füllte sich mein Kleiderschrank so sehr, dass er locker für drei Frauen gereicht hätte. Schließlich beherbergte er Hosen, Shirts, Kleider und Blusen in allen Größen: Säcke und Zelte für die dicken Zeiten, Designerklamotten für die dünnen. Immer schneller war der Punkt erreicht, an dem auch die weiteste Hose in meinem Kleiderschrank zu eng wurde. Schließlich drehten sich meine Gedanken nur noch ums Essen. Jeder Tag war eine Schlacht gegen den Kühlschrank, ein Krieg gegen mich selbst. Längst hatte ich begriffen, dass meine Hungerei nichts brachte.

Ich hörte einfach auf mich zu wehren

Auf der Suche nach einem Zaubermittel probierte ich dennoch jede Diät. Doch alle entpuppten sich als Anleitung zum Unglücklichsein. Mein Glück verdankte ich dann einer Virusgrippe. Zu schwach um weiter zu kämpfen, schickte ich meine Gedanken auf Reisen. Was wäre, wenn ich den Traum von der Ballerinenfigur fahren ließe? Dann könnte ich heute süßen Grießbrei essen – so wie damals als Kind, wenn ich krank war. Und morgen vielleicht selbst gemachtes Kartoffelpüree mit Muskat und einem Stich Butter. Ich aß mit Herzklopfen, es wurden die köstlichsten Mahlzeiten der letzten zehn Jahre. Als ich aufhörte, mich gegen meinen Körper zu wehren, zeigte sich Licht am Ende des Tunnels. Ich konnte wieder an etwas anderes denken als an Essen, sammelte neue Kräfte. Langsam dämmerte mir: Ich musste mir neue Gewohnheiten zulegen; nicht einfach. Also gut, dachte ich: Niederlagen sind völlig normal. Was sagen die Chinesen? Achtmal hinfallen, neunmal aufstehen.

SISYPHUS – DER HINTERGRUND

JEDER, DER SCHON EINMAL eine Diät gemacht hat, weiß, dass es nicht einfach ist, das erreichte Gewicht zu halten. Nicht einmal Film- und Fernsehstars sind davor gefeit, wieder kräftig zuzunehmen – trotz Ernährungscoach und Personal Trainer. So viel zum Trost.

Je willensstärker der Mensch, desto häufiger quält er seinen Körper beim Abnehmen mit langen Hungerphasen. Experten glauben, dass Radikalkuren die natürliche biologische Regulation schädigen. Ausgerechnet der so genannte »gezügelte Esser«, der ständig Kalorien spart, gerät so zum Vielfraß. Die Folge: Abnehmwillige gelangen in einen fatalen Kreislauf von Hungern, Wiederzunehmen, neuem Hungern und noch mehr Zunehmen – kurzum in ein zermürbendes Auf und Ab der Kilos.

WENN DIE PFUNDE JO-JO SPIELEN

Wiederholte Hungerkuren steigern das Körpergewicht. Das zeigen auch Tierversuche: Wenn beispielsweise Ratten nach einer Diätphase wieder fressen dürfen, was sie wollen, schlingen sie mehr in sich hinein als je zuvor. Vor allem aber fressen sie viel mehr Fett. Der Fettgehalt ihrer Körper steigt so mit jeder Hungerphase an. Und das gilt nicht nur für Nager: Nach einigen Diätversuchen stürzen sich auch Menschen mit Vorliebe auf Fettes. Entwicklungsbiologisch hat das durchaus seinen Sinn, denn Mangel war immer die größte Bedrohung der Menschheit. Kein Wunder, dass der Körper auf das Signal »Hunger« mit ausgeklügelten Notprogrammen alle Register zieht, die seine Gene für ihn bereithalten. Wird die Nahrung knapp, lässt er den Hunger bis zur Gier anwachsen und zwingt uns damit, um jeden Preis etwas Essbares heranzuschaffen. Gleichzeitig schaltet der Stoffwechsel auf Sparflamme, um die Reserven zu schonen. Muss der Körper trotzdem an seine eigenen Reserven, baut er nicht nur Fett ab, sondern auch Eiweiß. Wer immer wieder wochenlang hungert, verliert so einen Teil seiner Muskeln. Weil das Gehirn nämlich auch dann Glukose braucht, wenn man gar nichts isst, erzeugt es den energiereichen Stoff aus körpereigenem Eiweiß. Für ein Gramm Glukose benötigt es davon rund 1,8 Gramm; neun Gramm Muskelmasse oder Bindegewebe gehen so verloren.

SCHRUMPFEN DIE MUSKELN, SINKT DER KALORIENBEDARF

Je intensiver wir hungern, desto geiziger wird der Stoffwechsel. Er fährt unsere innere Heizung herunter, bis wir trotz dickem Pullover und Strickjacke frieren. Strenge Abmagerungskuren sind für unseren Körper nichts anderes als eine Hungersnot. Gibt es wieder etwas zu essen, werden möglichst große Fettpolster angelegt, damit für die nächste »Durststrecke« vorgesorgt ist. Gleichzeitig versucht der Organismus, mit immer weniger auszukommen.

Wie stark dieses biologische Muster sich auswirkt, ist von Mensch zu Mensch unterschiedlich. Experten schätzen, dass zwanzig Prozent aller Übergewichtigen es besonders schwer haben, ihr Gewicht nach dem Abnehmen zu halten. Bei ihnen steigt die Aktivität eines Enzyms, das dazu da ist, Fett in die Fettzellen hineinzuschaufeln, auf die fünffache Menge an. Gleichzeitig sinkt dessen Wirkung in der Muskelzelle um ein Drittel. Die Folge: Jedes erreichbare Fetttröpfchen wandert schnurstracks in die Polster, während die Muskeln vergeblich nach Energie rufen.

Ausweg: Krafttraining

Zum Glück lässt sich dieser Effekt vermindern: Beginnen Sie mit körperlicher Betätigung und bauen Sie erst einmal Muskeln auf, bevor die Kalorienmenge vorsichtig nach und nach heruntergefahren wird. Bewegung ist beim Abnehmen nämlich der einzige Ausweg aus der Energiesparfalle. Wer seine Muskeln kräftig spielen lässt, hindert den Körper daran, die Systeme herunterzuregeln; dann steigt die innere Temperatur wieder an. Sie frieren nicht mehr, der Heißhunger lässt nach und die Belohnungssysteme im Kopf schütten wohltuende Botenstoffe aus. Zugegeben: Der Einstieg ist nicht ganz einfach, wenn man sich schlapp fühlt und erst einmal lernen muss, seine Muskeln zu fordern. Aber unser Körper besitzt die wunderbare Fähigkeit, sich mit der Zeit an neue Lebensumstände anzupassen – egal wie sie aussehen. Das passiert auch beim Trainieren. Bewegungen, die uns anfangs schwer ins Schwitzen gebracht haben, gelingen mit der Zeit wie von selbst. Doch je leichter sie fallen, desto weniger Kalorien verbrauchen sie auch. Für Jo-Jo-Geschädigte heißt es deshalb: Nicht immer am selben Programm kleben, sondern die Anforderungen steigern und alle zwei bis drei Monate die Trainings- oder Sportart wechseln. So geht der Körper immer wieder in die Vollen und verbrennt reichlich Kalorien.

X BIN ICH DAS?

	ja	nein
Fanden Sie es in der Vergangenheit wichtig, sehr schnell abzunehmen?	☐	☐
Würden Sie alles tun, um möglichst viel abzunehmen?	☐	☐
Haben Sie bereits mehrfach 5–10 Kilo oder noch mehr erst ab- und dann wieder zugenommen?	☐	☐
Macht Ihnen der Gedanke, Ihre Lebensgewohnheiten zu verändern, Angst?	☐	☐
Könnte es sein, dass Sie einen tief sitzenden seelischen Konflikt mit übermäßigem Essen in Schach halten?	☐	☐
Haben Sie jetzt die Absicht, Ihr Gewicht über einen langen Zeitraum hinweg auszubalancieren?	☐	☐

Wenn Sie mehr als 2 Fragen mit Ja beantwortet haben, spielt das Rauf und Runter der Pfunde in Ihrem Leben durchaus eine Rolle. Sie haben alle Fragen mit Ja beantwortet? Dann brauchen Sie vor allem Zeit und Ausdauer, um Ihr Ziel zu erreichen.

Hören Sie auch nicht auf Ratschläge wie »Immer langsam. Bloß nicht zu sehr belasten, damit Sie nicht aus der Puste kommen.« Solche Tipps sind vielleicht angenehm; aber sie helfen Ihnen nicht, aus dem Teufelskreis herauszukommen. Wer gesund ist und optimal trainieren, den Fettstoffwechsel aktivieren und das Gewicht reduzieren möchte, darf sich beim

Sport ruhig kräftig anstrengen. Hier gilt es, das richtige eigene Maß zu finden. Um sich weiterzuentwickeln, müssen Sie immer wieder ein ganz kleines Stückchen über Ihre Leistungsgrenze gehen. Aber nicht übertreiben: Wer richtig trainiert, ist nachher nicht todmüde und am Ende, sondern wohlig erschöpft. Starkes Schlafbedürfnis, Reizbarkeit und extreme Gewichtsschwankungen sprechen dagegen für körperlichen Stress und Wasserspeicherung. Dann ist es gut, erst einmal bis zu einer Woche Pause zu machen und sich auszuruhen. Vorsicht: Wer alles erzwingen will und sich total verausgabt, produziert Stresshormone. Und die machen dick (Exercise-Bulimie). Mehr darüber lesen Sie ab Seite 82.

MEHR KALZIUM

Am besten aus der Milch

Das ständige Rauf und Runter der Pfunde schadet den Knochen. Kalziumreiche Kost ist deshalb für Jo-Jo-Opfer doppelt wichtig (siehe auch Code 117). Milch liefert praktischerweise eine Vielzahl von Inhaltsstoffen, die dem Körper helfen den knochenstärkenden Mineralstoff aufzunehmen. Dazu gehören Milchsäure, MCT-Fette (mittelkettige Triglyzeride, siehe auch Tabelle Seite 151), der Eiweißstoff Leucin, Laktose (Milchzucker) und das zur Nutzung des Kalziums unentbehrliche Vitamin D. Experten attestieren Milch, Käse und Joghurt eine besonders hohe so genannte Bioverfügbarkeit, weil 25 bis 45 Prozent des enthaltenen Kalziums dem Körper zugute kommen.

MEHR WEISSE WARE

Nicht jeder isst so viel Kalzium, wie es die Deutsche Gesellschaft für Ernährung (DGE) empfiehlt. Viele erreichen die erwünschte Menge von 1000 Milligramm pro Tag nicht – für Frauen in den Wechseljahren werden sogar 1500 mg Kalzium täglich empfohlen. Deshalb liegt eine weitere Chance, den Jo-Jo-Effekt in den Griff zu kriegen, darin, mehr kalziumreiche Milchprodukte zu essen. Bevölkerungsstudien belegen, dass Menschen, die regelmäßig Milch trinken sowie Joghurt und Käse konsumieren, schlanker sind als andere. Michael Zemel, Professor an der Universität Tennessee/USA, glaubt, dass Milch durch ihren hohen Kalziumgehalt den Energieverbrauch beeinflusst und den Schalter von »Speichern« auf »Verbrauch in den Muskeln« umlegen kann. Auch Wissenschaftler der Universität von Kalifornien/Davis beobachteten diesen Effekt. Eine hohe Kalziumzufuhr drosselte den Aufbau von Fettgewebe und ließ auf diese Weise die Fettpolster schrumpfen. Bei einer kalziumreichen, kalorienarmen Kost sank im Vergleich zur kalziumarmen Ernährung das Gewicht stärker. Dass gerade Übergewichtige nicht immer gut ernährt sind, zeigte auch eine Studie am HELIOS-Klinikum Berlin: 62 Prozent der 342 stark übergewichtigen Patienten litten unter Vitamin-D-Mangel. Andere Studien bestätigen, dass bei Übergewichtigen lebenswichtige Nährstoffe trotz vieler Kalorien oft knapp sind. Womöglich ist diese Mangelernährung sogar ein Grund, warum die Pfunde sich so hartnäckig halten. Essen Sie deshalb abwechslungsreich. Und legen Sie beim Einkauf mehr »weiße Ware« in den Korb.

SISYPHUS – DIE AUSWEGE

WENN SIE SICH in diesem Pfundstyp wiederentdeckt haben, können Ihnen die folgenden Codes helfen, endlich erfolgreich abzunehmen.

Eiweißvorräte wieder aufbauen

114 Gerade Menschen mit viel Willenskraft hungern sich oft in einen Eiweißmangel hinein. Sie nehmen dann kaum ab, obwohl noch eine Menge Fett vorhanden ist. Der Grund: Sie besitzen nur noch wenige Muskeln. Was tun? Zählen Sie vorerst keine Kalorien, sondern lassen Sie sich beim Arzt durchchecken, ob Ihre Nieren gesund sind. Dann essen Sie mehr Eiweiß (siehe Kasten Seite 199). Gönnen Sie sich zum Beispiel zwei bis drei Eier pro Woche, essen Sie mehr mageres Fleisch oder Tofu und vegetarisches Hack. Lassen Sie sich außerdem von den eiweißbetonten Rezepten ab Seite 152 inspirieren. Übrigens: Studienergebnisse des Deutschen Instituts für Ernährungsforschung (DIfE) zeigten, dass die Studienteilnehmer nach einer Reduktionsdiät weniger an Gewicht zulegten, wenn sie den Proteinanteil ihrer Nahrung erhöhten.

super ○ gut ○ ungeeignet ○

Die Verbrennung anheizen

115 Um der Energiesparfalle zu entgehen, müssen Sie die innere Temperatur hochfahren. Trainieren Sie erst einmal mindestens vier, besser noch zwölf Wochen, bevor Sie überhaupt anfangen weniger zu essen. Unsere einzigen echten »Fatburner« sind nämlich die Muskeln. Wer sie kräftig spielen lässt, aktiviert von der ersten Minute an seine Fettvorräte. Es ist ein Märchen, der Körper würde erst an die Reserven gehen, wenn die Kohlenhydratvorräte in der Leber erschöpft sind. Er nutzt beide Quellen gleichzeitig – und deshalb zählt jeder zusätzliche Schritt und jede Minute Muskeltraining. Ein steigender Adiponectinspiegel (Adiponectin ist ein Hormon im Fettgewebe), der den Appetit im Zaum hält, belohnt körperliche Anstrengungen zusätzlich. Das beste daran: Je regelmäßiger Sie sich bewegen, desto besser klappt die Fettverbrennung.

super ○ gut ○ ungeeignet ○

Sanft starten

116 Ausschleichen nennen Mediziner es, wenn sie ein Medikament schrittweise über einen längeren Zeitraum reduzieren, damit der Körper möglichst wenig davon Notiz nimmt. Machen Sie es beim Essen genauso: Reduzieren Sie die Mengen langsam. Auf diese Weise vermeiden Sie den Hungerschock, der Ihnen sonst das Leben schwer macht und den Körper zum Energiesparen bringt. In der Regel ist es ideal, wenn Sie täglich 500 bis 600 Kalorien einsparen. Ausgemachte Jo-Jo-Opfer fangen besser noch vorsichtiger an und reduzieren ihr Kalorienbudget in den ersten vier Wochen nur um 250 Kalorien am Tag. Hat der Körper sich daran gewöhnt, können Sie dann im nächsten Monat schon um 400 Kalorien verringern. Erst im dritten Monat sparen Sie die sonst üblichen 500 bis 600 Kalorien ein. Lassen Sie sich nicht beunruhigen: Gerade bei »Jojolern« verläuft die Gewichtskurve anders. Der Körper benötigt erst eine Festigungsphase, ehe er relativ ruckartig mit dem Abnehmen beginnt.

super gut ungeeignet

Mehr Licht und Kalzium

117 Bitten Sie Ihren Arzt, Ihren Plasmaspiegel für 25-Hydroxyvitamin D, intaktes Parathormon und Kalzium zu ermitteln (diese IGeL-Leistung müssen Sie selbst bezahlen; sie wird nur bei einem vom Arzt geäußerten Verdacht auf eine frühzeitige Osteoporose übernommen oder wenn anhand des Laborwerts Spätschäden einer Nierenschwäche nachgewiesen oder ausgeschlossen werden sollen). Stellen sich Defizite heraus, gehen Sie mehr in die Sonne und lassen täglich mindestens 20 Minuten Licht an Ihre Haut. Wenn Sie bisher kein großer Fan von Milch, Käse und Joghurt waren, planen Sie außerdem mehr davon ein. Schon bei drei kleinen Portionen pro Tag unterstützt das darin enthaltene Kalzium Ihren Stoffwechsel; Sie verbrennen mehr Fett.

super gut ungeeignet

Geduld, Geduld

118 Viele Jo-Jo-Geplagte trainieren einfach nicht lange genug, um echte Effekte zu erzielen. Studien zeigen, dass sich erst nach 12 bis 15 Wochen genug Muskeln gebildet haben, um eine nennenswerte Menge Zusatzkalorien zu verbrennen – immer vorausgesetzt, Sie trainieren drei- oder viermal die Woche. Im Fitnessstudio beginnen Sie mit sehr leichten Gewichten, sechs Übungen und zwanzig Wiederholungen. Steigern Sie die Gewichte langsam über 8 bis 16 Wochen, nehmen Sie nach und nach maximal 10 Übungen ins Programm und üben Sie am Schluss jede Übung zweimal mit acht bis zehn Wiederholungen. Wichtig: Sie sollten einen kleinen Schmerz spüren. Denn nur durch Überforderung, in Form winziger Verletzungen im Muskel, wird der Körper veranlasst neue Fasern zu bilden. Dagegen kann ein sanfteres Training Muskelmasse nur erhalten. Wer das harte Programm durchhält, kann dafür irgendwann wieder normal essen ohne gleich zuzunehmen.

super gut ungeeignet

Ruhig richtig powern

119 Sportarten wie Laufen, Radeln, Rudern und Skaten lassen Fettpolster nachhaltig schrumpfen – wenn Sie sich richtig anstrengen. Wer über 35 Jahre alt ist oder eine Erkrankung hat, geht vor dem Start zu einem Gesundheitscheck beim Arzt und lässt sich dort beraten, wie stark er sich beim Traininig belasten darf.

super gut ungeeignet

Sport vor dem Essen

120 Planen Sie das Gros Ihrer sportlichen Aktivitäten vor einer der Hauptmahlzeiten ein. Forscher der Universität Westminster/London haben nämlich herausgefunden, dass die Fettverbrennung intensiver wird, wenn man vor dem Essen kräftig trainiert.

super gut ungeeignet

Plateauphasen austricksen

121 Lassen Sie sich nicht entmutigen, wenn es plötzlich mit dem Abnehmen nicht mehr weitergeht und nicht einmal ein einziges Gramm schwinden will. Solche Phasen sind normal. Dann braucht der Körper einfach Zeit für sich und seine unsichtbaren Umbauprozesse. Wenn sich auf der Waage nichts mehr tut, stoppen Sie Ihr Abnehmprogramm. Essen Sie weiter gesund, aber wiegen Sie nicht alles ab. Überprüfen Sie Ihr Gewicht wöchentlich, damit Sie in dieser Phase nicht mehr als zwei bis drei Kilo zunehmen.

Dann beginnen Sie mit einer neuen Strategie: Stellen Sie sich einen völlig neuen Code zusammen. Lesen Sie dafür alle infrage kommenden Codes noch einmal durch (vor allem die auf Seite 26 ff.). Falls Sie sich abends bisher bei den eiweißreichen Rezepten bedient haben, wechseln Sie jetzt zu den nachhaltigen oder magenfüllenden. Schauen Sie sich außerdem nach neuen Sportarten um. Wechseln Sie zum Beispiel von Ausdauer- zu Krafttraining, von Geräten zu Aquagymnastik.

super ◯ gut ◯ ungeeignet ◯

Mal einen Tag freinehmen

122 Wer Abnehmen als Langzeitprojekt versteht, hält besser durch, wenn er sich zwischendurch auch einmal etwas Schönes gönnt und bei Festen nicht abseits stehen muss. Freuen Sie sich im Voraus und bereuen Sie nichts. Aber kehren Sie am nächsten Tag wieder zu Ihrem Schlankheits-Code zurück.

super ◯ gut ◯ ungeeignet ◯

Mindestens ein Jahr dranbleiben

123 Wenn Sie Ihr Wunschgewicht erreicht haben, schreiben Sie es auf einen großen Zettel und hängen den über die Waage. Wiegen Sie sich von nun an täglich. Schlagen die Zeiger zu weit aus, aktualisieren Sie Ihren Schlankheits-Code, reduzieren die Kalorien wieder sanft und essen ein, zwei Tage eiweißbetont. Nur Geduld: Ihr Körper braucht sechs bis zwölf Monate um sich zu stabilisieren.

super ◯ gut ◯ ungeeignet ◯

Das Erreichte stabilisieren

124 Sie haben über die Jahre viele Aufs und Abs erlebt und im Moment nur wenig Übergewicht? Vergessen Sie für eine Weile alle Diäten. Gönnen Sie sich ein halbes, besser noch ein Jahr Pause. Wiegen Sie sich in dieser Zeit täglich und sorgen Sie dafür, dass das Gewicht nie mehr als 2,5 Prozent steigt. Im Bedarfsfall mit Bewegung gegensteuern.

super ◯ gut ◯ ungeeignet ◯

CODE ANPASSEN

Jo-Jo-Opfer profitieren ganz besonders vom Schlankheits-Code, wenn sie ihn alle acht bis zwölf Wochen aktualisieren. Freuen Sie sich über jede schlankmachende Gewohnheit, die Sie fest in Ihren Alltag integriert haben. Und suchen Sie immer wieder neue Herausforderungen – auch unter den Codes, die Sie nicht auf Anhieb angesprochen haben.

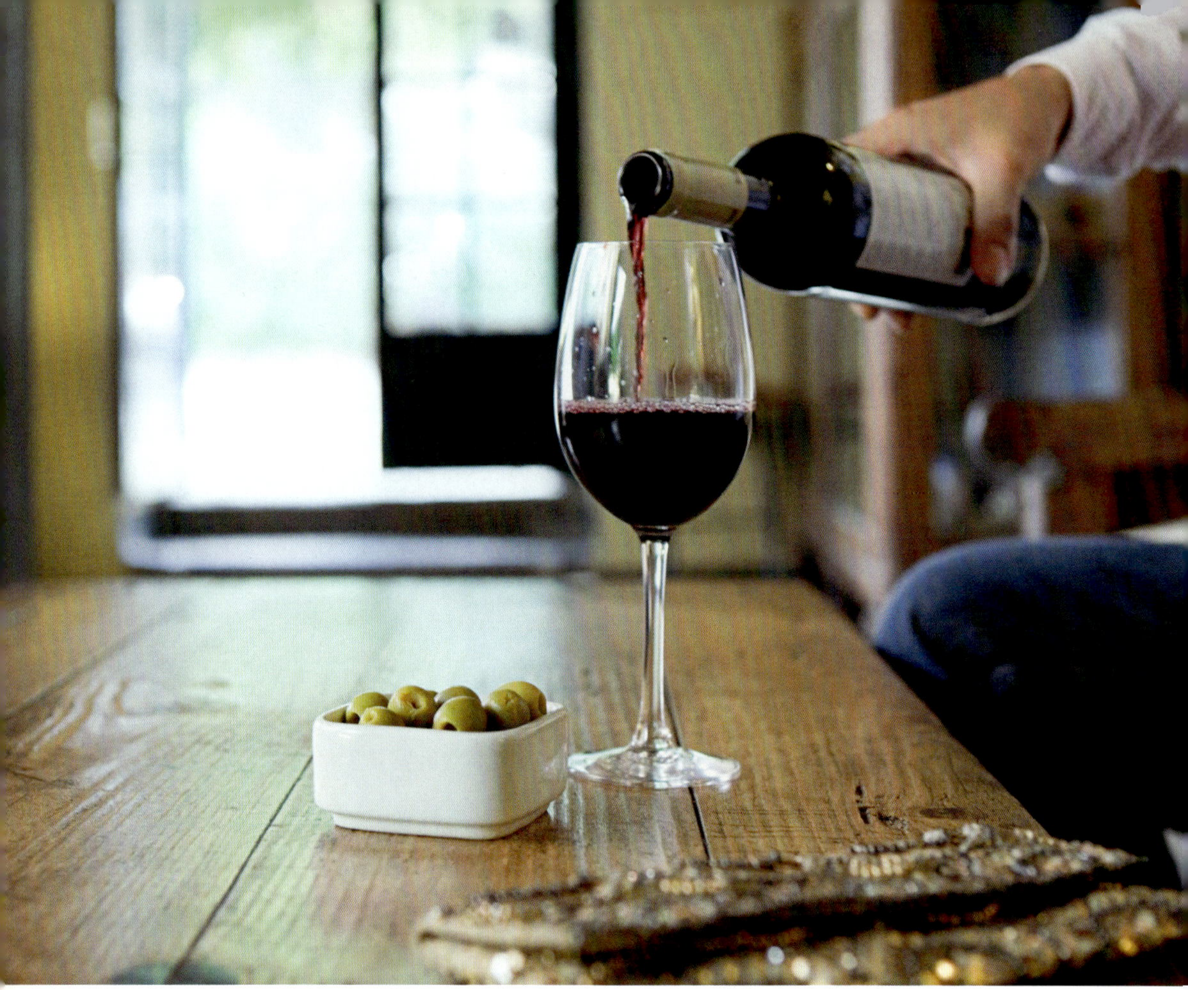

TRINKFEST

Der erste Drink entspannt und hebt die Laune. Doch schon der zweite landet auf den Hüften. Deshalb ist es immer gut zu wissen, wie Alkohol uns in die Fettfalle lockt.

TRINKFEST – DIE STORY

MIT EINER FLASCHE Burgunder wird das Unmögliche zum Kinderspiel. Das erste Glas holt mich aus dem Stress, das zweite verschönt den Abend und das dritte lässt mich wie Superman abheben. Ich bin kein Trinker – glaube ich jedenfalls. Ich trinke nicht mehr als die anderen, bin ein unauffälliger Alltagsgenießer. Und wenn man es nicht übertreibt, soll Trinken ja auch gesund sein, oder? Deshalb führt mich, wenn ich abends heimkomme, der erste Weg zum Schrank. Ich hole mir ein Glas, entkorke die Flasche und gieße ein. Zugegeben, mein Weinglas ist etwas größer als gewöhnlich; eigentlich ist es sogar ein Wasserglas. Aber es liegt so gut in der Hand. Nach dem ersten Glas bekomme ich Hunger und esse etwas. Manchmal gerät mein Appetit dabei leider außer Kontrolle. Wein und Nüsse oder Wein und Tortillachips, diese Kombinationen sind einfach unwiderstehlich.

Manche Leute halten mich für eine Stimmungskanone. Die haben mich sicher auf einer Party kennengelernt. Nach ein, zwei Gläschen bin ich locker. Dann quatsche ich wildfremde Leute an und amüsiere mich köstlich. Wahrscheinlich habe ich im letzten Jahr zugenommen, weil ich ständig irgendwo eingeladen war. Manchmal habe ich dabei mehr getrunken, als mir gut tat. Mein Gehirn funktioniert normalerweise zuverlässig wie ein Uhrwerk. Aber in letzter Zeit? Filmriss, weiß der Teufel, was ich in den Stunden angestellt habe, an die ich mich nicht mehr erinnere. Um meinen Freunden weitere Peinlichkeiten zu ersparen und meine grauen Zellen vor Schaden zu bewahren, wird jetzt streng rationiert. Stattdessen lerne ich Tango tanzen; das kommt bei den Frauen sowieso viel besser an.

TRINKFEST – DER HINTERGRUND

DIE GUTE NACHRICHT ZUERST: Nicht jeder, der sich gern ein Glas Wein gönnt, wird zum Trinker. Die schlechte: Alkohol macht dick, er stoppt die Fettverbrennung für Stunden und unterwandert alle guten Vorsätze.

KALORIENBOMBE ALKOHOL

Wer mit Vergnügen täglich ein Glas mehr trinkt, hört es nicht gern, aber Alkohol ist eine echte Kalorienfalle. Ein Gramm davon liefert sieben Kilokalorien, also fast doppelt so viel wie ein Gramm Zucker (vier Kilokalorien) und beinahe so viel wie ein Gramm Fett (neun Kilokalorien).

Wein oder Bier, was macht dicker?

Ein Weintrinker konsumiert mit einem halben Liter je nach Schwere des Weins bereits 30 bis 50 Gramm Alkohol. Mit den Kalorien aus diesem Quantum (250 bis 350) ist oft schon ein erheblicher Teil des täglichen Energiebedarfs gedeckt. Noch schlimmer: Alkohol sorgt dafür, dass das körpereigene Fett langsamer abgebaut wird. Weil Alkohol für den Körper ein Gift ist, verbrennt er ihn immer zuerst. Die Energie aus dem Essen geht derweil auf Lager – wiederum direkt in die Fettzellen. Ein weiteres Problem, denn Alkohol ersetzt in der Regel nicht das Essen, sondern wird zusätzlich getrunken. Der Bierbauch stammt also nicht vom Bier, sondern von den Kalorien, die wir insgesamt konsumieren. Apropos Bier: Trotz des geringeren Alkoholgehalts kommen passionierte Biertrinker in der Regel auf ähnlich hohe Alkoholmengen wie Weinliebhaber. Sie trinken nämlich meist mehr. Ähnliches gilt auch für die Kalorienzufuhr: Wein enthält zwar etwa 650 Kalorien pro Liter, Bier nur 420 Kalorien. Doch diesen Unterschied machen viele Biertrinker durch größere Trinkfestigkeit wett. Der bundesdeutsche Durchschnittsmann deckt sogar rund zwölf Prozent seines täglichen Kalorienbedarfs über seinen Bierkonsum.

Steter Tropfen wölbt den Bauch

Es ist aber nicht die Riesenparty mit dem großen Rausch, die sich auf den Hüften niederschlägt. Gerade die mäßigen zwei, drei Gläser pro Tag, die kaum ein Arzt beanstanden würde, sind gefährlich für die Figur. Denn der Alkohol blockiert die Verbrennung von Fett aus den eigenen Polstern. Die »eingesperrten« Fettkalorien lassen sich ausgerechnet um die Leibesmitte nieder (androide Adipositas) und machen sich so besonders deutlich bemerkbar. Wer ernsthaft und nachhaltig abnehmen möchte, geht deshalb am besten jedem Tropfen aus dem Weg. Denn alkoholische Getränke, vor allem wenn sie süß sind, tricksen alle Sättigungsmechanismen des Körpers aus. Trotz hoher Kalorienmengen kommt im Kopf oft nicht an, dass genug eben genug ist. Wenn jetzt noch fetthaltige Leckereien wie Chips oder Käsewürfelchen herumstehen, wandern sie in den Mund, bevor es uns recht bewusst wird. Selbst wer sich tagsüber zurückgehalten hat, findet plötzlich nichts dabei, richtig zuzulangen.

X BIN ICH DAS?

	ja	nein
Gehört ein bestimmtes Quantum Wein oder Bier zu Ihrem Alltag?	☐	☐
Trinken Sie regelmäßig, weil es Ihnen schmeckt und den Stress mindert?	☐	☐
Können Sie sich ein gutes Essen ohne Alkohol nicht vorstellen?	☐	☐
Trinken Sie mehr als viermal die Woche Alkohol?	☐	☐
Fällt es Ihnen schwer, nach dem ersten Glas aufzuhören?	☐	☐
Essen Sie mehr, wenn Sie Alkohol trinken?	☐	☐
Werden Sie ab und zu wegen Ihres Alkoholkonsums kritisiert?	☐	☐
Haben Sie das Gefühl, dass Sie Ihren Alkoholkonsum reduzieren sollten?	☐	☐

Wer mehr als eine Frage mit Ja beantwortet, kann einen Teil seiner überschüssigen Pfunde mit Sicherheit dem Alkohol zuschreiben. Verzicht führt wahrscheinlich zum nachhaltigen Abnehmen. Wer alle Fragen mit Ja beantwortet, läuft mit seinem Konsumverhalten Gefahr, alkoholsüchtig zu werden.

TRINKFEST – DIE AUSWEGE

WENN SIE SICH in diesem Pfundstyp wiederentdeckt haben, können Ihnen die folgenden Codes helfen, endlich erfolgreich abzunehmen.

Wie viel trinke ich eigentlich?

125 Um festzustellen, wie hoch Ihr Konsum tatsächlich ist, müssen Sie jedes Glas gleich aufschreiben. Prüfen Sie außerdem mit einem Messbecher, wie viel in die benutzten Gläser passt. Bei bestimmten Glasformen verschätzen sich sogar Barkeeper um bis zu 30 Prozent.

super ○ gut ○ ungeeignet ○

Situationen in den Griff kriegen

126 Machen Sie sich klar, bei welchen Gelegenheiten Sie häufig zu viel trinken. Leert sich die Flasche besonders schnell, wenn Sie allein zu Hause sitzen? Dann stellen Sie sich eine abgemessene Menge bereit und räumen den Rest aus dem Blickfeld. Oder verlieren Sie den Überblick auf Partys, weil immer jemand das halbleere Glas wieder füllt? Legen Sie einen Bierdeckel oder ein Blatt Papier auf Ihr Glas und sagen Sie »Danke, ich trinke lieber erst aus.« Mehr Infos unter **www.schlankheits-code.de**

super gut ungeeignet

Kontrolliert trinken

127 Wenn Sie nicht ganz auf Alkohol verzichten möchten, reduzieren Sie zumindest die Menge. Überlegen Sie, wie viel Sie trinken möchten. Nehmen Sie sich zum Beispiel vor, pro Tag nicht mehr als eine Flasche Bier (0,3 l; 139 Kalorien) oder ⅛ Liter Wein (rund 85 Kalorien) zu trinken. Zusätzlich könnten Sie sich daran gewöhnen, Wein und Bier nicht vor 18 Uhr zu genießen und den Durst mit Wasser zu löschen, bevor Sie zu Alkoholischem greifen.

super gut ungeeignet

Alkoholfreie Tage planen

128 Manchem fällt es leicht, unter der Woche auf Alkohol zu verzichten und sich dafür am Wochenende ein Glas zu gönnen. Wer im Rahmen geschäftlicher Anlässe oft Alkohol trinken muss, verzichtet besser samstags und sonntags.

super gut ungeeignet

Gewohnheiten wechseln

129 Wer gern Wein trinkt, aber die Mengen nicht im Griff hat, kann auf Bier, ein leichtes Mixgetränk oder Weinschorle umsteigen. Denn wenn festgefahrene Gewohnheiten durchbrochen werden, reduziert sich die Menge fast schon von allein. Das trifft auch dann zu, wenn Sie zum Beispiel an bestimmten Orten oder bei bestimmten Gelegenheiten (etwa vor dem Fernseher) keinen Alkohol mehr trinken.

super gut ungeeignet

Vier Wochen »ohne« probieren

130 Jeder von uns reagiert ein bisschen anders auf Alkohol. Gerade Männer nehmen schon allein dadurch deutlich ab, dass sie einfach den Alkohol weglassen – und dabei weiter essen wie bisher. Prüfen Sie nach vier Wochen, ob sich die Alkoholabstinenz auf der Waage bemerkbar macht.

super gut ungeeignet

Kleine Menge einbauen

131 Bei einigen Menschen hilft eine kleine Menge Weißwein am Abend den Hunger zu dämpfen und sich zufrieden zu fühlen. Um auszuprobieren, ob das auch bei Ihnen wirkt, bauen Sie 125 Milliliter trockenen Weißwein in Ihren Tagesplan ein. Wichtig: Messen Sie die Menge genau ab. Wer darüber hinausgeht, verfehlt den positiven Effekt und wird womöglich noch hungriger.

super gut ungeeignet

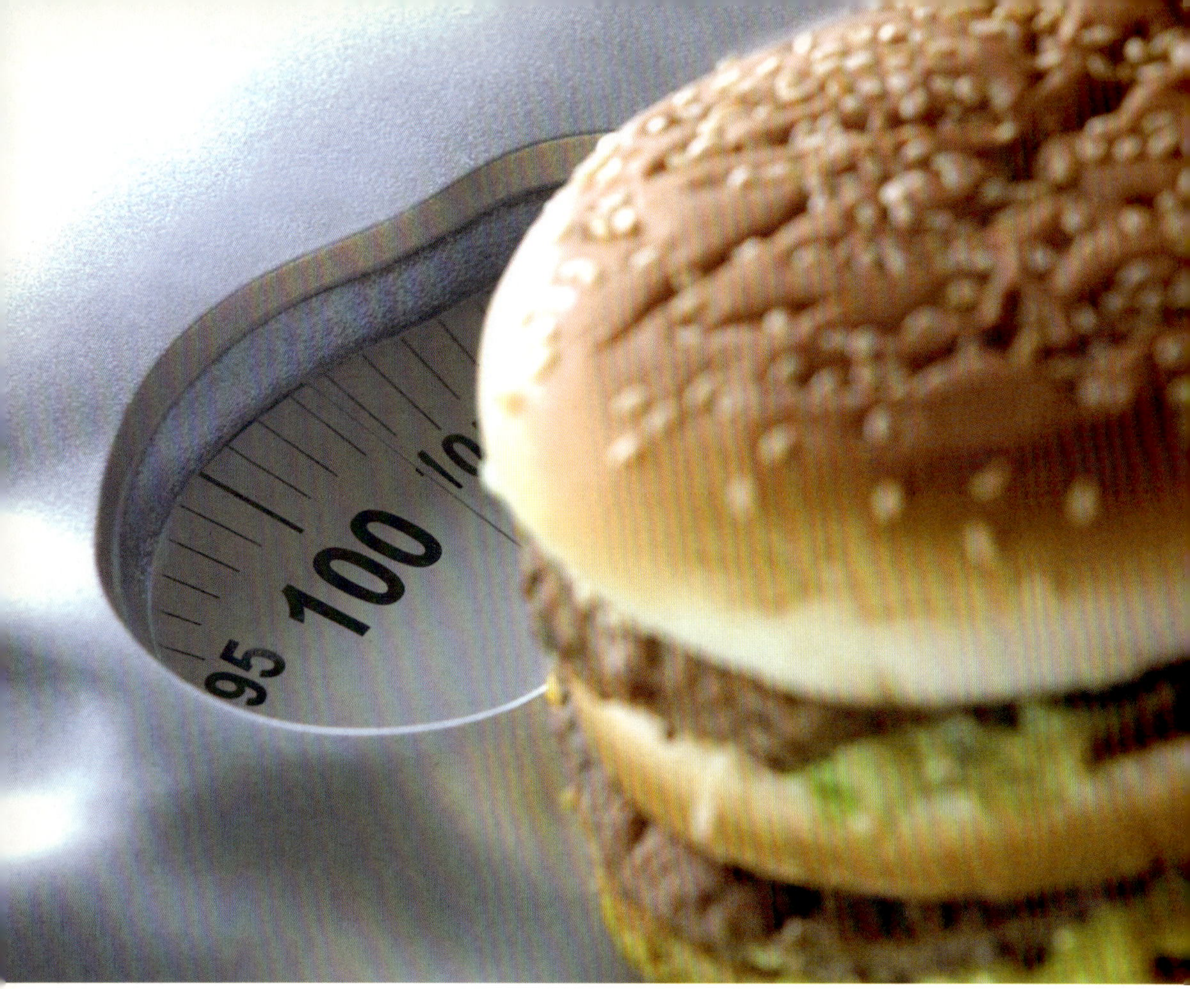

VOLLBESCHÄFTIGT

Sie möchten gern abnehmen, haben aber keine Zeit zum Kochen und für ein entsprechendes Bewegungsprogramm? Das lässt sich ändern.

VOLLBESCHÄFTIGT – DIE STORY

MACH DOCH MAL. Wo bleibt mein Essen? Geht das nicht schneller? Ich hab keine Zeit. Hab ich keine? Jedenfalls keine, um sie beim Essen zu verschwenden, dachte ich damals. Morgens sprang ich erst ins Bad, dann in die Jeans – schon war ich aus der Tür und saß im Auto. Parkplatz suchen, im Café an der Ecke einen Becher Karamell-Macchiato holen, ab ins Büro. Zuerst da zu sein, immer etwas fixer zu sein als die anderen, das war mir wichtig. Zwischen zwei Telefonaten, meist so gegen zehn Uhr, meldete sich ein hohles Gefühl

irgendwo zwischen Magen und Großhirn. Ich lief in die Cafeteria. Die Schokocroissants dort waren spitze, ein belegtes Brötchen dazu, fertig war mein Standardfrühstück. Ich aß wie immer am Schreibtisch. An schlechten Tagen ärgerte ich mich über die Fettflecke, die meine Krümel auf wichtigen Papieren hinterließen.
Der Spaziergang, den meine Kollegen und ich mittags unternahmen, richtete sich nach unserem Appetit. Einmal führte uns der Parcours in einen Dönerladen, ein anderes Mal gönnten wir uns eine Currywurst oder Leberkäse am Stehtisch einer Metzgerei. Wichtig war vor allem eins: dass wir schnell an unser Essen kamen und keine Zeit mit lahmem Service vergeudeten. War im Büro viel los, blieben wir gleich dort und riefen den Pizzaservice an.

PLÖTZLICH WAR ICH IMMER MÜDE

Mit der Zeit nahm mein Arbeitspensum zu; die Mittagsmahlzeit schien mir immer mehr als lästige Unterbrechung. Manchmal wünschte ich mir zwar eine entspannte Pause am schön gedeckten Tisch, doch mein Job ließ mir wie ich meinte keine Zeit für Slowfood. Anfangs dachte ich mir nichts dabei, aber nach und nach kam ich doch ins Grübeln, weil es mir in der Früh immer schwerer fiel aufzustehen. Ich war doch erst dreißig! Ein paar Wochen später ging ich zum Betriebsarzt, ließ mir Blut abzapfen und beichtete ihm meine neue Neigung zum Büroschlaf.
»Müdigkeit ist der Schmerz der Leber.« Der Doktor neigte sich mir zu und senkte die Stimme: »Trinken Sie?« »Was? Meinen Sie Schnaps? Nein, das gehört nicht zu meinen Lastern.« »Sie leiden unter einer veritablen Fettleber. Man sieht das Fett deutlich im Ultraschall.« »Klar, ich bin ein bisschen dicker als dünn, aber wieso stört das meine Leber?« »Vielleicht essen Sie falsch?« Ich zuckte mit den Achseln. Was mir schmeckt, ist meine Sache. »Kennen Sie den Film »Supersize me?« Ich schüttelte den Kopf. Ich hatte zwar davon gehört, dass es darin um Fastfood ging. Aber ich habe mir nicht die Zeit genommen, ihn anzuschauen. Ein US-Dokumentarfilm. Ich war mude und fühlte mich schlecht. Was ging mich der Lebensstil der Amerikaner an?

Durch einen Film wurde alles anders

Der Doktor meinte, er würde mir diesen Film am liebsten auf Rezept verordnen, und legte mir eine abgegriffene DVD hin. »Die können Sie mir nächste Woche wieder mitbringen.« Ein paar Tage später sah ich mir den Streifen wirklich an – und bekam ihn kaum wieder aus dem Sinn. Spannend, amüsant und nachdenklich erzählt er die Geschichte von einem, der auszog, sich einer radikalen Fastfood-Kur zu unterziehen und sich einen Monat lang nur mit Burgern, Pommes und Milchshakes vollzustopfen. Das Ergebnis: Übergewicht und mieses Befinden. Das war ja ich; beinahe gegen meinen Willen dämmerte mir: »Keine Zeit« ist wohl nicht der beste Umgang mit dem Thema Essen. Ich kaufte mir das erste Kochbuch meines Lebens und verbrachte drei Stunden im größten Supermarkt der Stadt. Schließlich bat ich meine Lieblingstante um einen Grundkurs im Gemüsekochen. Vier Wochen später grinste der Doktor zufrieden. Er sah meine kulinarischen Fortschritte bereits im Ultraschall. Nach sechs Monaten hatte sich meine Leber erholt.

VOLLBESCHÄFTIGT – DER HINTERGRUND

EHRGEIZ UND LANGE Arbeitstage, in der Familie viel um die Ohren, Freizeitstress und Zeitdruck von allen Seiten? Hektik gehört heute mehr denn je zu unserem Leben. Weil da oft keine Zeit zum Essen bleibt, tun viele es nur noch im Vorübergehen. Doch täglich auswärts zu essen und dabei schlank und gesund zu bleiben, das gelingt nur den vier oder fünf Prozent, die von der Natur mit einem besonders günstigen Stoffwechsel beschenkt wurden und sich viel bewegen. Alle übrigen essen zu viel, wenn sie sich keine Zeit nehmen zu registrieren, was auf dem Teller liegt. Ein zweites Problem: Die Gastronomie lockt gern mit cremigem Wohlgeschmack, der allein vom Fett stammt. Wie viele Kalorien dabei auf dem Teller landen, lässt sich nur schwer schätzen. Schon ein Kaffee – oft gar nicht zum Budget gerechnet – liefert in mancher Café-Kette 400 Kalorien.

DIE LÖSUNG: SELBSTVERSORGER

Wollen Sie der Fastfood-Falle entgehen, bleibt Ihnen nichts anderes übrig, als sich selbst um gesundes Essen zu kümmern, selbst einzukaufen und zu kochen. Und dafür brauchen Sie Zeit. »Ich würde ja gerne, aber ich kann nicht, weil meine (vielen) Pflichten es nicht erlauben« – wer so redet, dem fallen natürlich tausend Gründe ein, warum er nicht abnehmen kann: Mein Job erlaubt es nicht. Als Mutter kann man das nicht. Da müsste ich ja zweimal kochen. Mein Mann will keine Diätgerichte. Das sind nur einige der Argumente.

Wechseln wir jedoch die Einstellung zur eigenen Zeitplanung öffnen sich »Zeitfenster«, die Raum für einen schlankeren Lebensstil ermöglichen. Keine Zeit, dieses Argument basiert nämlich nicht auf der Realität, sondern zeugt von einer inneren Einstellung. Schließlich wälzen wir die Verantwortung für unsere Entscheidungen nur zu gern auf unser Umfeld ab. Ganz nach dem Motto: Ich würde ja gern, aber die Umstände verbieten es mir. Dabei wissen wir tief drinnen: Wenn wir es wirklich wollen, finden wir so viel Zeit, wie nötig ist, um in den Schlankheits-Code einzusteigen. Ist der Wille stark genug, finden wir auch die Zeit dazu.

VOLLBESCHÄFTIGT – DIE AUSWEGE

WENN SIE SICH in diesem Pfundstyp wiederentdeckt haben, können Ihnen die folgenden Codes helfen, endlich erfolgreich abzunehmen.

Freiräume suchen

132 Sie glauben, es fehle Ihnen an Zeit für Ihre Abnehmpläne? Zücken Sie Ihren Kalender und markieren Sie, wo freie Stunden oder Minuten sind, die Sie nutzen können um Ihre Pläne umzusetzen. Überprüfen Sie dann alle Termine: Sind sie Ihnen wichtiger als Ihr Wunsch abzunehmen? Bewerten Sie Ihre Dates mit ein, zwei oder drei Kreuzchen. »Verpflichtungen« mit weniger als drei Kreuzchen können Platz machen für Ihren neuen Lebensstil.

super ○ **gut** ○ **ungeeignet** ○

Zeitbedarf einschätzen

133 Es fällt Ihnen leichter sich einen neuen schlankeren Lebensstil anzueignen, wenn Sie die Sache richtig organisieren. Dazu gehört auch, den Zeitbedarf realistisch einzuschätzen. Planen Sie Puffer ein, damit Ihre Abnehmpläne nicht komplett durcheinandergeraten, falls einmal etwas Unvorhergesehenes passiert. Prüfen Sie bei jeder Ihrer Code-Nummern, wie viel Zeit dafür erforderlich ist. Tragen Sie diese Zeiten in Ihren Kalender ein.

super ○ **gut** ○ **ungeeignet** ○

Essen im Voraus planen

134 Gehen Sie strategisch vor und stellen Sie sich für jeden Tag oder jede Woche im Voraus einen Speiseplan zusammen. Wenn Sie sich lieber nach einem vorgegebenen Diätplan richten, blättern Sie einfach weiter auf Seite 154 ff. Wichtig: Kalkulieren Sie Ihren Zeitbedarf für Zubereitung und Kochen sowie das Verpacken der Mahlzeiten.

super ○ **gut** ○ **ungeeignet** ○

Den Einkauf organisieren

135 Schreiben Sie vor dem Einkaufen genau auf, was Sie benötigen, und weichen Sie nur dann davon ab, wenn beispielsweise eine bestimmte Gemüsesorte ausverkauft ist und durch eine andere ersetzt werden muss. Planen Sie auch den Weg Ihrer Einkaufstour, damit Sie Zeit sparen und nichts vergessen.
Mehr Infos unter www.schlankheits-code.de

super ○ **gut** ○ **ungeeignet** ○

X BIN ICH DAS?

	ja	nein
Verzichten Sie morgens aus Zeitgründen aufs Frühstück?	☐	☐
Essen Sie lieber außer Haus als selbst zu kochen?	☐	☐
Kaufen Sie Snacks für Ihre Arbeitspausen im Vorübergehen?	☐	☐
Trifft man Sie mittags am Imbissstand oder im Café?	☐	☐
Essen Sie gern im Stehrestaurant?	☐	☐
Sind Sie mehr als zweimal pro Woche Kunde im Schnellrestaurant oder beim Pizzaservice?	☐	☐
Bleibt Ihre Küche oft kalt?	☐	☐
Essen Sie unregelmäßig und nur wenn gerade Zeit dafür ist?	☐	☐
Verzichten Sie auf Geschmack, wenn es dafür schneller geht?	☐	☐

Wer mehr als zweimal mit Ja antwortet, nimmt sich fürs Essen zu wenig Zeit.

Öfter mal Nein sagen

136 Sie wollen freie Zeit für sich und den Schlankheits-Code? Dann üben Sie, wie man ohne schlechtes Gewissen Nein sagt. Wer freundlich ablehnt, stößt viel seltener auf Protest, als er denkt. Am schwierigsten ist es, sich gegen die eigenen Ansprüche abzuschotten. Erteilen Sie daher jeden Tag einem Ihrer »Zeiträuber« vor dem Spiegel lächelnd eine Abfuhr.

super ○ **gut** ○ **ungeeignet** ○

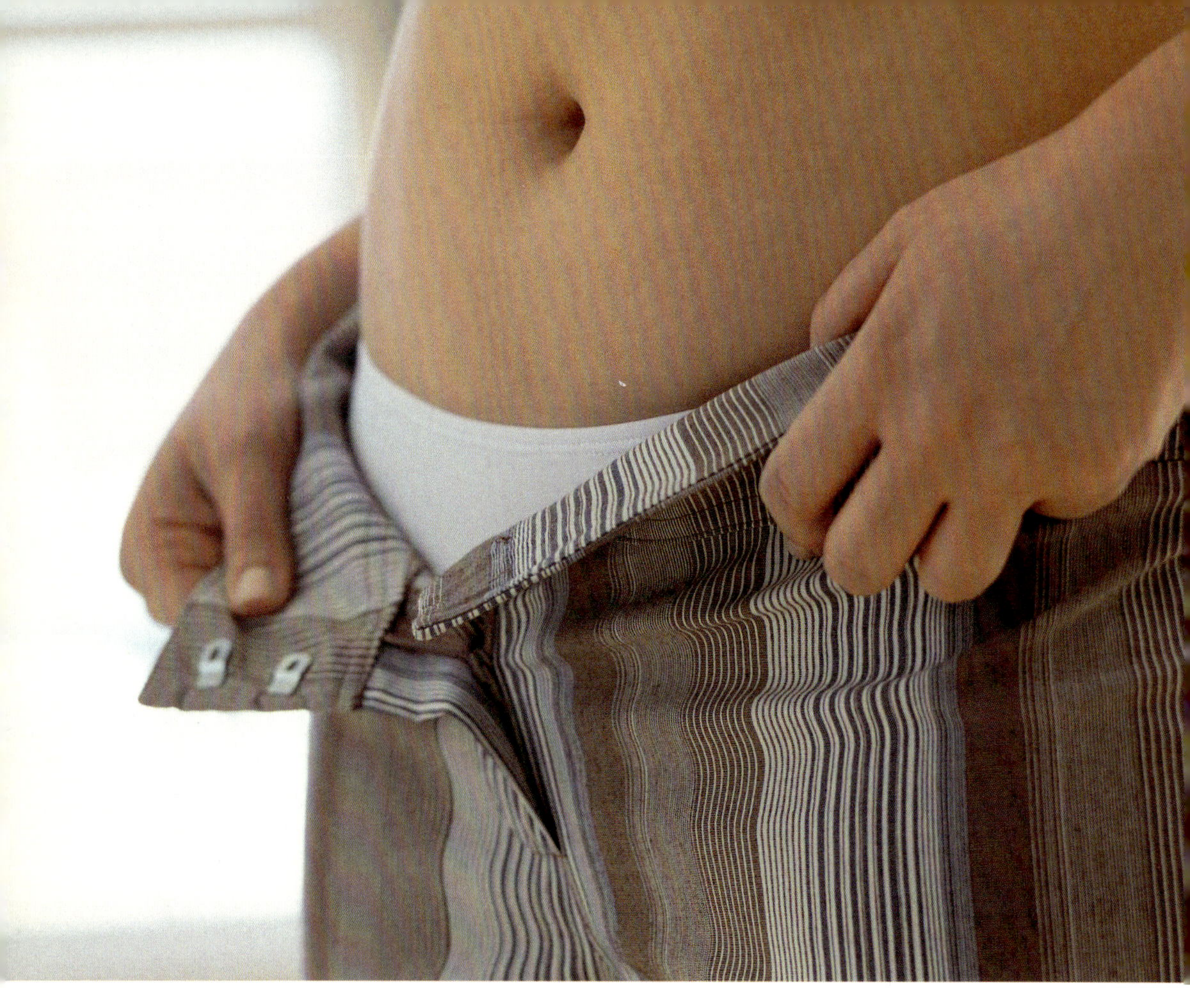

WECHSELJAHRE

Muss eine Frau hilflos zusehen, wenn ihr die hormonelle Talfahrt Figur und Laune verdirbt? Nein, denn wir wissen heute, was wirklich hinter dem Tief steckt.

» WECHSELJAHRE – DIE STORY

LYDIA HAT GANZ LEICHT acht Kilos abgenommen.« Blödsinn, klick, weg mit dem Spam. Doch die Betreffzeile der ungebetenen Werbebotschaft blieb in meinem Kopf hängen. Im Lauf des Tages bohrte sich der Satz immer tiefer: ganz leicht acht Kilos. Und wenn doch etwas dran ist? Ich betrachtete mich kritisch im Spiegel: Abgesehen von ein paar Falten ganz in Ordnung für meine Fünfzig. Ärgerlich war nur der Bauch dort, wo früher meine Taille war. Ich betrachtete mich im Profil; die Rundung ragte beinahe so weit hervor wie mein Busen.

Wenn ich früher nach Weihnachten oder nach dem Urlaub ein paar Pfunde zu viel auf die Waage brachte, saßen diese an meinen Schenkeln und am Hintern. Meine Taille aber blieb schmal, der Bauch flach. Irgendwann aber begann ganz schleichend die »Verwandlung«: Meine Schenkel wölbten sich nicht mehr wie früher üppig nach außen; sie schienen sogar schmaler geworden. Dafür dehnte sich die Körpermitte aus. Früher war ich ein klassischer Birnentyp, jetzt geriet ich mehr und mehr zum Apfel. Die gewohnten Hosen Größe 38 passen nicht mehr. Doch während es früher um den Po herum spannte, wenn ich beim Essen über die Stränge schlug, quoll jetzt eine weiche Rolle aus dem Hosenbund; selbst wenig ich wenig aß.

BAUCH, WO FRÜHER TAILLE WAR

»Find Dich damit ab«, sagte der Mann meines Lebens. »Wir werden alle nicht jünger. Mit dem kleinen Ränzlein kannst du doch leben.« Aber wollte ich das überhaupt? Einige Tage schlich ich bedrückt herum, machte mir Gedanken übers Älterwerden, fürchtete mich. Dann begann der Scheidungskrieg unserer Tochter und verdrängte jeden anderen Kummer aus meinem Leben. Ich zog meine drei Enkelkinder aus der Schusslinie. So geriet die Großmutter unversehens wieder zur Mutter, diesmal sogar zu einer Art Übermutter. Mit tausend guten Worten, Geduld und kross gebratenen Schnitzeln versuchte ich die Kids so weit zu stabilisieren, dass ihre Schulnoten im grünen Bereich blieben. Aber ich war dünnhäutiger als früher. Ihre Unordnung machte mich rasend, ihre Popsongs ließen mich die Wände hochgehen. Kein Wunder dass sich am Abend die Rotweinflasche schneller leerte.

Zum Glück kehrte nach ein paar Monaten Frieden ein; die Kinder gingen wieder. Als die Tür hinter ihnen zufiel, saß ich heulend auf der Treppe. Meine Knochen hatten sich aufgelöst, ich fühlte mich zu schwach um die nächste Stufe zu bewältigen. »Geh endlich zum Arzt«, befahl mein Ehemann.

Wir schaffen das

Mein alter Doktor war nicht mehr da. Dafür federte mir ein Weißkittel entgegen, der aussah wie Sean Connery in den ersten Bond-Filmen. Hoffentlich muss ich mich nicht ausziehen, dachte ich, als er mir die Hand schüttelte.

Schweigend hörte er sich meine Klagen an, machte Notizen. Erst als er nach Problemen beim Sex fragte, fiel mir ein, wie oft ich meinen Mann in letzter Zeit mit »Ach, jetzt nicht, keine Zeit, geht mir nicht gut« abgewiesen hatte. Ich antwortete vornehm, die Frequenz habe nachgelassen. Er nickte. Dann fischte er ein Maßband aus der Schublade und drückte es mir in die Hand. »Messen Sie mal Ihren Taillenumfang.« Auf die Manschette vom Blutdruckgerät oder den Pikser für die Laborwerte war ich vorbereitet, zur Not auch auf ein EKG. Aber dieses banale Maßband brachte mich aus dem Konzept. Mir schoss das Blut ins Gesicht als ich ihm das Ergebnis sagte. Sean Connery nickte erneut. »Den Bauch müssen wir wegkriegen.« Was heißt hier wir? Ich senkte den Blick, fühlte mich vorgeführt. »Wenn Sie es angehen wollen, helfe ich Ihnen.« Verwundert sah ihn an. »Wirklich?« Er hielt sein Wort. Inzwischen besitze ich wieder eine Taille.

WECHSELJAHRE – DER HINTERGRUND

AUCH WENN NUR RUND ein Drittel bis die Hälfte aller Frauen überhaupt etwas von den Veränderungen bemerkt: Niemand kann den Umstellungsphasen des Körpers ausweichen. Doch die Wechseljahre äußern sich bei jeder Frau anders. Der Grund: Der Körper setzt die Sexualhormone, die in den Keimdrüsen gebildet werden, nicht direkt ein. Er schickt sie über das Blut zwar an ihre Zielorte im Kern der Zellen. Dort aktivieren sie jedoch erst einmal die ihnen zugeordneten Gene. Die wiederum stoßen dann über lange Stoffwechselketten hinweg alle nötigen Wirkungen im Körper an. Die Erbanlagen bestimmen neben Umweltfaktoren wie der Ernährung auch über den persönlichen Bedarf an Sexualhormonen. Deshalb spürt die eine Frau mehr von deren Schwund, die andere weniger.

X BIN ICH DAS?

	ja	nein
Haben Ihre Wechseljahre früh begonnen (vor dem 55. Lebensjahr)?	☐	☐
Sind Sie schon länger in den Wechseljahren und haben Sie bereits seit einiger Zeit keine Blutung mehr?	☐	☐
Mussten Sie sich schon einmal einer gynäkologischen Operation unterziehen?	☐	☐
Haben sich in letzter Zeit deutliche Fettpolster am Bauch entwickelt?	☐	☐
Sind Arme, Beine und vor allem der Po eher dünner als früher?	☐	☐
Fühlen Sie sich oft kraftlos und unfähig Probleme zu lösen?	☐	☐
Verspüren Sie weniger Lust auf Sex als in früheren Zeiten?	☐	☐

Wenn Sie mehr als zwei Fragen mit Ja beantwortet haben, kann es sein, dass Ihrem Körper die Umstellung der Hormone Probleme bereitet. Und das bringt nicht selten unerwünschte Pfunde mit sich.

WENN DIE HORMONPRODUKTION NACHLÄSST

Jenseits des vierzigsten Geburtstags geben die Eierstöcke langsam ihre Arbeit auf. Sie produzieren weniger Hormone, das Klimakterium beginnt. Doch woher weiß der Körper überhaupt, welche Hormone wann und wo gebildet werden müssen? Der Chef der zehntausend Botenstoffe, zu denen auch die Hormone gehören, sitzt im Gehirn, genauer gesagt, in einem besonders gut durchbluteten Gebiet des Hypothalamus. Hier verbinden sich körperliche Effekte mit Botschaften aus der Umwelt und Signalen der Seele zu einer komplexen Gefühlswelt, die jeden von uns einzigartig macht.

Bin ich schön?

Den Verlust ihrer Fruchtbarkeit verschmerzen die meisten Frauen ziemlich leicht. Es sind ganz andere Effekte, die ihnen jahrelang zu schaffen machen. Denn zum Leidwesen vieler zeigt sich der veränderte Stoffwechsel auch im Körpergewicht. Oft bilden sich neue Rundungen an Schenkeln, Po, Busen und Oberarmen. Gut verteilt tragen sie zur Attraktivität bei, weil eine feine Fettschicht Haut und Gewebe unterfüttert und so erste Fältchen glatt bügelt. Noch wichtiger fürs Wohlbefinden als für die reine Optik sind jedoch die Östrogene, die weiterhin im Unterhautfettgewebe gebildet werden. Mit ihnen puffert der Körper den rapiden Rückgang der Hormone ab. Eine geringe Gewichtszunahme von zwei, drei Kilo wirkt in den Wechseljahren also sogar positiv und ist wohl eine Art Selbstschutz des Körpers. Trotzdem: Eine schmale Taille galt schon immer als Zeichen weiblicher Schönheit. Biologen und Vertreter der so genannten evolutionären Psychologie halten die biegsame Körpermitte deshalb für ein archaisches Merkmal von Gesundheit und Fruchtbarkeit. Kein Wunder also, dass uns gerade die als besonders jugendlich erscheinen, die jenseits der Fünfzig noch ihre Taille haben.

Unentbehrlich für Frauen: das Männerhormon Testosteron

Mancher Frau spielt die Natur allerdings einen Streich. Bei ihr siedeln sich zusätzliche Pfunde ausgerechnet am Bauch an. Dahinter steckt vermutlich eine Art von Hormonmangel, der erst langsam ins Bewusstsein der Ärzte rückt: Nicht nur das »weibliche« Östrogen, sondern auch das »männliche« Testosteron wirkt belebend auf Frauen. Deshalb produzieren auch Eierstöcke diesen wichtigen Botenstoff, der uns ganz nebenbei vor Brustkrebs schützt. Sinkt der Spiegel im Verlauf der Wechseljahre gegen Null, stellen sich Beschwerden ein.

Leider wirkt dagegen nicht einmal die klassische Hormonersatztherapie mit Östrogen und Progesteron. Die Betroffenen fühlen sich trotz Pille oder Hormonpflaster kraftlos, deprimiert und unattraktiv, denn der Mangel an Testosteron bleibt unbehandelt. Die Muskeln schwächeln weiterhin, Knochen und Gelenke machen Probleme. Und wer weniger Muskeln besitzt, verbrennt auch weniger Kalorien – der Überschuss geht direkt ins Bauchfett. Neue Forschungen weisen zudem darauf hin, dass ein gewisser Level männlicher Hormone auch deshalb schlank hält, weil die Botenstoffe Fettzellen daran hindern, allzu viel zu speichern.

Damit nicht genug: Die gewohnte Lust auf den Partner, die auch bei der Frau hauptsächlich vom Testosteron angetrieben wird, verschwindet plötzlich, wenn im Blut nicht mehr genug von dem stärkenden Stoff schwimmt. Eine solche Störung greift tief ins Leben einer Frau ein. Verliert sie das Interesse am Sex, leidet die Partnerschaft – und wer deprimiert ist, bewegt sich weniger als sonst. So sinkt der Grundumsatz noch einmal und das Fettpolster am Bauch wächst weiter.

WECHSELJAHRE – DIE AUSWEGE

WENN SIE SICH in diesem Pfundstyp wiederentdeckt haben, können Ihnen die folgenden Codes helfen, endlich erfolgreich abzunehmen.

Muskeln bilden

137 Glücklicherweise ist Bauchfett, das sich in den späten Wechseljahren gern ansammelt, nicht allzu hartnäckig und reagiert deshalb meist gut aufs Abnehmen. Sobald wir ein paar Hundert Kalorien weniger konsumieren, als wir verbrennen, kommt die Taille wieder zum Vorschein. Am allerbesten antwortet die ungeliebte Wölbung am Bauch auf Muskeltraining. Allerdings können die Bauchmuskeln allein den Job nicht bewältigen; soll der Testosteronspiegel wieder in die Balance kommen, müssen möglichst viele Muskeln mitmachen. Denn je höher die Muskelmasse ist, desto mehr Testosteron wird in den Nebennieren hergestellt. Und desto besser fühlen wir uns.

super ○ gut ○ ungeeignet ○

Passendes Fitnessstudio auswählen

138 Ein gutes Muskeltraining ist eine echte Herausforderung für den Körper, weil große Kräfte auf die Gelenke einwirken. Damit die Sache Spaß macht und dem Körper etwas bringt, vertrauen Sie sich am besten einem erfahrenen Trainer in einem Fitnessstudio an. Die gibt es heutzutage an jeder Ecke: Manche Studios sind besonders günstig, andere zentral gelegen, wieder andere haben einen sportmedizinischen Schwerpunkt oder richten sich nur an Frauen. Oft lässt sich die Qualität eines Studios schon an der Eingangstür erkennen; denn nur zwei Gütesiegel sind verlässlich: die TÜV-Plakette und das RAL-Siegel. Beide werden erst nach gesicherter Qualitätsprüfung vergeben.
Nehmen Sie sich zudem immer die Zeit, mindestens drei Studios anzusehen, und testen Sie das Angebot jeweils in einer Probestunde. Was ein gutes Studio ausmacht: Alle Geräte werden haargenau und verständlich erklärt. Der Trainer schaut auch beim zehnten Mal noch hin, ob Sie Ihre Übungen richtig machen. Und die Trainingspläne werden regelmäßig angepasst, da der Körper etwa alle drei Monate neue Reize braucht. Dazu kommt: Nur wenn Sie sich im Studio wohl fühlen, werden Sie gern regelmäßig hingehen. Schauen Sie also auch, ob Sie ohne große Wartezeiten an die Geräte kommen, ob das Servicepersonal nett ist und der Trainer Ihnen ohne Umschweife sagt, welche Ausbildung er abgeschlossen hat; er sollte Diplomsportlehrer, Sportphysiotherapeut oder lizenzierter Fitnesstrainer sein. Ideal ist eine Spezialausbildung in Richtung Gesundheitsförderung und Prävention. Fragen Sie ruhig kritisch nach, denn ohne qualifizierte Betreuung kann das Training gefährlich werden.

super ○ gut ○ ungeeignet ○

Vor dem Sport testen

139 Bevor Sie mit einem intensiven Muskeltraining beginnen, sollten Sie unbedingt einen Gesundheits- und Fitnesstest machen; gute Studios bieten dies bei der ersten Trainingseinheit an. In einem Fragebogen werden Herz- und Kreislauf-Risiken, Rückenbeschwerden, orthopädische Probleme und chronische Krankheiten erfasst, außerdem Körpergewicht, Größe, Alter, BMI, Blutdruck, Fettwerte und Ruhepuls. Je besser der Trainer über Ihren Gesundheitszustand Bescheid weiß, desto individueller kann er den Trainingsplan gestalten. Und nicht zuletzt: Wenn klar ist, dass Sie sich ruhig richtig anstrengen dürfen, können Sie ohne Bedenken loslegen.

super ○ gut ○ ungeeignet ○

Die Muskeln herausfordern

140 Damit ein Muskel wächst, müssen Sie beim Training an die Belastungsgrenze gehen, ihn also regelrecht ein bisschen quälen. Typisch für diese Trainingsart: Sie wiederholen eine Übung so lange, bis Sie erschöpft sind. Wenn Sie denken, es reicht, setzen Sie noch drei Wiederholungen obendrauf. In der Fachsprache nennt man diese Methode »einen anabolen Reiz setzen«. Keine Sorge, wenn zwei Tage später die Muskeln etwas schmerzen. Das ist kein Muskelkater, denn der stammt vom Sauerstoffmangel im Gewebe und kommt früher. Was sich jetzt meldet, ist der gestresste Muskel. Er tut damit genau das, was er soll: Er fordert Hilfe an – und bekommt sie auch. Die Muskulatur wächst, der Testosteronspiegel steigt.

super ◯ gut ◯ ungeeignet ◯

Mehr vom »Männerhormon«

141 Die meisten von uns hielten Testosteron bisher für ein rein »männliches« Sexualhormon. Dabei wird es in etwas kleineren Mengen auch in den Eierstöcken und den Nebennieren der Frau gebildet. Im Lauf der Wechseljahre nimmt der Spiegel allmählich um bis zu 80 Prozent ab. Im Vergleich: Wird bei einer Frau die Gebärmutter entfernt, sinkt ihr Testosteronspiegel binnen vier Tagen um fast 30 Prozent. Verliert sie außerdem beide Eierstöcke, gehen insgesamt rund 50 Prozent des Hormons verloren. Falls Sie beim Test auf Seite 124 durchweg mit Ja geantwortet haben und sich schlecht fühlen, gehen Sie am besten zu einem Gynäkologen, der sich auf Hormone spezialisiert hat, oder gleich in die Ambulanz einer Fachklinik. Dort wird man Sie ausführlich untersuchen und Ihren Hormonspiegel prüfen. Falls nötig, rät man Ihnen zu einem geeigneten Gel oder Hormonpflaster, das den Mangel ausgleicht.

super ◯ gut ◯ ungeeignet ◯

Essen für die Muskeln

142 Wenn Muskeln wachsen sollen, brauchen sie unter anderem Proteine. Und auch wer gern Kalorien sparen möchte, sollte dafür sorgen, dass genug Nahrungseiweiß auf den Teller kommt. Planen Sie also besonders in den ersten Trainingswochen täglich zwei eiweißreiche Gerichte ein. Wenn Ihr Körper sich erst einmal an die Anstrengung gewöhnt hat, reicht dann eine Eiweiß-Abendmahlzeit.

super ◯ gut ◯ ungeeignet ◯

Um Alkohol einen Bogen machen

143 Frauen in den Wechseljahren fürchten sich vor Brustkrebs wie vor keiner anderen Tumorart – und die Zahl der Betroffenen nimmt hierzulande Jahr für Jahr zu. Warum? Vielleicht sind es diese beiden Veränderungen der Lebensumstände: Frühere Frauengenerationen waren schlanker und tranken seltener Alkohol. Zum einen war dafür meist kein Geld da, zum anderen schickte sich ein Schwips nicht für anständige Frauen. Wer unnötige Alkoholkalorien vermeidet, nimmt also nicht nur leichter ab (siehe Seite 114 ff.), sondern senkt auch sein Krebsrisiko.

super ◯ gut ◯ ungeeignet ◯

WANN FRAUEN HORMONBEDINGT ZUNEHMEN

Lebensphasen mit erhöhtem Risiko der Gewichtszunahme

Wann	Was passiert?	Was kann man tun?	Was hilft sonst noch?
In der Pubertät	Die Eierstöcke beginnen weibliche Geschlechtshormone (Östrogene und Gestagene) zu bilden. Brüste und Po werden runder. Um mehr Fett für die Fruchtbarkeit zu bilden, wird die Energiezufuhr am Muskel gedrosselt. Viele Mädchen nehmen dann ganz plötzlich zu.	Geduldig sein – die Gewichtszunahme durch überschießende Hormone verliert sich meist von selbst. Ab Mitte 20 ist der Stoffwechsel stabilisiert. Das beste Mittel gegen Pubertätspfunde: Bewegung, nicht zu viel Fett und Zucker essen, Kalorien im Auge behalten.	Vermeiden Sie jede Kritik am Aussehen junger Mädchen; erteilen Sie auch keine Ratschläge, wie sich Kalorien einsparen lassen. Liebevolle Unterstützung und Bestätigung sind viel wichtiger – und sie helfen, Essstörungen zu vermeiden.
In der Schwangerschaft	14 Hormone verändern den Stoffwechsel. Um genug Zucker für das heranwachsende Leben sicherzustellen, hemmt das Wachstumshormon aus der Plazenta die Energiezufuhr am Muskel. Fällt diese hormonelle Veränderung sehr stark aus, nehmen die Betroffenen rapide zu.	Wie viel hat Ihre Mutter in der Schwangerschaft zugenommen? Vorsicht, wenn es mehr als 16 Kilo waren. Regelmäßig wiegen, auf keinen Fall für zwei essen und viel bewegen (vor allem im Wasser). Fettmenge im Essen beachten, vor allem aber schnelle Kohlenhydrate meiden.	Einige Frauen fürchten, dass Sport im Wasser Frühgeburten durch eine Scheideninfektion fördere. Doch die Hauptursache für Infektionen sind Clamydien, die vom Partner übertragen werden. Das Risiko lässt sich mit einem Teststreifen überprüfen.
In den Wechseljahren	Östrogen- und Testosteronspiegel fallen deutlich ab. Durch den Verlust an Testosteron geht Muskelmasse verloren. Typisch, wenn der Testosteronspiegel zu sehr absackt: Der Po wird flacher, die Schenkel schmaler, dafür entstehen Fettpolster dort, wo früher einmal die Taille war.	Hier hilft kräftiges Muskeltraining: gehen Sie 1- bis 2-mal pro Woche ins Fitnessstudio. Trainieren Sie dort z. B. mit Bodytransformer oder Power-Plate. Um den Muskelaufbau zu fördern, sollten Sie bei starkem Training 1–2 proteinreiche Mahlzeiten täglich einplanen (siehe Seite 152).	Suchen Sie in ausgeprägten Fällen einen auf Hormone spezialisierten Gynäkologen auf. Lassen Sie sich von ihm beraten, ob eine Hormon-Ersatztherapie mit Östrogen und Gestagenen, die Gabe von DHEA oder in einigen Fällen Testosteron empfehlenswert ist, um den Mangel auszugleichen.

WANN MÄNNER HORMONBEDINGT ZUNEHMEN

Lebensphasen mit erhöhtem Risiko der Gewichtszunahme

Wann	Was passiert?	Was kann man tun?	Was hilft sonst noch?
In der Pubertät	Die Testosteronausschüttung nimmt langsam zu; das Hormon steuert den Stimmbruch, lässt den Bart wachsen und sorgt für typisch männliche Körperproportionen, Muskeln und Brustbehaarung. Jungen nehmen jetzt eher ab, weil sie sich viel bewegen und Testosteron die Muskulatur aufbaut.	Zur Bewegung ermuntern; sonst lieber nichts tun. Jungen, die sich wenig bewegen und viele schnelle Kohlenhydrate essen, gefährden ihren Zuckerstoffwechsel. Dann steigt der Insulinspiegel und es werden immer mehr Fettreserven angelegt. Viel Sport und langsame Kohlenhydrate helfen, das zu verhindern.	Zuwendung vom Vater oder anderen männlichen Bezugspersonen.
Junges Erwachsenenalter	Hat die Testosteronausschüttung ihren Höhepunkt erreicht oder überschritten, verursacht allzu fettes Essen bei dafür empfindlichen Männern einen Anstieg der weiblichen Hormone und somit einen relativen Testosteronmangel. Dadurch schwindet die Muskulatur und der Energieumsatz sinkt: Das Gewicht steigt an.	Generell kommt Bewegung an erster, Ernährung an zweiter Stelle, wenn es darum geht, das Gewicht im Griff zu behalten. Das gilt für Männer noch mehr als für Frauen. Reduzieren Sie zudem den Alkoholkonsum oder lassen Sie Alkohol ganz weg. Das hilft Männern dieser Altersgruppe meist sehr schnell und effektiv beim Abnehmen.	Beim Essen magenfüllende und nachhaltige Rezepte bevorzugen (siehe Seite 152 f.).
Ab 35. Lebensjahr	Der Testosteronspiegel fällt langsam; bei etwa jedem 5. zwischen 60 und 80 wird ein absoluter Testosteronmangel vermutet. Die Muskulatur schwindet, der Grundumsatz sinkt und das Gewicht steigt.	Das Muskel-Krafttraining wird mit jedem Lebensjahr wichtiger. Werden die Muskeln gefordert, steigt das Testosteron. Hormonersatz ist selten nützlich. Ausnahme: Männer mit einem BMI über 40.	Deutlich mehr Eiweiß essen (siehe Seite 152).

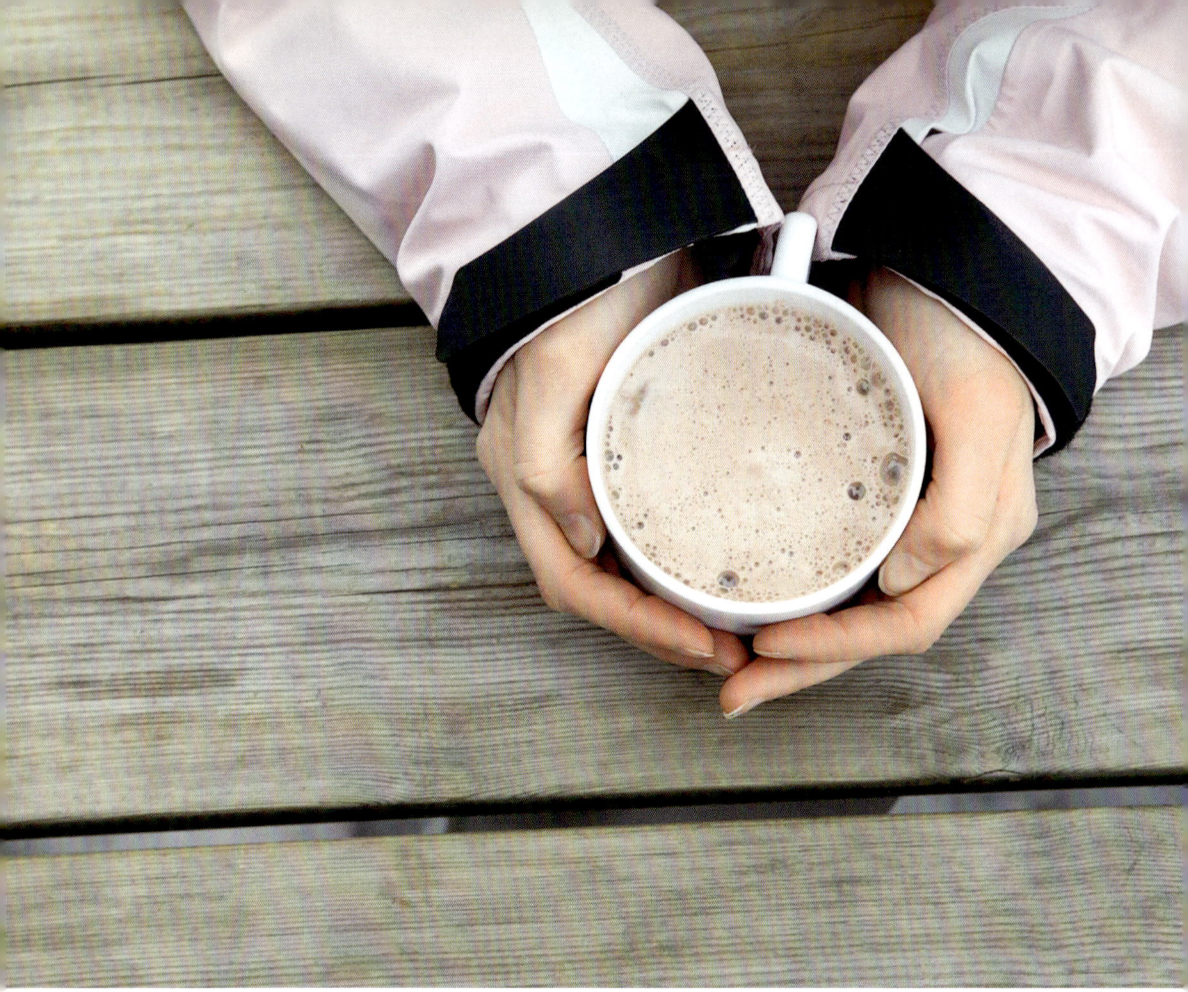

WINTERSPECK

Einige Menschen leiden ganz besonders unter der kalten Jahreszeit. Häufige Begleiterscheinungen: Heißhunger auf Süßes und keine Lust, sich zu bewegen.

WINTERSPECK – DIE STORY

MEIN APPETIT WÄCHST, wenn der Herbst im Sterben liegt. Bald wird er begraben sein von herabgefallenen Blättern. Dann verschwindet die Sonne für Monate hinter den Wolken. Die dunkle Zeit raubt mir die Kraft, lässt nur eine Portion Gleichgültigkeit übrig. Wenn es doch Schnee gäbe, dann wäre es wenigstens hell. »Danke, es geht«, sage ich, wenn mich jemand nach meinem Befinden fragt, und ich spreche vom scheußlichen Wetter. Was soll man machen, wenn einen die nasskalten nebelgrauen Winterabende quälen?

Richtig: gut essen und trinken. Ich tue es manchmal den ganzen Tag. Es fängt mit dem gewohnten Morgenmüsli an. Aber mich fröstelt, also mache ich mir noch ein Brot mit Honig und trinke eine Tasse heißen Kakao dazu. Köstlich, am liebsten dasselbe gleich noch mal. Später nehme ich einen Apfel oder eine Orange – wegen der Vitamine. Danach ein paar Lebkuchen, warum auch immer. In der dunklen Zeit hört der Hunger nicht auf. Beklage ich mich darüber bei meinen Freundinnen, sagen fast alle: So geht es mir auch.

MACHT DER WINTER HUNGRIG?

Liegt es an der kalten Winterluft, dass ich mehr Appetit habe als sonst? Das kann doch nicht sein. Meine Wohnung ist gut geheizt. Und ich bin ein solches Faultier. Will immer nur schlafen und kaum noch die Augen öffnen. Können wir die dunklen Monate nicht einfach aus dem Kalender streichen? Da, ein Sonnenstrahl, für ein paar Minuten ist der Himmel wunderbar blau. Sofort hebt sich meine Laune, um kurz danach mit der nächsten Wolkenwand gleich wieder in tiefe Wintermuffigkeit abzusacken.
Nach Weihnachten, wenn die letzten Lichtreserven meiner Seele aufgebraucht sind, üben die Werbeplakate der Reisebüros eine magische Anziehungskraft auf mich aus. Ehe ich mich versehe, erkundige ich mich nach Sonderangeboten und habe 20 Minuten später eine nicht eben billige Kurzreise auf die Kanaren in der Tasche. Egal, ich will einfach nur weg. Nach zwei Tagen Sonne und Meer bin ich wieder vergnügt. Mein winterliches Seelentief ist – mitsamt Heißhunger – wie weggeblasen. Bis zum nächsten Jahr.

WINTERSPECK – DER HINTERGRUND

WERDEN DIE TAGE KÜRZER und dunkler, sinkt bei vielen Menschen die Stimmung: Sie fühlen sich müde, haben keine Lust, sich zu bewegen, und dazu auch noch mehr Hunger als sonst. Experten bezeichnen dieses Phänomen als saisonal abhängige Depression, kurz SAD. Schuld daran ist der Mangel an hellem Tageslicht. Viele Menschen verringern nämlich ihre Stoffwechselrate, wenn es draußen dunkler wird. Sie gehen sozusagen in den Winterschlaf, werden passiv und bewegungsfaul. Ihre Gene sagen: Sparen! Deshalb drosseln sie ihren Energieverbrauch für den Fall, dass Nahrung knapp werden könnte.
Weitere Zeitgenossen sind durch ihr biologisches Erbe ganz anders gepolt. Wenn es kalt wird, schalten sie den inneren Ofen ein und fahren die Temperatur höher. Dafür können diese Glücklichen einen Teil ihrer gewöhnlichen »weißen« Fettzellen in »braune« umwandeln. Diese Fettzellen sehen unter dem Mikroskop dunkel aus, weil sie in ihrem Inneren besonders viele der hochaktiven körpereigenen Kraftwerke (Mitochondrien) besitzen, die dem Körper helfen durch die Oxidation von Fettsäuren Wärme zu produzieren (Thermogenese). Früher dachten Forscher, nur Säuglinge und Säugetiere im Winterschlaf besäßen diese innere Heizung. Heute ist klar: Etwa jeder zehnte Erwachsene kann diesen Sonderweg des Stoffwechsels für sich nutzen. Menschen mit dieser günstigen Veranlagung fühlen sich auch im dunkelsten Winter ausgezeichnet und

X BIN ICH DAS?

	ja	nein
Im Herbst und Winter fühle ich mich oft müde und erschöpft.	☐	☐
Im Sommer wiege ich immer ein paar Kilo weniger als in den Wintermonaten.	☐	☐
In der warmen Jahreszeit bin ich aktiv und unternehme viel.	☐	☐
Je kürzer die Tage, desto mehr Schlaf brauche ich.	☐	☐
In Herbst und Winter habe ich deutlich mehr Hunger und esse öfter als während der warmen Jahreszeit.	☐	☐
Kurze Tage mit tief hängenden Wolken verderben mir die Stimmung.	☐	☐
In der dunklen Jahreszeit esse ich mehr Gehaltvolles als im Sommer, vor allem mehr Süßigkeiten und fettreiche Gerichte.	☐	☐
Oft fühle ich mich im Januar und Februar so müde, dass es mir schwerfällt, morgens aufzustehen.	☐	☐
Weil ich im Winter an Gewicht zulege, fühle ich mich weniger attraktiv. Mein Selbstwertgefühl sinkt.	☐	☐

Haben Sie mehr als zweimal mit Ja geantwortet? Dann hat die jahreszeitlich bedingte Dunkelheit durchaus Einfluss auf Ihr Körpergewicht; allerdings ist der Effekt meist vorübergehend. Falls Sie alle Fragen bejaht haben, gehören Sie zu den Menschen, bei denen die Jahreszeit Stimmung und Energiehaushalt nachhaltig beeinflusst.

nehmen nicht zu. Die übrigen, die mit dem Erbe der Energiespar-Gene zurechtkommen müssen, legen im Lauf der dunklen Jahreszeit oft zwei bis drei Kilo zu. Zum Glück verschwinden diese im Frühjahr, wenn die Sonne wieder scheint und die Tage länger werden, wie von selbst – sofern wir nicht mit Radikalkuren in den natürlichen Rhythmus eingreifen.

MELATONIN MACHT MÜDE

Ein weiterer Grund für das Stimmungstief in der dunklen Jahreszeit: Bei Lichtmangel bildet die Zirbeldrüse im Gehirn größere Mengen des einschläfernden Hormons Melatonin. Empfindliche Menschen reagieren darauf mit dem so genannten Winterblues, einem saisonalen Stimmungstief. Ihre innere Uhr gerät einfach leicht aus dem Takt. Nehmen die Augen genügend Helligkeit auf, werden die Zeitgeber des Stoffwechsels jedoch wieder »neu gestellt«. Deshalb machen Fachleute vor allem den modernen Lebensstil dafür verantwortlich, dass viele von uns im Winter gern mehr essen als sonst; Bürobeleuchtung und Kerzenlicht reichen als Zeitgeber eben einfach nicht aus. Wer tagsüber selten rauskommt, ist daher besonders gefährdet dem Winterblues zu verfallen und dicker zu werden.

WINTERSPECK – DIE AUSWEGE

WENN SIE SICH in diesem Pfundstyp wiederentdeckt haben, können Ihnen die folgenden Codes helfen, endlich erfolgreich abzunehmen.

Einfach aussitzen

144 Sie legen im Winter regelmäßig zwei, drei Kilo zu, die im Frühling und Sommer von selbst wieder verschwinden? Wunderbar, dann ist Ihr Energiestoffwechsel trotz der Gewichtsschwankungen gut reguliert. Greifen Sie besser nicht ein, sondern beobachten Sie nur, ob Ihr altes Gewicht im Sommer wieder zurückkehrt.

super ○ gut ○ ungeeignet ○

Schaukeldiät

145 Sie sind über 40 und die Winterpfunde bleiben in den letzten Jahren an Ihnen hängen statt wie früher von selbst zu verschwinden? Helfen Sie nach, indem Sie einen kräftigen Stoffwechselreiz setzen. Das geht am besten, wenn Sie Ihr gewohntes Essverhalten für kurze Zeit umkehren: Wenn Sie sonst die Fettkalorien knapp halten, essen Sie einen Tag ganz gezielt mehr davon, zum Beispiel viel fetten Fisch (siehe Seite 89). Geben Sie einen Löffel mehr von wertvollen Speiseölen wie Walnuss-, Kürbiskern- oder Sanddornkernöl ans Essen oder genießen Sie zusätzlich eine Hand voll Nüsse. Stellen Sie dann wieder auf magere Kost um. Ziehen Sie diese Schaukeldiät drei Wochen durch und wechseln Sie je drei fettarme Tage mit einem fettreichen Tag ab. So erhält Ihr Stoffwechsel genau den Kick, der das Abnehmen leichter macht. Die Erklärung: Wer lange fettarm isst, reduziert die Enzyme, die das Fett zum Muskel bringen. Kommt mehr Fettes auf den Teller, produziert der Körper auch mehr von den nützlichen Biokatalysatoren. Ähnliches gilt für alle, die sonst eiweißbetont essen: Essen Sie sich einmal ordentlich an gutem Vollkornbrot, Pasta, Kartoffeln und süßem Obst satt. Oft genügt schon dieser einmalige Schlüsselreiz um den Schalter wieder umzulegen. Wer größere Mengen abnehmen will, »schaukelt« drei Wochen und legt dabei alle drei Tage einen kohlenhydratbetonten Tag mit nachhaltigen Rezepten ein (siehe Seite 152 f.).

super ○ gut ○ ungeeignet ○

Training ändern

146 Sie treiben regelmäßig Sport und trotzdem verschwinden die Winterpfunde nicht? Dann wechseln Sie die Sportart. Wenn Sie bisher Ihre Ausdauer auf dem Fahrrad oder beim Joggen trainiert haben, beginnen Sie mit Muskeltraining. Wer bislang geschwommen ist, versucht es mit Tanzen, Cross-Training oder Pilates. Werden neue Muskelgruppen beansprucht, springt der Stoffwechsel wieder an und die Pfunde schmelzen.

super ○ gut ○ ungeeignet ○

In Licht baden

147 Lassen Sie auch im Winter Tageslicht an die Haut. Schon zehn bis zwanzig Minuten aktivieren Atmung und Kreislauf und sind wichtig für die Bildung von Vitamin D. Um den Taktgeber der biologischen Uhr zu stabilisieren, sollten Sie außerdem mittags möglichst oft einen Spaziergang machen; das mildert auch den Heißhunger auf Süßes. Verzichten Sie dabei auf Sonnenbrille und Lichtschutzfaktor und lassen Sie Hände und Hals unbedeckt.

super ○ gut ○ ungeeignet ○

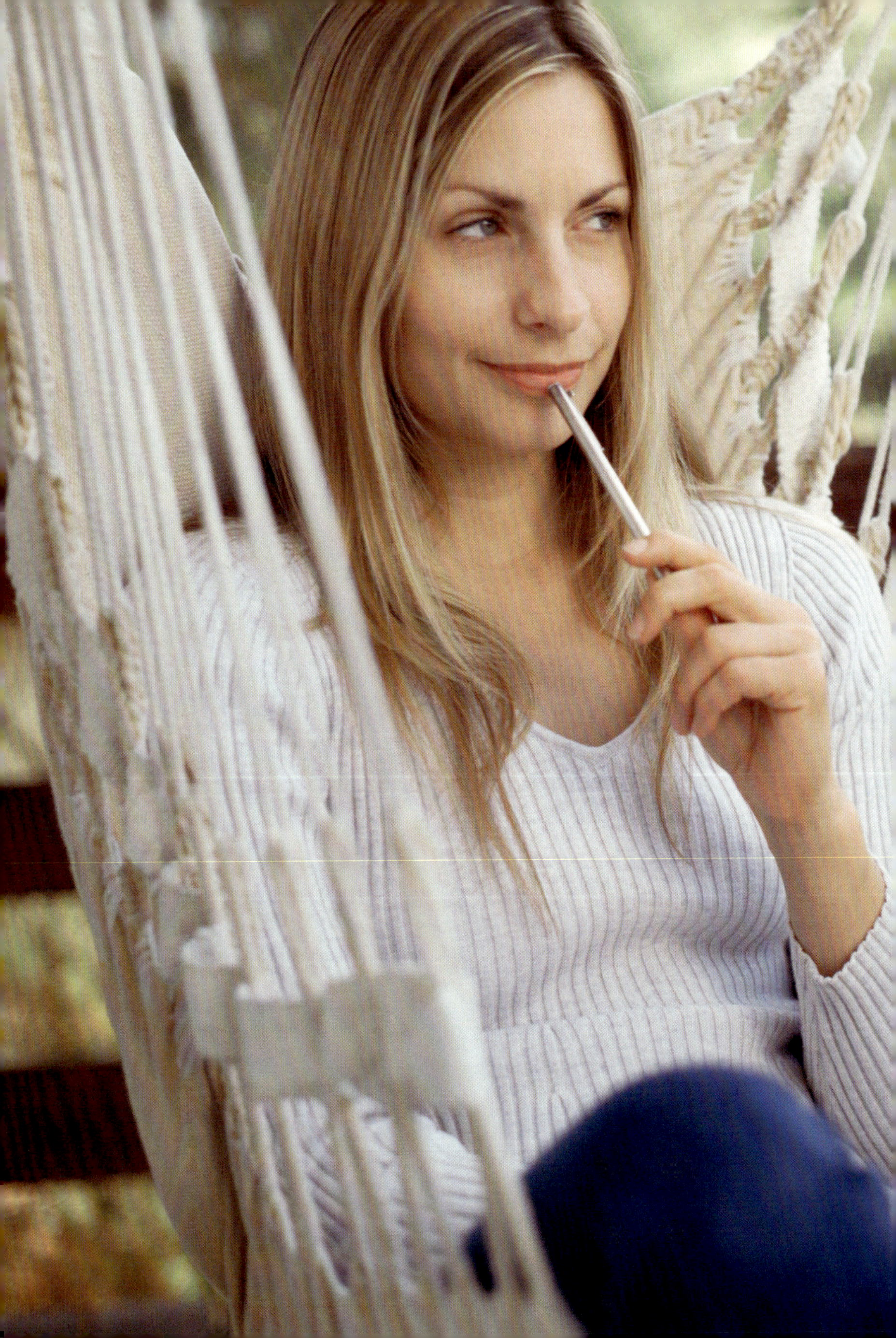

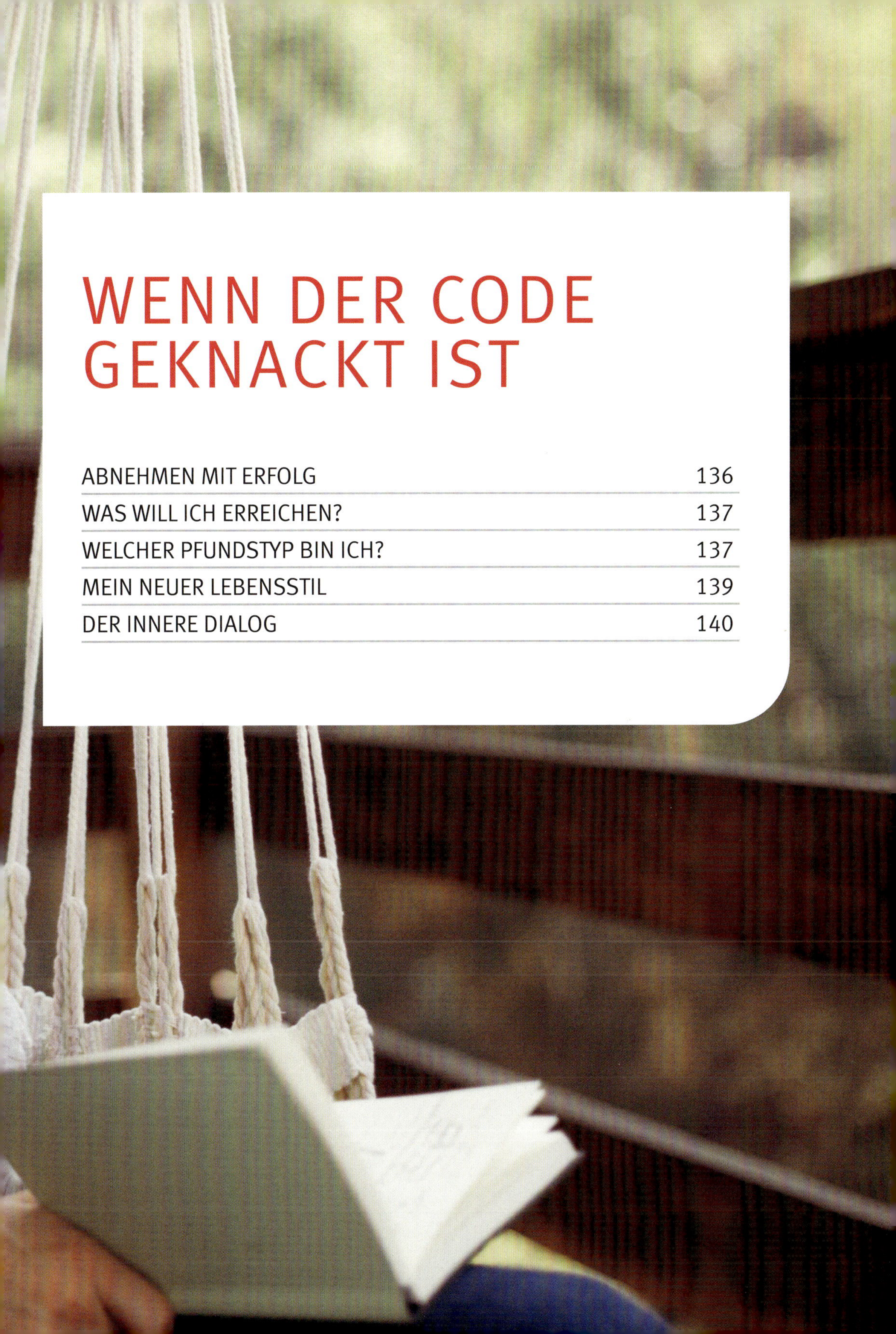

WENN DER CODE GEKNACKT IST

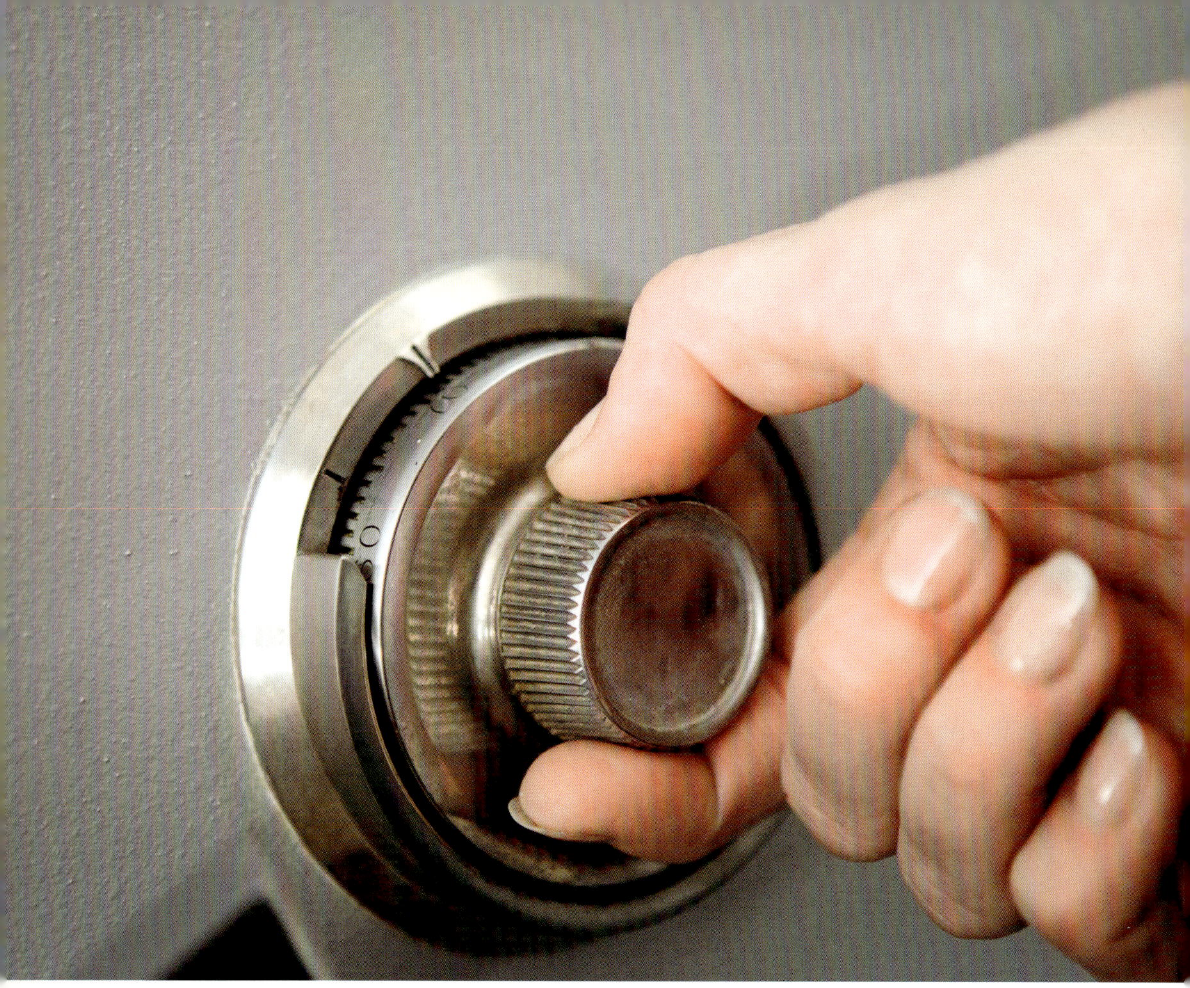

ABNEHMEN MIT ERFOLG

Den einen Weg zum Wohlfühlgewicht gibt es nicht. Der Schlankheits-Code hilft Ihnen dabei, Ihre ganz persönliche Strategie zu finden.

HABEN SIE SCHON EINMAL versucht, eine Kleinigkeit in Ihrem Alltag zu verändern? Gar nicht so einfach, oder? Schließlich entwickeln wir alle unablässig kleine Gewohnheiten, die zum Beispiel regeln, was wir essen, wohin wir gehen oder fahren, wie lange wir schlafen und wie wir uns bewegen. Feste Angewohnheiten erleichtern das Leben – das ist ihr Sinn. Doch manchmal geraten sie auch zum Hindernis, vor allem, wenn wir abnehmen möchten. Gewohnheiten sind so etwas wie ausgetretene, bequeme Pfade durch den Alltag. Unser Gehirn speichert sie als Muster im Nervengeflecht. Sie zu löschen ist schwierig. Aber Sie können sich neue Muster zulegen und damit die alten verdrängen oder – wie Verhaltensexperten sagen würden – sie »überschreiben«. Das braucht zwar ein bisschen Zeit und Geduld, ist aber nicht schwierig – wenn wir es richtig anstellen. Denn unser Gehirn lernt gern Neues. Geben Sie ihm die Chance dazu.

WAS WILL ICH ERREICHEN?

Ist doch klar, meinen Sie vielleicht, so und so viele Kilos müssen runter, das brauche ich nicht aufzuschreiben. Einen Moment. Nehmen Sie sich etwas Zeit und betrachten Sie im Kopfkino die Bilder Ihres Körpers. Wie soll er einmal aussehen? Wandern Sie geruhsam durch all seine Regionen, ohne dabei ein Urteil zu fällen. Und nun setzen Sie sich die ersten realistischen Ziele, die Sie in naher Zukunft erreichen können. Nicht gleich zehn Kilo. Ein oder zwei im ersten Monat wären schon wunderbar. Und vielleicht zwei Zentimeter weniger Taillenumfang. Nehmen Sie sich doppelt so viel Zeit, wie Sie eigentlich benötigen würden. Wer die Latte niedrig legt, kann schon bald voll motiviert die nächsten Ziele anpeilen.

Stecken Sie konkrete Ziele

Viele sagen »Ich will abnehmen« – und meinen es sicher auch ernst. Aber vage formulierte Wünsche bleiben fast immer unerfüllt, weil das Ziel und die Etappen dorthin verschwommen bleiben. Machen Sie sich klar, was Sie wollen, indem Sie es aufschreiben. Es ist der kleine Schritt vom Lesen zum Schreiben, vom passiv zum aktiv Handelnden, der das Leben verändert. Wenn Sie einen Stift in die Hand nehmen und aufschreiben, was Ihnen wichtig ist, haben Sie den ersten Schritt getan.

Mehr Infos unter **www.schlankheits-code.de**

WELCHER PFUNDSTYP BIN ICH?

Sie haben beim Lesen der Pfundstypen herausgefunden, warum Sie mehr wiegen, als Sie möchten, und sind den Gründen für Ihre überschüssigen Pfunde auf die Spur gekommen? Dann beginnt heute Tag eins Ihres neuen Lebensabschnitts. Freuen Sie sich auf die Zeit, die vor Ihnen liegt. Sie erleben eine beflügelnde Phase der Veränderungen. Fangen Sie an, indem Sie aufschreiben, in welchen Typen Sie sich wiedererkannt haben. Falls Sie das Gefühl haben, es trifft nur einer auf Sie zu: wunderbar. Dann können Sie ganz gezielt vorgehen. Kommt es Ihnen vor, als glichen Ihnen gleich ein halbes Dutzend, bleiben Sie trotzdem erst einmal bei den drei Typen, denen Sie sich am engsten verbunden fühlen. Sie können ja bei jeder späteren Aktualisierung Ihres Schlank-

MEINE ZIELE

Vor dem Start aufschreiben:

Wie viel möchte ich abnehmen?
(Kilo, BMI und/oder Taille-Hüfte-Verhältnis)
Und in welchem Zeitraum?
(wie viele Wochen, Monate; nicht Tage)

Wie viel Fitness möchte ich erreichen?
(sportliche Leistung, Ausdauer, Muskeln)
Und in welchem Zeitraum?

Wie gesund möchte ich sein?
(Laborwerte, medizinische Daten)
Und in welchem Zeitraum?

Wie möchte ich mein Aussehen verbessern?
(Kleidergröße, Taillenumfang etc.)
Und in welchem Zeitraum?

heits-Codes einen neuen Pfundstyp dazuwählen und dafür einen vorherigen weglassen. Zuerst aber bleiben Sie bei höchstens drei Typen. Die könnten beispielsweise so aussehen:

- Pfundstyp »Bildschirmhocker« und Pfundstyp »Stress-Esser« und gleichzeitig Pfundstyp »Trinkfest«.
- Oder so: Pfundstyp »Exraucher«, Pfundstyp »Stress-Esser« und Pfundstyp »Schlaflos«.

Theoretisch sind mithilfe dieses Buches ein paar Tausend individuelle Kombinationen möglich. Suchen Sie sich Ihre ganz persönliche Abnehm-Formel heraus.

Den Schlankheits-Code finden

Sicher haben Sie bei den ausgewählten Pfundstypen nicht nur die entsprechende Story gelesen, sondern auch die Testfragen »Bin ich das?« beantwortet und sich über die entsprechenden Auswege informiert. Dann kreuzen Sie nun an, welche Code-Nummern Ihnen beim Einstieg in Ihr neues, figurfreundliches Leben helfen sollen. Lesen Sie alle Lösungsvorschläge, die für Ihre Pfundstypen infrage kommen, und streichen Sie sich als Gedankenstütze im Buch an, welche Codes besonders gut zu Ihnen passen. Überlegen Sie, welche in die engere Wahl kommen. Wählen Sie für den Start aber nicht mehr als drei oder vier Code-Nummern; so überfordern Sie sich nicht, sondern können sich langsam an die notwendigen Veränderungen gewöhnen. Ihr Schlankheits-Code könnte zum Beispiel so aussehen:

- Pfundstyp »Bildschirmhocker«, Code 011: Essen und Bildschirm entkoppeln
- Pfundstyp »Stress-Esser«, Code 087: Trainieren mit Biofeedback
- Pfundstyp »Trinkfest«, Code 130: Vier Wochen »ohne« probieren

In diesem Fall würde Ihr erster Schlankheits-Code lauten: 011-087-130.

INDIVIDUELL ABGESTIMMT

Doch nicht jeder, der sich in denselben drei Pfundstypen wiederfindet, wählt auch die gleichen Auswege. Im nächsten Beispiel sind es gleich vier Code-Nummern.

- Pfundstyp »Bildschirmhocker«, Code 012: Bildschirm mit Sport kombinieren
- Pfundstyp »Stress-Esser«, Code 085: Den Kuschelfaktor nutzen
- Pfundstyp »Trinkfest«, Code 125: Wie viel trinke ich eigentlich? und Code 128: Alkoholfreie Tage planen

Der entsprechende vierstellige Schlankheits-Code wäre die 012-085-125-128.

UND NOCH EINE VARIANTE

Sie können sich mit ganz anderen Pfundstypen identifizieren? Dann sieht Ihr Schlankheits-Code vielleicht so aus:

- Pfundstyp »Wechseljahre«, hier gefällt Ihnen Code 141: Mehr vom »Männerhormon«
- Pfundstyp »Schokoholic«, Code 091: Süchtig? Machen Sie den Test!
- Pfundstyp »Sisyphus«, Code 114: Eiweißvorräte wieder aufbauen

In diesem Fall wäre Ihr Schlankheits-Code 141-091-114.

Sie sehen, der Schlankheits-Code enthält für jeden eine andere Ziffernfolge. Schließlich berücksichtigt er die persönlichen Veranlagungen ebenso wie die Herausforderungen, die die Umwelt tagtäglich an jeden Einzelnen von uns stellt – ganz individuell.

Täglich lesen

Wenn Sie Ihren Code gefunden haben, notieren Sie ihn auf ein paar Klebezetteln und heften diese überall dort hin, wo Sie oft hinschauen – also vielleicht auf den Schreibtisch im Büro, an den Badezimmerspiegel und an die Kühlschranktür. Auch wenn Sie denken, das sei Zeitverschwendung oder gar albern: Machen Sie es trotzdem und lesen Sie die Anleitungen Ihrer Code-Ziffern jeden Tag einmal durch. Dabei fallen Ihnen sicher Ergänzungen ein, die sich aus Ihrer ganz persönlichen Situation ergeben. Notieren Sie sie und lesen Sie den Text laut. Ihr Gehirn unterstützt Sie beim Beschreiten der neuen Lebenswege viel besser, wenn es immer wieder hört, wie Sie Ihre Wünsche laut und deutlich aussprechen.

Zeiten der Veränderung

Sie wissen nicht so recht, welche Code-Nummern Sie auswählen sollen? Vertrauen Sie einfach Ihrer Intuition. Drei oder vier Veränderungen auf einmal sind das obere Limit, damit Sie sich nicht überfordern. Falls Sie erst mit einem einzigen Ausweg beginnen möchten: auch gut. Fangen Sie ruhig klein an. Schon eine Verhaltensänderung kann Sie auf Ihrem Weg zum Traumziel ein großes Stück weiterbringen, wenn Sie es schaffen, sie konsequent in Ihr Leben zu integrieren. Dabei hängt es von Ihrem Typ ab, ob Sie mit einem Vorschlag beginnen, der Ihnen leicht fällt, oder eher mit einem schwierigen. Wenn Sie mit einer echten Herausforderung anfangen wollen, wählen Sie dazu am besten noch andere Codes, von denen Sie wissen, dass Sie sie ganz leicht hinkriegen. Dadurch steigen Ihre Erfolgschancen.

MEIN NEUER LEBENSSTIL

Ihr Schlankheits-Code weist Ihnen den Weg zu neuen Gewohnheiten. Jetzt gilt es, die Auswege in den eigenen Tagesablauf zu integrieren. Angenommen Sie gehören zu den Dauer-Essern (siehe Seite 68) und essen meistens, ohne es überhaupt zu bemerken. Deshalb wollen Sie sich angewöhnen, bewusster zu genießen. Außerdem möchten Sie Knabbereien vor dem TV einschränken und weniger Alkohol trinken. Auf Anhieb klingen solche Vorsätze ganz simpel. Doch sie jeden Tag aufs Neue im Alltag umzusetzen, das erfordert Mut, Tatkraft und Ausdauer. Die beste Hilfe dabei: Jeden Tag einmal aufschreiben, wie es Ihnen ergangen ist. Notieren Sie Tag für Tag, Woche für Woche, was Sie tun und wie es Ihnen dabei ergeht. Die Tages- und Wochenbilanzen helfen dabei, eigene Fortschritte objektiv einzuschätzen. Wir behalten nämlich oft nur das in Erinnerung, was falsch gelaufen ist, und nicht das, was einwandfrei gelang. Sie werden schnell feststellen, dass sich Gewohnheiten erst mit der Zeit ändern. Wenn Sie sich die Mühe machen, sich jeden Abend aufs Neue hinzusetzen und alles aufzuschreiben, kommt der Prozess der Erneuerung ganz von selbst in Gang. Mehr Infos unter **www.schlankheits-code.de**

Ein Dauerprogramm zum Wohlfühlen

Sie haben die erste Woche hinter sich? Wunderbar. Selbst wenn noch nicht alles glatt gegangen ist, können Sie stolz auf sich sein: Sie sind aktiv geworden und haben sich auf den Weg gemacht. Weiter so. Mit jedem Tag und mit jeder Woche wird es Ihnen leichter fallen, die Veränderungen in Ihr Leben zu integrieren.

Den Code aktualisieren

Eine Code-Nummer, die beispielsweise nur einen Termin beim Arzt beinhaltet, ist natürlich schnell erledigt. Oft genug eröffnet Ihnen jedoch so ein Beratungsgespräch neue Perspektiven. Dann lesen Sie alle infrage kommenden Codes erneut durch, suchen den aus, der zu Ihrer neuen Situation passt, und ändern Ihren Schlankheits-Code entsprechend ab.

Vier, sechs oder acht Wochen später

Haben Sie Ihren Schlankheits-Code in den Alltag integriert und begonnen die neuen Gewohnheiten tagtäglich umzusetzen? Herzlichen Glückwunsch! Lassen Sie ein paar Wochen vergehen. Schauen Sie sich Ihre Wochenübersichten dabei in regelmäßigen Abständen immer wieder an, um zu sehen, was Ihnen gut gelingt und was weniger gut. Codes, die bereits so in Fleisch und Blut übergegangen sind, dass Sie gar nicht mehr darüber nachdenken müssen, können Sie ersetzen. Über so einen Riesenerfolg dürfen Sie sich richtig freuen. Sind Ihnen die Veränderungen, die Sie sich vorgenommen hatten, noch nicht so vertraut? Keine Sorge, Sie sind auf dem richtigen Weg. Geben Sie sich einfach noch etwas Zeit und ersetzen Sie den Code erst, wenn Sie ganz sicher sind. Notieren Sie dann Ihren aktuellen Code für die nächsten vier, sechs oder acht Wochen – oder einfach für die Zeit, die Sie benötigen, um Ihre Pläne umzusetzen.

Werfen Sie den ersten, bereits »abgearbeiteten« Schlankheits-Code aber nicht gleich weg. Es lohnt sich, immer wieder zurückzuschauen. So sehen Sie, wie viel Sie schon erreicht haben, und können sich über Ihre Fortschritte freuen.

ERFOLGSGESCHICHTE

Streichen Sie Code-Nummern, die unwichtig geworden sind, und wählen Sie neue.

Datum	Code	Bisher abgenommen
23.08.08	023-055-067	Start
22. 09.08	~~023~~-055-067 043-055-067	2 Kilo
27.10.08	~~043~~-055-067 024-055-067	4,8 Kilo

DER INNERE DIALOG

Ängste, Scham, Wut und Schuldgefühle machen es bisweilen schwer, fest an uns selbst zu glauben – und daran, dass wir es schaffen können, unser Essverhalten in den Griff zu bekommen. Überkritische Selbstgespräche, die im Kopf rotieren, können den Erfolg nämlich ganz schön gefährden, selbst wenn wir fest entschlossen sind, den Weg bis ans Ende zu gehen. Was behaupten die kritischen Stimmen in Ihrem Inneren? Gibt es Argumente, die sich immer wiederholen? Notieren Sie sich, welche es sind. Psychologen glauben, dass eine enge Beziehung besteht zwischen dem, was wir denken, wie wir uns dabei fühlen und was wir daraufhin tun. Kurz gesagt, wer immer wieder denkt »Ich schaffe es ja doch nicht«, gibt irgendwann zwangsläufig auf. Denken Sie hingegen stets zuversichtlich »Mit etwas Zeit kriege ich es bestimmt hin«, kommt der Erfolg mit der Zeit wie von selbst.

Anerkennende Gedanken helfen

Wenn Sie es sich zum Ziel gesetzt haben, langfristig abzunehmen, brauchen Sie viel Ruhe und das Vertrauen in Ihre Fähigkeit, sich zu verändern. Negative Gedanken stören dieses Selbstvertrauen. Treten Sie ihnen entschlossen entgegen, damit die Hirngespinste Ihnen Ihre guten Pläne nicht verderben. Herabsetzende innere Monologe verändern sich mit der Zeit, wenn Sie ihnen konsequent positive Selbstaussagen entgegensetzen. Am besten, Sie legen sich schon im Vorfeld eine passende Antwort zurecht, die Ihnen hilft, den eigenen schädlichen Flüstermanövern zu begegnen.

DEN INNEREN SABOTEUREN ENTGEGENTRETEN

Falls Sie oft von denselben grüblerischen Gedanken geplagt werden, schreiben Sie sich Ihren »erlösenden« Satz auf ein Karteikärtchen und tragen ihn immer bei sich.

Ein typischer Gedanke: »Warum mache ich das überhaupt? Abnehmen bringt bei mir ja doch nichts. Ich gebe besser auf.« Legen Sie innerlich Einspruch ein. Sagen Sie zu sich: »Ich weiß, es lohnt sich abzunehmen, weil …

... ich mich dann viel wohler und gesünder fühlen werde.«

... ich dann besser aussehe und attraktiver bin.«

... ich es dann genießen kann, in den Spiegel zu schauen.«

... meine Kleidung wieder besser passt.«

... ich wieder mehr Spaß am Sex haben werde.«

Verlängern Sie die Liste, jeder hat seine eigenen Gründe abzunehmen. Noch viel hilfreicher, als sich nur im Geiste zu widersprechen, ist es, sich dabei vor den Spiegel zu stellen und die unguten Gedanken lächelnd abzuwehren.

Typischer Gedanke: »Ich habe wieder viel mehr gegessen, als ich wollte. Deshalb ist jetzt alles egal. Also esse ich einfach weiter.« Erheben Sie Einspruch: »Ich kann jederzeit mit dem Essen aufhören. Dafür verlasse ich einfach den Raum, besinne mich auf meine Ziele und lese meinen Schlankheits-Code. Dann geht diese missmutige Stimmung schnell vorüber.«

Typischer Gedanke: »Ich bin eben so. Wenn es ums Essen geht, kann ich mich überhaupt nicht beherrschen.« Ihr Einspruch: »Klar, dass ich manchmal in Versuchung komme, etwas Ungeplantes zu essen. Das ist ganz normal. Aber ich gebe nicht auf. Ich warte einfach ein paar Minuten ab, bis die Verlockung vorbei ist.«

Typischer Gedanke: »In meinem Kopf sitzt jemand, der mit mir macht, was er will. Deshalb kriege ich mein Verhalten einfach nicht in den Griff.« Ihr Einspruch: »Alte Gewohnheiten sind wie Trampelpfade. Deshalb nehme ich mir die Zeit, die ich benötige, neue Wege zu finden und mich zu verändern. Mit jedem Tag gelingt es mir besser, meine Vorsätze einzuhalten.«

Typischer Gedanke: »Ich muss etwas essen, sonst bin ich zu schwach für meinen Job (oder meine Familie).« Widersprechen Sie: »In diesem Moment fühle ich mich zwar schwach, aber ich bin es nicht. Das Gefühl geht vorüber. Schon in einer Stunde werde ich glücklich sein, weil ich bei meinem Plan geblieben bin.«

Typischer Gedanke: »Ich schaffe es ja doch nicht, regelmäßig zum Sport zu gehen. Ich bin einfach zu faul.« Ihr Einspruch: »Nein, faul bin ich nicht. Es fällt mir nur schwer, den Einstieg zu finden. In Zukunft werde ich die Zeiten für mein Training noch genauer einplanen und mein Sportzeug schon morgens ins Auto legen.«

Alles oder nichts

Viele Abnehmversuche scheitern, weil wir uns anders verhalten als gedacht. Essen wir beispielsweise 200 Kalorien mehr, empfinden wir uns gleich als Versager. Haben wir einmal den Sport ausgelassen, schmeißen wir sofort das ganze Programm hin. Wer in solchen Schwarz-Weiß-Kategorien denkt, für den ist der kleinste Ausrutscher eine Katastrophe. »Ich kann es eben nicht«, denkt man dann und stellt wegen eines kleinen Fauxpas gleich die ganze eigene Person in Frage. Die beste Art, ans Ziel zu kommen: Stellen Sie sich eine lange Treppe vor, an deren Ende der Sieg winkt. Jeder noch so kleine Erfolg bringt Sie eine Stufe weiter. Klar, manchmal geht es auch ein, zwei Stufen zurück – das kann passieren. Dann klettern Sie später eben einfach wieder hinauf. Bisweilen müssen Sie eine Pause machen um neue Kraft zu schöpfen; auch das ist normal. Ruhen Sie sich einen Moment aus, und dann steigen Sie einfach wieder weiter. Wenn Sie abnehmen möchten, begeben Sie sich in einen Entwicklungsprozess. Und der braucht eben seine Zeit.

WER SCHREIBT, BLEIBT DRAN

»Warum soll ich mir das alles aufschreiben, ich weiß doch ohnehin, worum es geht?« Klar. Aber Ihr Gehirn hat seine alten Gewohnheiten wahrscheinlich noch nicht vergessen. Helfen Sie ihm, sich auf die neue Situation einzustellen, indem Sie durch stetes Wiederholen Wege im Netz der grauen Zellen bahnen. Je besser es Ihnen gelingt, Ihre Vorsätze in Portionen aufzuteilen und in den Alltag zu integrieren, desto leichter fällt es Ihnen, die neuen Verhaltensmuster einzuüben. Werden Sie sich vorher darüber klar, was zu tun ist, und schreiben Sie es auf.

Mehr Infos unter www.schlankheits-code.de

MEIN CODE-KALENDER

Beispiel für einen Wochentag

Montag	**Mein neuer Lebensstil**
06:00	Wecker 30 Minuten früher gestellt.
07:30	Frühstück richten, Tisch decken, hinsetzen, genießen.
08:00	Proviant für mittags einpacken, mit dem Fahrrad zur Arbeit fahren.
11:00	Hunger. Probiere die Atemübung (Seite 47) um mich abzulenken.
12:30	Esse meinen Proviant in Ruhe, lasse mich nicht ablenken, gehe nicht ans Telefon.
15:00	Kurze Pause, esse meinen mitgebrachten Snack.
17:00	Mache mich gleich nach der Arbeit auf den Weg ins Fitnessstudio.
19:00	Sehr hungrig. Abendessen trotzdem wie geplant; decke den Tisch und esse in Ruhe.
21:00	Lese meinen Schlankheits-Code und plane die Einkäufe für morgen. Bereite mein Mittagessen zum Mitnehmen vor.

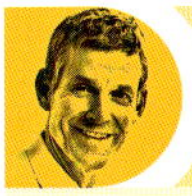

SO BLEIBEN SIE AUF DAUER MOTIVIERT

Diplom-Psychologe Frank Meiners von der DAK über die besten Durchhaltestrategien beim Abnehmen:

Wie oft haben Sie schon gedacht: Ich müsste abnehmen, mehr für meine Gesundheit tun, vernünftiger essen, Sport treiben? Leider bleibt es oft bei den guten Vorsätzen, mit der Umsetzung hapert es. Klar, im ersten Schwung sind wir gern bereit, unser Leben auf den Kopf zu stellen. »Diesmal schaffe ich es«, denkt man. »Ich nehme ab und werde meine überschüssigen Pfunde für immer los.« Wer mit so viel Elan und Begeisterung in den Schlankheits-Code einsteigt, hat schon halb gewonnen. Aber eben nur halb.
Früher dachten Experten, allein positives Denken, also der feste Glaube an die eigenen Fähigkeiten, genüge schon, um Verhalten dauerhaft zu verändern. Heute wissen wir es besser. Für den Langstrecken-Erfolg reicht der Kick der ersten Begeisterung nicht aus. Irgendwann holt uns der Alltag wieder ein, nach spätestens einigen Monaten sind die Kraftreserven erschöpft. Aber was tun? Antworten darauf hat die Psychologin Gabriele Oettingen, Professorin an den Universitäten Hamburg und New York, in langjähriger Forschungsarbeit gefunden.
Die Motivationsforscherin entwickelte die Methode »MCII – Mental Contrasting and Implementation Intentions« und untersuchte deren Wirksamkeit im Rahmen der Gesundheitsförderung mit der DAK. Dabei handelt es sich erstmals um eine Verbindung von zwei Ansätzen: dem gedanklichen Durchspielen von Gegensätzen (Mental Contrasting) und speziellen Durchführungsstrategien.
Die Grundgedanken dabei: Wer Erfolg haben will, muss die eigenen Schwächen akzeptieren und Widerstände überwinden. Er sollte sich neben der positiven Zukunft auch die Hindernisse vorstellen, die den Erfolg blockieren könnten. Es reicht nicht, sich nur die großartigen Folgen einer Lebensveränderung in den schönsten Farben vorzustellen, man muss auch lernen, mit Rückschlägen umzugehen. Beispiele gibt es im Alltag genug: »Was mache ich eigentlich, wenn ich joggen gehen will, es dann aber regnet? Was tun, wenn ich etwas Gesundes kochen wollte, aber überraschend länger arbeiten musste und keine Zeit zum Einkaufen blieb?«
Eine gute Portion Realismus kann auch beim Umsetzen des Schlankheits-Codes nicht schaden. Denn ein Leben ohne Konflikte gibt es nicht. Wer Hindernisse nicht nur einplant, sondern bereits im Vorfeld Lösungen dafür erarbeitet, ist erfolgreicher als jeder reine Optimist. Mit MCII lernen Sie, Ihr eigener Coach zu werden. Das kann so aussehen: Erst setzen Sie sich selbst ein realistisches Ziel (siehe Seite 137). Dann stellen Sie sich die möglichen Schwierigkeiten und Widerstände konkret vor, denken sich Lösungen aus und setzen sie nach und nach um. Dabei hilft es, sich selbst zu beobachten und regelmäßig Tagebuch zu führen, um herauszufinden, was falsch läuft.
Trotz Schwierigkeiten zum Ziel zu kommen, das lernt man natürlich am besten unter Anleitung eines guten Trainers. Die DAK unterstützt deshalb unter dem Stichwort »Motiviert – mit Methode!« entsprechende Kurse. Dort können Sie gegen einen kleinen Kostenbeitrag Veränderungen und Problemlösungen einüben. Und diese Techniken helfen am Ende nicht nur beim Abnehmen, sondern auch in anderen Lebensbereichen.

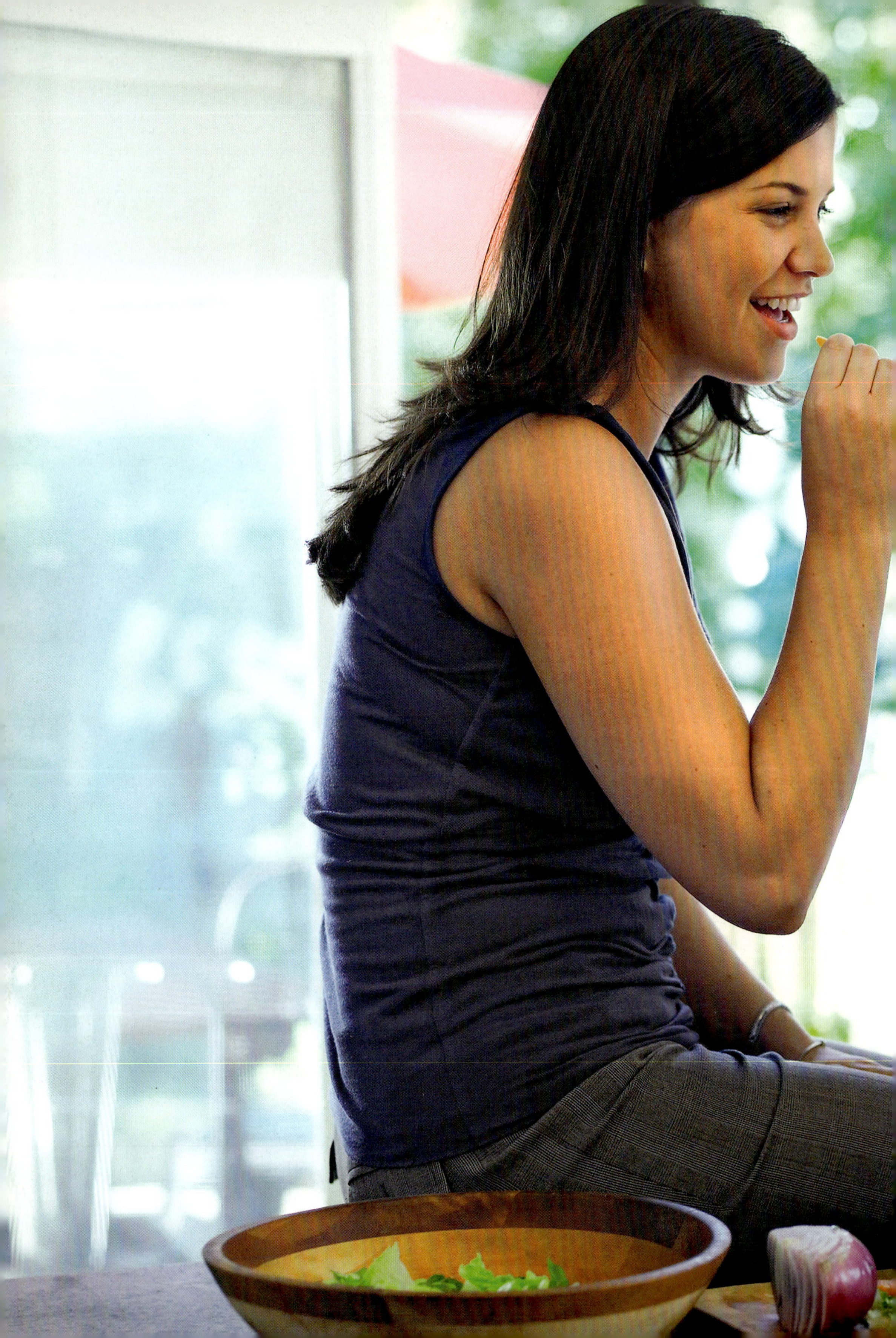

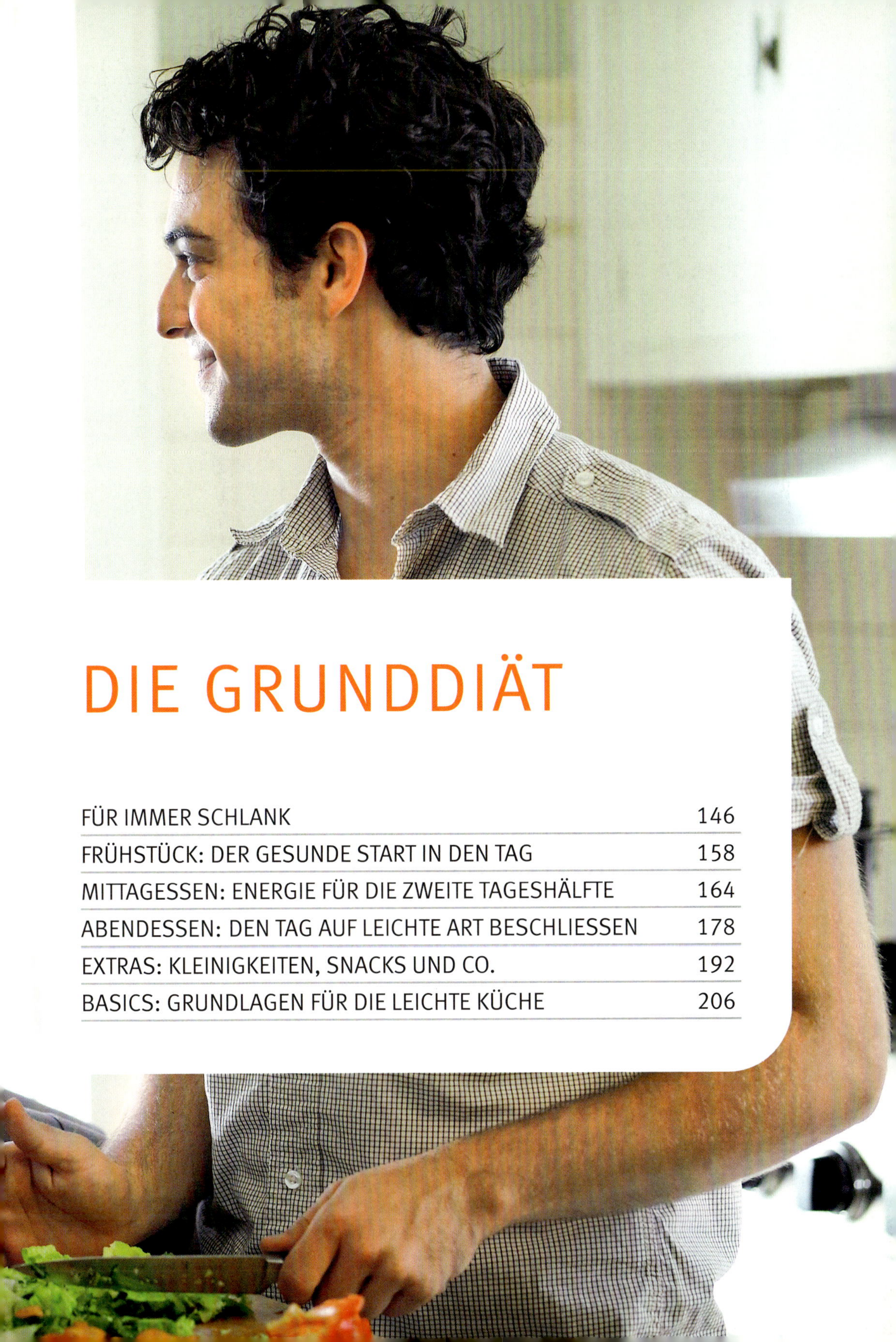

DIE GRUNDDIÄT

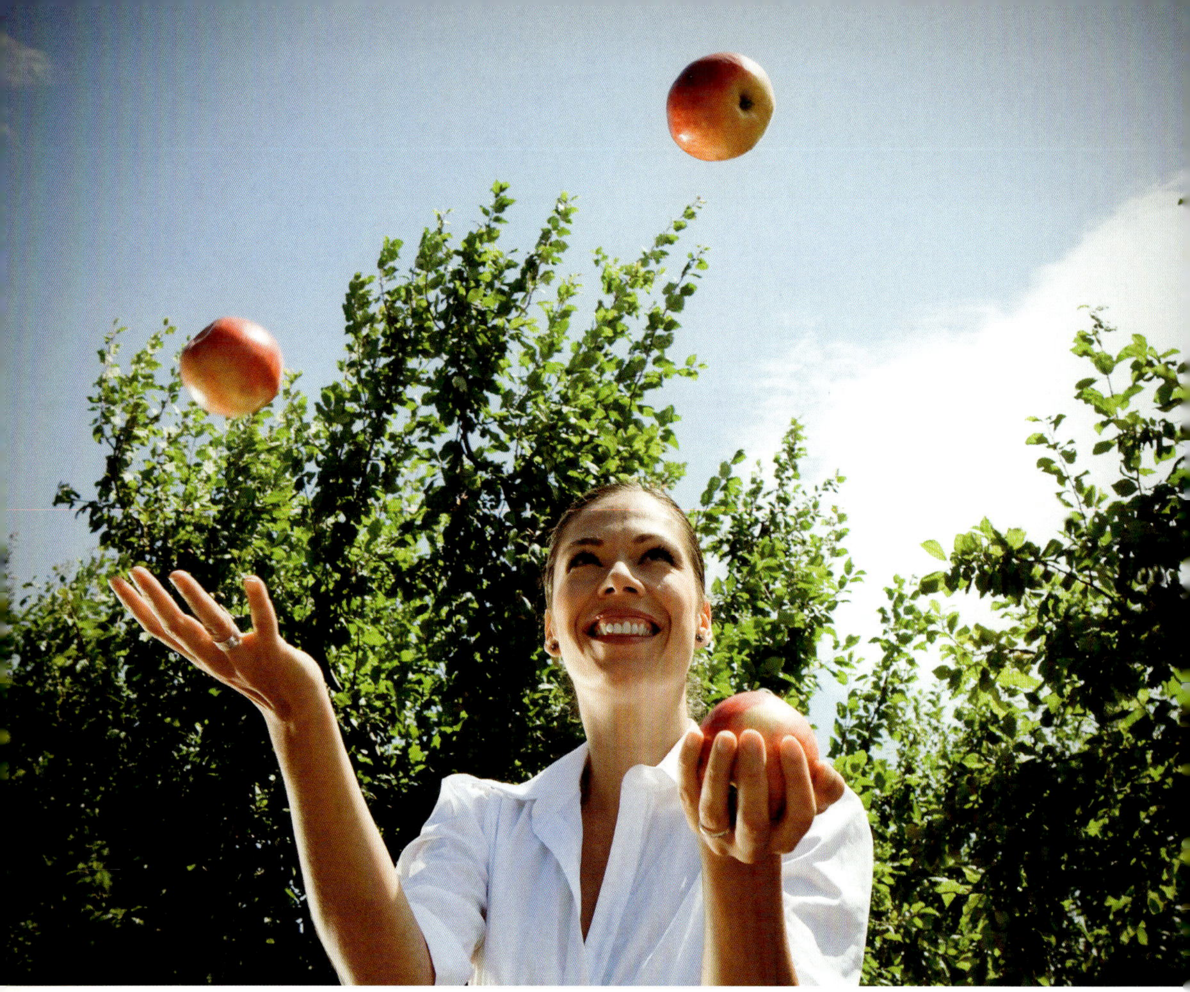

FÜR IMMER SCHLANK

Mit einem neuen, ganz auf Sie abgestimmten Lebensstil verlieren Sie nicht nur überflüssige Pfunde, Sie können das neue Gewicht auch halten.

DAS WORT DIÄT streichen Sie am besten ganz aus Ihrem Kopf; vergessen Sie es einfach. Wer eine Diät macht, hört damit irgendwann wieder auf und isst dann wie vorher weiter. Dadurch klettern die Pfunde meist schneller wieder nach oben, als uns lieb ist. Wer dagegen erfolgreich abnehmen möchte, verändert seine Lebensweise. Der Schlankheits-Code hilft Ihnen, sich wirklich auf einen neuen Lebensstil einzulassen. Sie finden schnell heraus, welche persönlichen Ess- und Trinkgewohnheiten Sie ändern müssen, damit Ihr Gewicht dauerhaft ins Lot kommt. Es geht ja nicht darum, für ein paar Tage oder Wochen mit jeder Kalorie zu geizen, sondern langfristig weniger zu essen, mehr zu genießen und den Hunger zu besiegen.

Die moderne einfache Küche, die Ihnen der Schlankheits-Code vorschlägt, lebt von der Vielfalt. Bunte Suppen, Salate, Fisch, zartes Geflügel und vegetarische Spezialitäten sorgen für gesunde Abwechslung im Alltag. Für alle, die gern Kuchen und Desserts mögen, lockt Fruchtig-Leichtes mit fein dosierter Süße. Die Auswahl liegt ganz bei Ihnen. Um Ihnen die Planung zu erleichtern, ist jedes Rezept zusätzlich zu den Nährwertangaben mit Bildsymbolen gekennzeichnet (siehe Seite 152 f.)

DER SPIEGEL VERRÄT ES

Um herauszufinden, welche Ess-Strategie Ihnen auf dem Weg zur guten Figur am besten hilft, schauen Sie sich selbst genau an. Ein wichtiger Teil unserer inneren Konstitution zeigt sich auch nach außen. Sind Oberschenkel und Hüften rund? Oder ist vor allem die Taille füllig? Wer nicht ganz sicher ist, welches Verteilungsmuster vorliegt, zückt am besten das Maßband (siehe Seite 5 f.).

Wenn die Pfunde am Bauch sitzen

Beine und Arme sind eher schlank, nur die Körpermitte ist rund? Das deutet auf einen empfindlichen Zuckerstoffwechsel hin. Bei diesem Körpertyp schlagen Kohlenhydrate mehr an als Fett. Betroffen sind vor allem die Pfundstypen »Hungerleider«, »Wechseljahre«, »Nebenwirkung«, »Stress-Esser« und »Schokoholic«. Wer in der Schwangerschaft oder nach der Aufgabe des Rauchens überdurchschnittlich schnell viel zugenommen hat, gehört ebenfalls zu dieser Diät-Gruppe. Auch der Pfundstyp »Dauer-Esser« sammelt seine Vorräte oft um die Leibesmitte herum an. Und die meisten Männer gehören von Natur aus mehr oder wenig stark zu diesem »Apfeltyp«.

DIESE ERNÄHRUNGSREGELN HELFEN

- Statt häufig kleine Happen in den Mund zu schieben, drei, maximal vier Mahlzeiten im Abstand von vier bis fünf Stunden essen. Wichtig: Zu festen Zeiten in Ruhe genießen.
- Wer anfangs ohne Zwischenmahlzeit nicht durchhält, greift zu eiweißreichen Snacks (Rezeptideen dazu finden Sie ab Seite 192).
- Kohlenhydrate vor allem für die erste Tageshälfte einplanen. Deshalb Rezepte mit den Kennzeichen »Nachhaltig« (siehe Seite 152 f.) nur bis etwa 14 Uhr genießen.
- Gut frühstücken, um Heißhungeranfälle in der zweiten Tageshälfte zu vermeiden.
- Nachmittags und abends eiweißbetonte Gerichte wählen.

VIEL EIWEISS ESSEN

Auch mit eigenen Rezepten und Zutaten können Sie, ohne viel Aufwand, proteinreiche Mahlzeiten auftischen. Ein Stück mageres Fleisch oder eine Portion Fisch fettarm zuzubereiten ist ja keine Kunst. Einfach grillen, mit wenig Öl in einer beschichteten Pfanne braten oder in wenig Flüssigkeit mit Deckel gar dünsten. Dann mit einem Salat oder gedünstetem Gemüse servieren. Fertig. Für ein kaltes Abendessen einen großen Salat mit magerem Käse, Thunfisch oder gekochtem Ei und einem kohlenhydratfreien Dressing (Rezept Seite 210) anrichten. Keine grandiose Küchenkunst, aber immer lecker, schnell gemacht, gesund und sättigend.

Wenn Po und Schenkel rund sind

Laien sprechen vom »Birnentyp«, Experten vom gynoiden, also weiblichen Fettverteilungsmuster – das sich in milder Form übrigens auch bei Männern zeigen kann. Oft sind die Betroffenen von der Taille aufwärts ziemlich schlank; sie speichern ihre Fettvorräte unterhalb des Nabels und nicht selten auch an den Oberarmen. Ihr Stoffwechsel reagiert vor allem auf zu viele Kalorien und zu viel Fett mit steigenden Fettpolstern.

DIESE ERNÄHRUNGSREGLN HELFEN

- Häufig essen, ruhig fünf- oder sechsmal pro Tag. Am besten planen Sie neben den drei Hauptmahlzeiten zwei kleine Zwischenmahlzeiten fest ein. Teilen Sie dafür 400-Kalorien-Gerichte oder essen Sie leichte kohlenhydrathaltige Snacks wie frisches Obst.
- Fett- und Kalorienmenge genau zu kontrollieren ist beim »weiblichen« Körpertyp wichtiger als bei bauchbetontem Übergewicht (siehe vorherige Seite).
- Wenn beim Abnehmen nichts mehr geht (Plateauphase), proteinreiche Tage einlegen.
- Das Frühstück nicht vergessen: Wer nach dem Aufstehen noch nicht viel mag, teilt die Menge auf und isst ein zweites Frühstück am späteren Vormittag.
- Nehmen Sie die Hauptmahlzeiten und damit die größte Kalorienmenge vor 16 Uhr zu sich.

DURST AUF MEHR

Die Empfehlung, reichlich zu trinken, war schon immer Bestandteil vieler Abnehmprogramme. Der Gedanke dahinter: Wasser ist kalorienfrei. Durch vermehrtes Trinken soll der Magen gefüllt werden und Sättigung entstehen. Doch in einer 2003 durchgeführten Studie konnten Wissenschaftler der Berliner Charité zeigen, dass Wassertrinken weit mehr bewirkt: Der Körper verbraucht zusätzliche Kalorien, um das Getrunkene zu verarbeiten; der Energieumsatz steigt an. Allerdings gilt das nur bei kalorienfreien Getränken wie Wasser (Leitungswasser, nicht Mineralwasser), Tee oder (schwachem) Kaffee. Ein halber Liter Flüssigkeit, morgens als Erstes auf nüchternen Magen getrunken, macht wach, stabilisiert den Blutdruck und steigert den Energiebedarf um satte 50 Kalorien.

Dickmacher Fruktose

Dass süße Getränke wie Limonade oder Cola reines »Hüftgold« sind, hat sich längst herumgesprochen. Fruchtsäfte dagegen gelten als ultragesund und werden kaum als Risiko für die Figur wahrgenommen. Dabei sind sie reich an Fruchtzucker, einer Zuckerart, die vom Körper sehr viel schneller in Fett umgewandelt wird als Haushalts- oder Traubenzucker (Glukose). Diese beiden werden hauptsächlich in der Leber verwertet; sie kontrolliert, ob der süße Stoff in schnelle Energie oder Fettsäuren umgewandelt wird. Fruktose dagegen umgeht diese Kontrolle und verwandelt sich ungehindert in Fett – mit einer überraschenden Geschwindigkeit, wie Studien zeigten. Wer abnehmen möchte, sollte daher fruchtzuckerreiche Produkte und Säfte möglichst meiden. Achtung: Fruktose wird häufig als Süßungsmittel verwendet und oft harmlos als »Fruchtsüße« bezeichnet. Essen Sie lieber frisches Obst. Die Ballaststoffe darin gleichen den Nachteil des natürlichen Fruktosegehalts weitgehend aus.

DAS KALORIENBUDGET

Ganz exakt lässt sich der persönliche Energiebedarf nur von einem Experten mittels Hightech-Methoden herausfinden. Für den Alltag reicht es jedoch völlig aus, wenn Sie Ihr Kalorienbudget einigermaßen gut einschätzen. Die folgende vereinfachte Formel hilft Ihnen dabei: Körpergewicht in Kilogramm multipliziert mit 24 Stunden. Ein Beispiel: 60 Kilo mal 24 ergibt 1440 – der tägliche Grundbedarf des Körpers (Grundumsatz). Hinzu kommt die Energiemenge, die jeder für seine täglichen Tätigkeiten benötigt (Leistungsumsatz). Wie viele Zusatzkalorien das sind, hängt ganz davon ab, ob Sie rennen, schleppen, schuften und wühlen – oder den ganzen Tag am Schreibtisch sitzen und abends auf dem Sofa liegen. Angenommen, unsere 60-Kilo-Person sitzt zwar acht Stunden am Schreibtisch, geht aber zweimal pro Woche ins Fitnessstudio, fährt auch bei Regen mit dem Rad ins Büro, scheut keine Treppe und schleppt alle Einkäufe in den sechsten Stock. In diesem Fall kommt ihr Bewegungspensum einer mittelschweren körperlichen Tätigkeit gleich, weshalb zum täglichen Grundumsatz weitere 50 Prozent hinzugerechnet werden dürfen (siehe Kasten); der Grundbedarf von 1440 Kalorien erhöht sich so auf 2160. Hält sich die Testperson an diesen Wert, nimmt sie weder ab noch zu.

LEISTUNGSUMSATZ

So viel dürfen Sie zu Ihrem täglichen Grundumsatz hinzurechnen:

geringe körperliche Bewegung	plus 10–20 %
leichte körperliche Beschäftigung	plus 30 %
mittelschwere körperliche Tätigkeit	plus 50 %
schwere körperliche Arbeit/Leistungssport	plus 70–100 %

Der Bedarf für die Figur

Wer mit dem Schlankheits-Code abnehmen möchte, startet am besten mit einem Minus von 500 oder 600 Kalorien. Zurück zu unserem Rechenbeispiel: 2160 Kalorien Tagesbedarf minus 600 Abnehm-Kalorien – das macht 1560, also rund 1500 Kalorien. Die Testperson kann also morgens, mittags und abends je eine 400-Kalorien-Mahlzeit einplanen und sich zwischendurch noch zusätzlich 300 Kalorien in Form mehrerer kleiner Snacks gönnen.

Dann heißt es sich in Geduld zu üben. Steigen Sie einmal pro Woche auf die Waage – immer zur selben Zeit und ohne Kleidung. Notieren Sie mit Datum, was Sie wiegen. Nehmen Sie mehr als ein Pfund pro Woche oder zwei Kilo pro Monat ab, müssen Sie mehr essen; gönnen Sie sich 100 oder 200 zusätzliche Kalorien. Denn auch, wenn Sie sich noch so wünschen, das Abnehmen möge blitzschnell gehen: Lassen Sie sich Zeit. Der Körper rächt sich, wenn er zu sehr gequält wird (siehe Seite 106 ff.).

Sie haben in einem Monat weniger als zwei Kilo abgenommen? Überprüfen Sie, ob Sie sich wirklich an die vorgegebene Kalorienmenge gehalten haben. Falls ja, müssen Sie sich noch mehr bewegen – und wenn es sein muss, reduzieren Sie Ihr Budget um weitere 100 Kalorien.

ESSEN SIE SICH SCHLANK

Erfahrene Ernährungsexperten haben für den Schlankheits-Code extra neue Rezepte entwickelt. Die Herausforderung: Die Mahlzeiten sollten einfach umzusetzen sein, aber dabei so gut schmecken, dass möglichst viele zu Lieblingsgerichten werden. Qualitätsmerkmale sind:

- geringer Aufwand,
- nicht zu teuer,
- gute Nährstoffbilanz,
- ideale Fettqualität (Fettsäurespektrum),
- höchstens 25 Prozent Fett (Ausnahme: Verwöhnrezepte),
- eiweißbetonte Rezepte enthalten höchstens 30 Prozent Fett,
- viele Gerichte eignen sich zum Mitnehmen.

Abmessen nicht vergessen

Was sind die wichtigsten Utensilien in der Küche? Waage und Messbecher – und zwar nicht nur für unsere Rezeptideen, sondern auch für Ihre eigenen Gerichte und die Grundnahrungsmittel, die Sie täglich essen. Denn Hand aufs Herz: Haben Sie ein Gefühl dafür, wie viele Kalorien mit den gewohnten Mengen auf dem Teller landen? Nein? Dann lohnt es sich einmal abzuwiegen, wie viel eine Scheibe Brot wiegt, wie viel Milliliter das Weinglas fasst, aus dem Sie gern trinken, oder wie groß der »Stich« Butter im Gemüse tatsächlich ist.

Dickmacher Fett?

Fett oder Zucker? An welchem von beiden sollen Sie denn nun sparen, wenn Sie abnehmen möchten? Lautet die Erfolgsformel »Low carb« (wenig Kohlenhydrate) oder »Low fat« (wenig Fett)? Fettforscher Georg Löffler hält weder das eine noch das andere für den Königsweg zur guten Figur. »Beim Fett«, sagt er, »ist es nicht allein die Menge. Unsere Neigung, zu viel zu essen, wird wahrscheinlich auch durch den Gehalt an bestimmten Fettsäuren, den Bausteinen der Fette, reguliert.« Das würde auch erklären, warum große US-Studien dem energischen Fett-Sparkurs keinen durchschlagenden Erfolg in Hinsicht auf die schlanke Linie und einen gesunden Stoffwechsel bestätigen.

Wirksame Appetithemmer sind zum Beispiel kurzkettige Fettsäuren (siehe rechte Seite). Fettfördernde Wirkungen kennen Experten wie der französische Zellforscher Gérard Ailhaud dagegen von der Linolsäure, einer Omega-6-Fettsäure, die der Körper in kleinen Mengen braucht, um gesund zu bleiben. Weil man weiß, dass sie hilft den Cholesterinspiegel zu senken, gilt sie vielen als Inbegriff eines gesunden Fetts. Langsam werden aber auch ihre Nachteile bekannt. Weil Linolsäure bei der Entstehung von Fettzellen mitwirkt und Hormone fördert, die die Fetteinlagerung unterstützen, hält Ailhaud sie für einen möglichen Auslöser dafür, dass weltweit immer mehr Menschen Übergewicht haben. Achten Sie daher auf die Menge an Linolsäure in der Nahrung. Auch weil ihr natürlicher »Gegenspieler«, die Omega-3-Fettsäuren (wie die Fischfettsäuren und Alpha-Linolensäure), in unserer Ernährung zu kurz kommen. Die Deutsche Gesellschaft für Ernährung empfiehlt ein Verhältnis von Omega-6- zu Omega-3-Fettsäuren von fünf zu eins. Von diesem idealen Verhältnis sind viele von uns weit entfernt. Die meisten essen im Verhältnis dreimal so viel Linolsäure, wie ihnen gut täte.

FETTSÄUREN IM ÜBERBLICK

	Wirkung	Hauptquelle	Bedarf
Einfach ungesättigte Fettsäuren	»Joker« für die Balance der unterschiedlichen Fettsäuren	Raps- und Olivenöl, aber auch in Geflügel- und Schweinefett	gut in der Mischung mit anderen Fettsäuren, kein spezieller Bedarf
Mehrfach ungesättigte Fettsäuren	halten Zellwände elastisch, senken den Cholesterinspiegel	Pflanzenöle, Nüsse, fettreiche Fischarten	⅓ der Fettkalorien; am besten mit gutem Pflanzenöl decken
Essenzielle Fettsäuren	ungesättigte Fettsäuren, die der Körper nicht selbst herstellen kann	Pflanzenöle	hierzulande kein Mangel
Omega-3-Fettsäuren	evtl. an der Regulation des Körpergewichts beteiligt, weil sie Anzahl und Größe der Fettzellen beeinflussen; halten Adern elastisch	Algen aus kalten Gewässern und fette Fische wie Lachs, Makrele und Hering, die sich von diesen Algen ernähren; Fischöl-Kapseln	mindestens zweimal die Woche Fisch essen, dabei fettreiche Sorten bevorzugen; notfalls auf Fischölkapseln ausweichen
Kurzkettige Fettsäuren	wirksame Appetithemmer; stärken die Darmschleimhäute und unterstützen das Immunsystem im Darm	werden im Dickdarm von der Darmflora aus Ballaststoffen hergestellt	entstehen bei ballaststoffreicher Ernährung von selbst; regelmäßig Vollkorn und Hülsenfrüchte essen
Gesättigte Fettsäuren	langkettige, gesättigte Fettsäuren heben den Cholesterinspiegel	Überwiegend tierische Fette, aber auch Kokosnuss- und Palmkernfett	sollten höchstens ⅓ der gesamten Fettkalorien betragen
Transfettsäuren	wie gesättigte Fettsäuren; können das (schlechte) LDL-Cholesterin erhöhen	vor allem in gehärteten Fetten, in Fastfood und Fertig-Backwaren	sollten, so gut es geht, gemieden werden
Arachidonsäure	vierfach ungesättigte Fettsäure; verstärkt Entzündungsprozesse z. B. bei Rheuma	nur in tierischen Fetten vorhanden, nicht in Pflanzenölen	bei schmerzhaft entzündeten Gelenken meiden; wenig fette Fleisch- und Milchwaren essen
Mittelkettige Fettsäuren (MTC-Fette)	sollen leicht appetithemmend wirken	MTC-Öle aus Apotheke und Reformhaus	kein Bedarf festgestellt; Wirkung unbewiesen

WEGWEISER DURCH DIE REZEPTE

Den verschiedenen Pfundstypen in diesem Buch wird immer wieder empfohlen, sich typgerecht zu ernähren, zum Beispiel besonders eiweißlastig oder kohlenhydratreich. Um die Auswahl passender Rezepte zu erleichtern, sind jedem Rezept ab Seite 159 Bildsymbole zugeordnet. So erkennen Sie auf den ersten Blick, was in Ihren Tagesplan passt und was nicht.

Die Eiweißreichen

Immer mehr Studien weisen darauf hin, dass Proteine einen höheren Sättigungsgrad erzielen als Fette und Kohlenhydrate und zudem den Energieverbrauch anheben. Alle, die sehr unter Hunger leiden, weil sie einen empfindlichen Zuckerstoffwechsel besitzen, können ihn daher mit proteinreichen Gerichten schneller und nachhaltiger stillen als mit schnellen Kohlenhydraten wie Brötchen oder Bonbons. Vor allem, wenn es darum geht, einen runden Bauch wegzukriegen, helfen diese Rezepte. Übertreiben Sie es aber nicht, indem Sie gleich an sieben Tagen der Woche drei eiweißreiche Mahlzeiten einplanen. Bekommt der Körper nämlich zu oft zu viel des Guten, lässt der Sättigungseffekt nach. Und manchem geht dabei auch noch die gute Laune verloren. Denn der Spiegel des entspannend wirkenden Nervenbotenstoffs Serotonin sinkt, wenn kaum mehr Kohlenhydrate auf den Teller kommen.

Die Magenfüllenden

Diese Rezepte helfen allen Pfundstypen beim Sattwerden; mit ihnen können Sie eigentlich nie etwas falsch machen. Wer an einen gut gefüllten Magen gewöhnt ist, beginnt die Hauptmahlzeiten am besten mit einem Salat oder einem Teller Suppe. Denn so entsteht ein Teil der Sättigung schon während des Essens. Fühler in Mund, Magen und Dünndarm (Dehnungsrezeptoren) überprüfen nämlich, ob genug auf dem Teller war, um den ersten Hunger zu stillen. Hier macht es also vor allem die Masse – und die ist üppig, wenn viel Flüssigkeit im Essen steckt, wie eben in Suppen und Salaten. Aber auch den größten Salatfans sei gesagt: Die Mischung macht es, Magenfüller allein halten meist nicht lange vor. Nutzen Sie sie deshalb lieber als Vorspeise oder kleine Zwischenmahlzeit. Wer die leichten Gerichte tatsächlich als Hautmahlzeit wählt, isst sich in der nächsten Mahlzeit am besten an eiweißreichen oder nachhaltigen Gerichten satt.

Die Nachhaltigen

Mit diesem Symbol sind kohlenhydratbetonte und ballaststoffreiche Rezepte gekennzeichnet, die lange vorhalten und den Blutzuckerspiegel der meisten Menschen kaum belasten. Fachleute sprechen vom niedrigen Glykämischen Index (GI) oder niedriger Glykämischer Last (GL). Der GI gilt als Maß für die Höhe des Blutzuckeranstiegs, die GL gibt dessen Dauer an. Je höher beide Werte sind, desto höher und länger wirkt der Insulinspiegel im Blut. Weil Insulin die Freigabe von Fetten aus den Fettzellen blockiert, wird auch weniger Fett verbrannt. Wer abnehmen möchte, setzt also besser auf langsame Kohlenhydrate mit niedrigen GI- und GL-Werten. Sie werden nach und nach verdaut, lösen deshalb über einen langen Zeitrum Sättigungssignale aus und wirken ausgleichend auf den Blutzuckerspiegel. Nach einer solchen ballaststoffreichen Mahlzeit steigt der Blutzuckerspiegel nur langsam an und verharrt relativ lange auf demselben Niveau. Dick machende Blutzuckerspitzen bleiben aus.

Für unterwegs

Viele von uns sind tagtäglich auf Achse und müssen irgendwo außer Haus essen. Frische und gesunde Gerichte sind unterwegs jedoch nur selten zu bekommen. Mit hausgemachter Verpflegung schaffen Sie es dagegen ziemlich leicht, sich ausgewogen zu ernähren; sie spart außerdem nicht nur Kalorien, sondern schont auch den Geldbeutel. In dicht schließenden Behältern bleiben die Mahlzeiten frisch und lassen sich gut kühl oder warm halten. Das Ganze mag sicher eine Umstellung sein, ist aber nicht so unbequem, wie Sie vielleicht denken. Bereiten Sie die gesunden Snacks einfach schon am Vorabend zu und verpacken Sie sie luftdicht. Dann ist alles griffbereit, wenn Sie am nächsten Morgen schnell losmüssen.

Zum Verwöhnen

Rezepte mit diesem Kennzeichen bieten Süßes und Herzhaftes für alle, die sich ab und an etwas Besonderes gönnen möchten, ohne gleich den Supermarkt oder die nächste Imbissbude zu plündern. Die süßen Spezialitäten enthalten meist eine Zucker-Süßstoff-Kombination, die herzhaften liefern ein kleines bisschen mehr Fett als üblich. Deshalb eignen sie sich vielleicht nicht für jeden Tag, hin und wieder aber können Sie damit den Speisezettel ruhig »aufstocken« – wenn das Kalorienbudget es hergibt. Oder wenn Sie einfach einmal die Zügel locker lassen möchten.

AUSSER HAUS

Bei Einladungen und im Restaurant

- Nie hungrig losgehen: Essen Sie 30 Minuten vorher eine dicke Scheibe Vollkornbrot ohne Belag.
- Fragen Sie gleich bei der Bestellung nach kalorienarmen Gerichten.
- Gebundene Suppen bestehen häufig zu einem großen Teil aus Butter und Crème fraîche oder Sahne. Besser ist ein klares Süppchen, dessen Zusammensetzung leichter zu durchschauen ist.
- Bestellen Sie als Vorspeise einen Salat mit separatem Dressing. Wer täglich auswärts isst, bringt sein eigenes Dressing mit (siehe Seite 210).
- Ordern Sie eine etwas größere Portion Kartoffeln, Nudeln oder Reis als Beilage; bitten Sie aber um fettfreie Zubereitung. Naturreis, Wildreis und Vollkornnudeln sind als Beilagen ideal, weil sie langsame Kohlenhydrate, aber wenig Kalorien mitbringen und trotzdem für lange Zeit Energie liefern.
- Wer sich traut, bittet den Kellner bei riesigen Portionen gleich darum, die Hälfte einzupacken. Wenn am nächsten Tag die Zeit knapp ist, bieten solche »Reste« eine Mahlzeit mit Luxus-Appeal.
- Trinken Sie vor dem ersten Glas Alkohol ein, zwei Gläser Mineralwasser gegen den Durst. Bei längeren Festen nach jedem Glas Alkohol zwei Gläser Wasser trinken.
- Steht kein leichtes Dessert auf der Karte, bestellen Sie nur einen (Milch-)Kaffee und lassen für die süße Lust ein Stückchen Schokolade aus der eigenen Tasche auf der Zunge zergehen.

WOCHEN-PLAN MIT JEWEILS ETWA 1400 KCAL PRO TAG

Montag

Frühstück	Süße Brötchen (siehe Seite 160)
Mittagessen	Schnelles Bohnenchili mit Putenbrust (siehe Seite 175)
Abendessen	Gegrillter Hering mit Radicchio-Bohnen-Salat (siehe Seite 186)
1. Snack	1 Erdnuss-Frischkäse-Riegel (siehe Seite 204)
2. Snack	1 großer Apfel
Summe	Etwa 1400 kcal

Dienstag

Frühstück	Basic-Müsli (siehe Seite 208) mit 200 ml fettarmer Milch (1,5 %) und 150 g frischem Obst
Mittagessen	Lachs und Lengfisch auf Spitzkohlgemüse (siehe Seite 186)
Abendessen	Lauwarmer Zartweizensalat mit Ei (siehe Seite 165)
1. Snack	1 fruchtiger Haferflocken-Muffin (siehe Seite 202)
2. Snack	2–3 Paprikaschoten (als Rohkost)
Summe	Etwa 1400 kcal

Mittwoch

Frühstück	Klappstullen zum Mitnehmen (siehe Seite 161)
Mittagessen	Kichererbseneintopf mit Chinakohl (siehe Seite 168)
Abendessen	Zucchini-Frittata und Putenstreifen mit Dip (siehe Seite 174)
1. Snack	2 Becher Milchkaffee mit fettarmer Milch (1,5 %)
2. Snack	1 Schoko-Muffin (siehe Seite 200)
Summe	Etwa 1400 kcal

Donnerstag

Frühstück	Schnelles Beerenmüsli (siehe Seite 159)
Mittagessen	Vegetarische Moussaka (siehe Seite 173)
Abendessen	Erbsensuppe mit Würstchen (siehe Seite 170)
1. Snack	1 belegte Scheibe Leinsamenmischbrot (siehe Seite 205)
2. Snack	1 Becher fettarmer Fruchtjoghurt (1,5 %)
Summe	Etwa 1400 kcal

Freitag

Frühstück	Herzhaftes Frühstück (siehe Seite 161)
Mittagessen	Lauwarmes Couscous mit Lamm (siehe Seite 176)
Abendessen	Schneller Fisch auf Spinat (siehe Seite 185)
1. Snack	1 Birne
2. Snack	2 Scheiben Knäckebrot mit 1 Portion Kräuterquarkcreme (siehe Seite 209)
Summe	Etwa 1400 kcal

Samstag

Frühstück	Porridge mit Früchten (siehe Seite 160)
Mittagessen	Gemüsecurry mit Kokosmilch (siehe Seite 172)
Abendessen	3 belegte Scheiben Leinsamenmischbrot (siehe Seite 205), 1 Schüssel Blatt- und Gemüsesalat (z. B. Tomate, Gurke, Paprika) mit 1 Portion Salatsauce (siehe Seite 210)
1. Snack	1 Fläschchen Smoothie
2. Snack	1 Käsekuchen-Schnitte (siehe Seite 200)
Summe	Etwa 1400 kcal

Sonntag

Frühstück	Englisches Frühstück (siehe Seite 163)
Mittagessen	Spargelsalat mit Radieschen-Vinaigrette (siehe Seite 179)
Abendessen	Spaghetti mit Frutti di mare (siehe Seite 187) 150 g Beerenfrüchte mit 1 Portion süßer Quarkcreme (siehe Seite 209)
1. Snack	1 EL gehackte Haselnüsse, über den Spargel vom Mittagessen gestreut
2. Snack	1 schnelles Fruchttortelett (siehe Seite 202)
Summe	Etwa 1400 kcal

WOCHEN-PLAN MIT JEWEILS ETWA 1600 KCAL PRO TAG

- Für den kleinen Hunger können Sie am Arbeitsplatz Riegel als Zwischenmahlzeit lagern.

Montag

Frühstück	Frischkornmüsli (siehe Seite 159)
Mittagessen	Szegediner Kartoffel-Gulasch (siehe Seite 174)
Abendessen	Frikadellen »halb und halb« mit grünen Bohnen (siehe Seite 190)
1. Snack	2 belegte Scheiben Leinsamenmischbrot (siehe Seite 205)
2. Snack	Vanillecreme mit Heidelbeeren (siehe Seite 203)
Summe	Etwa 1600 kcal

Dienstag

Frühstück	2 Scheiben Leinsamenmischbrot (siehe Seite 205), 2 TL Halbfettbutter und 2 Eier (gekocht oder als Rühr- oder Spiegelei in einer beschichteten Pfanne zubereitet), 2 große Tomaten
Mittagessen	Kichererbsen-Gemüse-Eintopf (siehe Seite 171)
Abendessen	Blechkartoffeln und Gemüsesticks mit zwei Dips (siehe Seite 168)
1. Snack	1 Müsli-Rosinen-Riegel (siehe Seite 204)
2. Snack	2 Äpfel
Summe	Etwa 1600 kcal

Mittwoch

Frühstück	Morgenmuffel-Frühstück (siehe Seite 163)
Mittagessen	Minestrone (siehe Seite 170)
Abendessen	Apfel-Radieschen-Salat mit Kasseler (siehe Seite 167)
1. Snack	1 Laugenstange und 1 Becher Cappuccino
2. Snack	2 EL Kürbiskerne (über das Abendessen streuen oder zwischendurch essen)
Summe	Etwa 1600 kcal

Donnerstag	
Frühstück	Basic-Müsli (siehe Seite 208) mit 200 ml fettarmer Milch (1,5 %) und 150 g frischem Obst
Mittagessen	Makrelenfilets auf Mangoldgemüse (siehe Seite 188)
Abendessen	Linsensalat mit Grapefruit (siehe Seite 165)
1. Snack	Gemüsesticks mit Avocado-Dip (siehe Seite 198)
2. Snack	1 Becher fettarmer Fruchtjoghurt (1,5 %) und 1 Schälchen (250 g) frische Beeren
Summe	Etwa 1600 kcal

Freitag	
Frühstück	Süße Brötchen (siehe Seite 160)
Mittagessen	Chili con Pasta (siehe Seite 180)
Abendessen	Schneller Salatteller mit Feta (siehe Seite 166)
1. Snack	Himbeer-Trinkmüsli (siehe Seite 205)
2. Snack	2 Pizza-Muffins (siehe Seite 197)
Summe	Etwa 1600 kcal

Samstag	
Frühstück	Porridge mit Früchten (siehe Seite 160)
Mittagessen	Filetsteak auf süß-saurem Gemüse (siehe Seite 190)
Abendessen	2 Stück Thunfisch-Pizza (siehe Seite 198)
1. Snack	1 Brötchen mit Kräuterquarkcreme (siehe Seite 209)
2. Snack	Heiße Schokolade (siehe Seite 205), 1 schnelles Fruchttortelett (siehe Seite 202)
Summe	Etwa 1600 kcal

Sonntag	
Frühstück	Tomaten-Mais-Omelett auf Vollkornbrot (siehe Seite 162)
Mittagessen	Hähnchen und Frühlingsgemüse (siehe Seite 177)
Abendessen	Grüner Spargel mit Orangensauce (siehe Seite 182)
1. Snack	Gazpacho mit Knoblauch-Croûtons (siehe Seite 196), eventuell mittags oder abends als Vorspeise
2. Snack	2 Becher Milchkaffee und 1 Stück Schoko-Quarktorte mit Erdbeeren (siehe Seite 201)
Summe	Etwa 1600 kcal

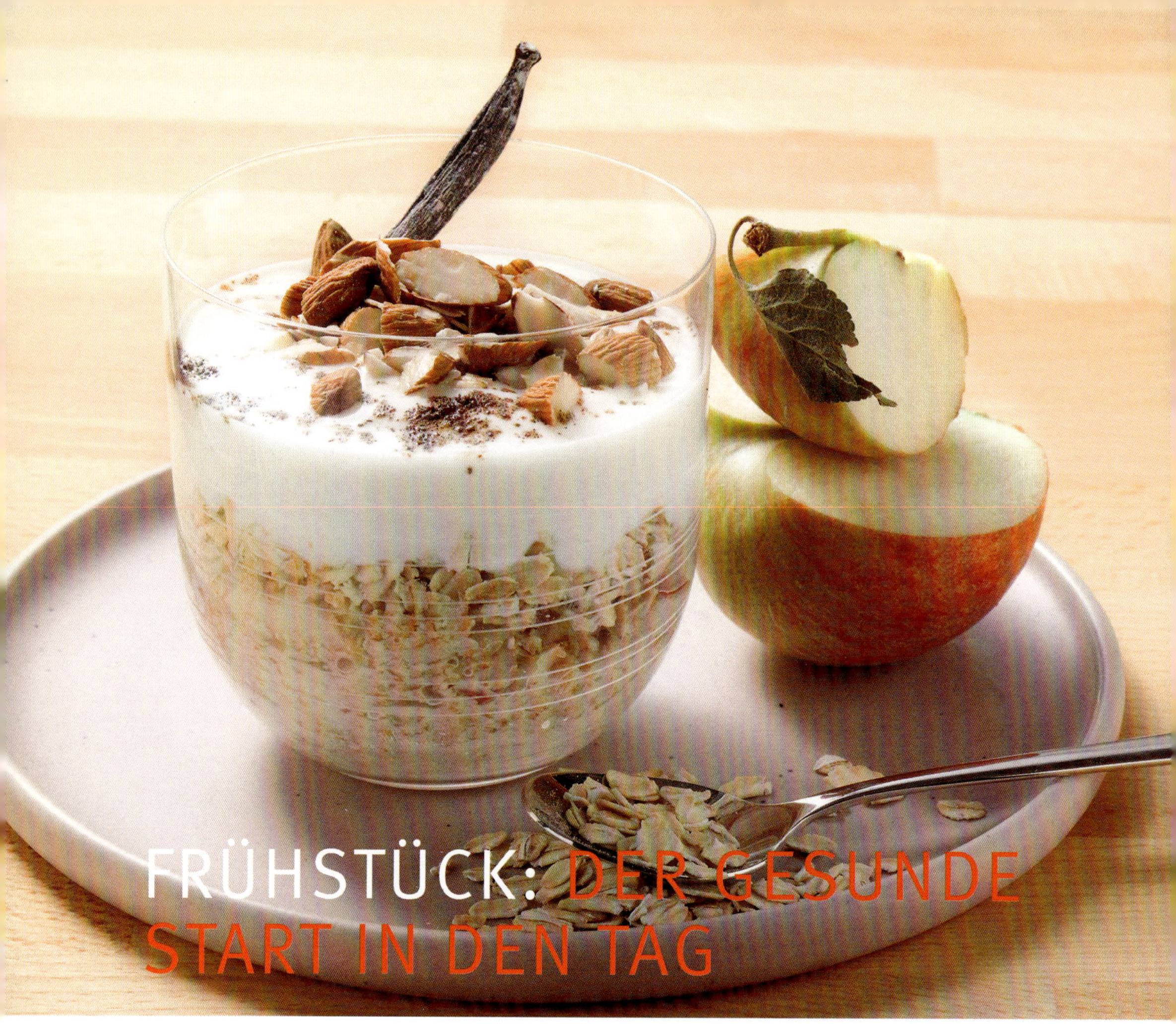

FRÜHSTÜCK: DER GESUNDE START IN DEN TAG

Ganz gleich, welchem Schlankheits-Code Sie auch folgen: Verzichten Sie nie auf ein gutes Frühstück. Jedes der folgenden Rezepte liefert neben rund 400 Kalorien wichtige Nährstoffe.

WENN SIE REGELMÄSSIG frühstücken, verbessern sich Ihre Chancen, leicht und nachhaltig abzunehmen, immens. Denn nach der nächtlichen Fastenpause ist der Körper auf Arbeit gepolt und verlangt Energie. Mit einer ausgewogenen Mahlzeit verhindern Sie Heißhungeranfälle, die gerade Frühstücksmuffel im Laufe des Tages und abends plagen.

Jede der folgenden Frühstücksideen dämpft Ihren Hunger für viele Stunden. Wenn Ihre überschüssigen Pfunde vor allem an Po, Schenkeln und Oberarmen sitzen, können Sie die Menge in zwei Mahlzeiten aufteilen. Ist Ihre einzige Problemzone ein runder Bauch, versuchen Sie besser nur einmal zu frühstücken und dann bis zum Mittagessen durchzuhalten.

Frischkornmüsli

Eine Portion enthält: 14 g E | 8 g F | 54 g KH | 353 kcal | 1478 kJ | 9 g BS | 4,5 anzurechnende BE

Für 2 Portionen:
100 g Weizenkörner | 1 Apfel | 2 gehäufte EL Haferflocken | 1 EL grob gehackte Mandeln (mit Haut) | 300 g fettarmer (probiotischer) Naturjoghurt (1,5 % Fett) | ½ Vanilleschote (oder 1 Msp. gemahlene Vanille)

1 Weizenkörner am Vorabend in einer Getreidemühle oder im Blitzhacker grob zerkleinern und mit etwas Wasser zu einem glatten Brei rühren. Den Apfel waschen und mit der Schale grob raspeln. Die Raspel unter das Getreide rühren und die Mischung über Nacht abgedeckt zum Quellen in den Kühlschrank stellen.

2 Vor dem Frühstück Haferflocken, grob gehackte Mandeln, Naturjoghurt und ausgekratztes Vanillemark beziehungsweise gemahlene Vanille unterrühren.

TIPP

Wer privat und beruflich viel unterwegs ist, weiß, wie schwierig es ist, an Imbissständen und in Schnellrestaurants ein kalorienarmes und dabei gut sättigendes Frühstück zu finden. Packen Sie also besser eigenen Proviant ein. Und das kann anstelle belegter Brote zur Abwechslung auch einmal ein Müsli sein. Es lässt sich zum Beispiel in einem Schraubglas leicht transportieren und schmeckt nicht nur zum Frühstück, sondern auch mittags.

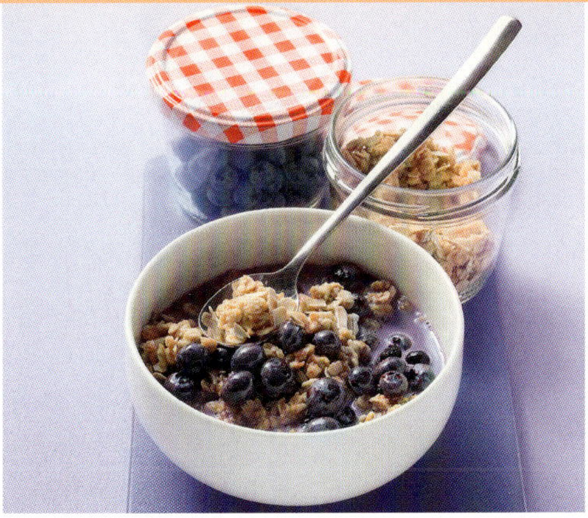

Schnelles Beerenmüsli

Eine Portion enthält: 15 g E | 10 g F | 42 g KH | 327 kcal | 1371 kJ | 19 g BS | 3,5 anzurechnende BE

Für 2 Portionen:
300 g TK-Heidelbeeren | 2 Portionen Basic-Müsli (siehe Seite 208) | 300 ml fettarme Milch (1,5 % Fett)

1 Am Vorabend die tiefgekühlten Heidelbeeren in eine Schüssel füllen und abgedeckt beiseite stellen.

2 Am nächsten Morgen die Müslimischung in zwei Schüsseln verteilen. Heidelbeeren und Milch darüber geben.

TIPP

Dieses herrlich einfache Müsli schmeckt auch mit anderen tiefgefrorenen Beeren. Ebenfalls eine leckere Alternative: Kirschen, Stachelbeeren, Birnen oder Aprikosen aus der Dose. Greifen Sie in diesem Fall aber unbedingt zu nur leicht gezuckerten Produkten. Und wenn Sie morgens etwas mehr Zeit haben, darf es natürlich auch frisches Obst sein – am besten wählen Sie dann Früchte der Saison.

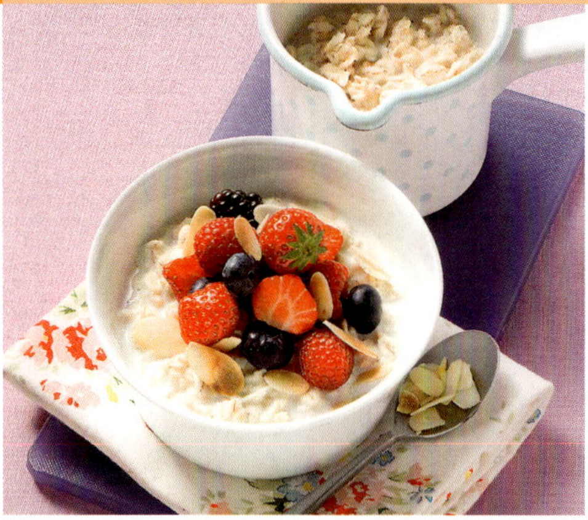

Porridge mit Früchten

Eine Portion enthält: 12 g E | 9 g F | 45 g KH | 315 kcal | 1325 kJ | 8 g BS | 4 anzurechnende BE

Für 2 Portionen:
100 g Haferflocken | 2 TL Inulin | Salz | ¼ l fettarme Milch (1,5 % Fett) | flüssiger Süßstoff | 250 g Erdbeeren oder andere Früchte | 2 EL Mandelblättchen

1 Die Haferflocken mit Inulin und 1 Prise Salz mischen. Mit Milch und 200 ml Wasser aufkochen. Topf von der Herdplatte ziehen und den Porridge zugedeckt etwa 5 Minuten ziehen lassen. Porridge mit etwas flüssigem Süßstoff süßen.

2 Erdbeeren waschen, putzen und je nach Größe halbieren oder vierteln.

3 Porridge auf tiefe Teller verteilen. Die Erdbeeren darauf verteilen und alles mit Mandelblättchen bestreuen.

TIPP

Auch gut mit Heidel-, Johannis-, Stachel- oder Himbeeren, Kirschen, Äpfeln oder Birnen.

Süße Brötchen

Eine Portion enthält: 17 g E | 6 g F | 52 g KH | 343 kcal | 1436 kJ | 7 g BS | 4 anzurechnende BE

Für 2 Portionen:
3 Vollkornbrötchen | 125 g Magerquark (oder körniger Frischkäse) | 2 gehäufte TL Konfitüre (nach Wahl) | 1 TL Kakaopulver | 2 TL Ahornsirup | 1 EL grob gehackte Haselnüsse | 1 Msp. Zimt

1 Die Brötchen halbieren und jede Brötchenhälfte mit Magerquark beziehungsweise körnigem Frischkäse bestreichen.

2 Zwei Brötchenhälften mit je 1 TL Konfitüre bestreichen, zwei mit Kakaopulver bestäuben.

3 Die letzten beiden Hälften mit Ahornsirup beträufeln und mit gehackten Haselnüssen und etwas Zimt bestreuen.

TIPP

Statt der Vollkornbrötchen können Sie pro Person auch drei Scheiben des selbst gebackenen Leinsamenmischbrots verwenden (siehe Seite 207).

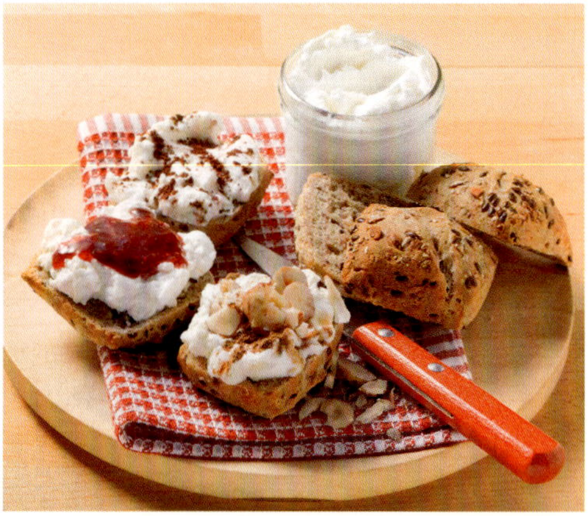

Herzhaftes Frühstück

Eine Portion enthält: 21 g E | 11 g F | 43 g KH | 367 kcal | 1538 kJ | 10 g BS
3,5 anzurechnende BE

Für 2 Portionen:

1 rote oder gelbe Paprikaschote | 1 Tomate | 1 Stück Gurke (50 g) | 2 Stängel Basilikum | 3 Vollkornbrötchen | 20 g Halbfettbutter oder -margarine | 2 Scheiben Schnittkäse (Dreiviertelfettstufe) | 2 Scheiben Geflügel- oder Kalbfleischsülze | 50 g körniger Frischkäse

1 Paprikaschote waschen, putzen und in Streifen schneiden. Tomate und Gurke waschen und in dünne Scheiben schneiden. Basilikum waschen, trockentupfen und fein schneiden.

2 Die Vollkornbrötchen halbieren. Vier Hälften mit Margarine bestreichen. Zwei davon mit Gurkenscheiben und Käse belegen, die anderen beiden mit Tomaten und Sülze.

3 Den körnigen Frischkäse auf die beiden letzten Brötchenhälften streichen; mit Basilikum bestreuen.

4 Die belegten Brötchen mit den Paprikastreifen anrichten.

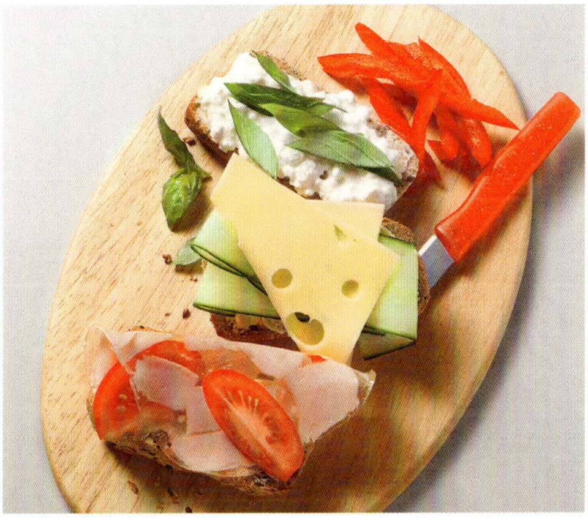

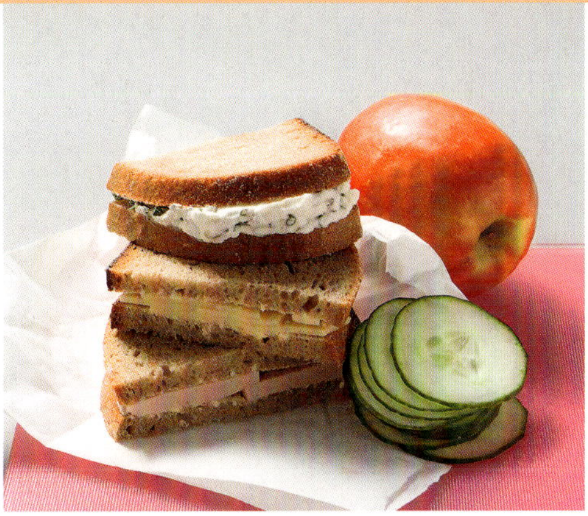

Klappstullen zum Mitnehmen

Eine Portion enthält: 19 g E | 9 g F | 56 g KH | 388 kcal | 1622 kJ | 12 g BS | 4,5 anzurechnende BE

Für 2 Portionen:

6 Scheiben Leinsamenmischbrot (siehe Seite 207) | 20 g Halbfettbutter oder -margarine | 4 Scheiben Schinkenfleischwurst (unter 3 % Fett) | 30 g Schnittkäse, z. B. Gouda oder Emmentaler (30 % Fett i. Tr.) | 40 g magerer Kräuterquark (fertig gekauft oder nach dem Basic-Rezept von Seite 209) | 2 kleine Äpfel | ½ Gurke

1 4 Scheiben Brot mit Halbfettbutter oder -margarine bestreichen. Je eine davon mit Schinkenfleischwurst und Käse belegen. Die beiden anderen Butterbrote auflegen und die Doppeldecker halbieren.

2 Kräuterquark auf ein Brot streichen. Die letzte Brotscheibe auflegen; halbieren.

3 Apfel und Gurke waschen.

4 Brote, Apfel und Gurke in Brotzeitdosen packen oder in Klarsichtfolie wickeln und fürs spätere Frühstück mitnehmen.

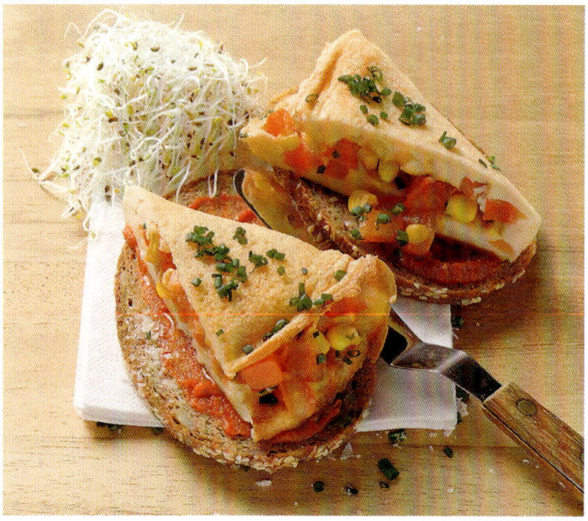

Tomaten-Mais-Omelett auf Vollkornbrot

Eine Portion enthält: 27 g E | 11 g F | 44 g KH | 392 kcal | 1646 kJ | 14 g BS | 3 anzurechnende BE

Für 2 Portionen:

2 Fleischtomaten | 1 Bund Schnittlauch | 1 kleine Dose Zuckermais (140 g Abtropfgewicht) | 2 Eier | 2 Eiweiß | 20 g Sojamehl (entfettet) | 5 EL fettarme Milch (1,5 % Fett) | Salz, Pfeffer | 1 TL Rapsöl | 4 Scheiben Leinsamenmischbrot (siehe Seite 207) | 2 TL Tomatenmark | 30 g Alfalfasprossen

1 Tomaten waschen und in Würfel schneiden; dabei den Stielansatz entfernen. Schnittlauch waschen, trockenschwenken und in Röllchen schneiden. Den Zuckermais in ein Sieb schütten und abtropfen lassen.

2 Eier und Eiweiß mit Sojamehl und Milch verquirlen. Mit Salz und Pfeffer würzen.

3 Eine beschichtete Pfanne mit Rapsöl auspinseln und erhitzen. Die Eiermasse hineingießen und 2 bis 3 Minuten stocken lassen, bis nur noch die Oberfläche leicht flüssig ist. Tomaten, Mais und die Hälfte der Schnittlauchröllchen auf eine Hälfte der Eiermasse verteilen. Die andere Hälfte darüber klappen und das Omelett in weiteren 2 bis 3 Minuten fertig garen.

4 Die Brotscheiben auf zwei Teller legen und mit Tomatenmark bestreichen. Das Omelett vierteln und auf den Broten anrichten. Mit den restlichen Schnittlauchröllchen und den Alfalfasprossen bestreuen.

TIPP

Ganz schön süß: Mais und Erbsen enthalten je nach Sorte bis zu 6 Gramm Zucker pro 100 Gramm. Im Gegensatz zu anderem Gemüse sollten Diabetiker daher diese beiden Sorten in die Kohlenhydrat-Berechnung einbeziehen.

GEGEN HEISSHUNGER

Forscher des Harvard Medical Center halten das Frühstück für die wichtigste Mahlzeit des Tages. Nach ihren Untersuchungen leben morgendliche Essmuffel mit einem erhöhten Risiko, dick zu werden. Wer dagegen bald nach dem Aufstehen eine ausgewogene Mahlzeit isst, dem fällt es leichter, in Form zu bleiben. Denn er leidet nachmittags und abends seltener unter Snack-Attacken. Das Traumfrühstück der Forschergruppen: Vollkornbrot und Ei. Bei dieser Kombination soll der Körper die größte Menge des Nervenbotenstoffs Peptid YY ausschütten – und der bremst die Esslust.

Englisches Frühstück

Eine Portion enthält: 23 g E | 9 g F | 43 g KH | 345 kcal | 1445 kJ | 11 g BS | 2,5 anzurechnende BE

Für 2 Portionen:
2 Scheiben magerer Speck | 2 Bratwürstchen à 50 g (unter 3 % Fett) | 2 große Tomaten | ½ Bund Schnittlauch | 1 Dose Baked Beans (425 ml) | 2 Scheiben Leinsamenmischbrot (siehe Seite 207) | 10 g Halbfettbutter oder -margarine

1 Die Speckscheiben ohne Fett in einer beschichteten Pfanne knusprig braten. Herausnehmen, mit Küchenpapier abtupfen und beiseite legen. Die Bratwürstchen in Stücke schneiden und im verbliebenen Bratfett schön braun braten.

2 Die beiden Tomaten halbieren, dabei den Stielansatz entfernen. Den Schnittlauch waschen, trockenschwenken und in feine Röllchen schneiden.

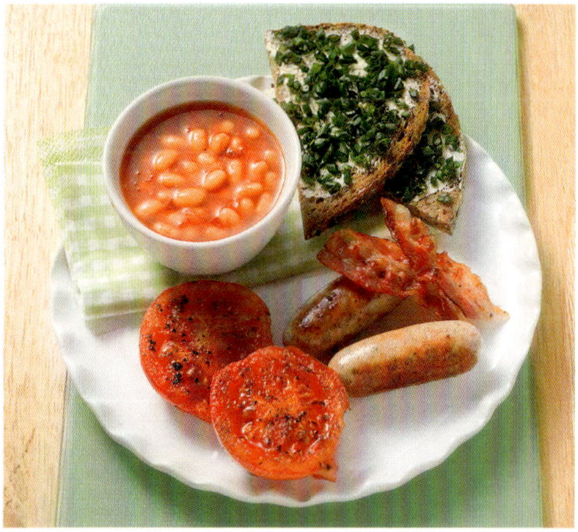

3 Die Würstchen an den Rand der Pfanne schieben und die halbierten Tomaten mit der Schnittfläche nach unten kurz im Bratfett erhitzen.

4 Baked Beans mitsamt der Sauce auf kleiner Flamme in einem kleinen Topf oder zugedeckt in der Mikrowelle bei etwa 300 Watt erhitzen.

5 Das Leinsamenmischbrot mit Halbfettbutter oder -margarine bestreichen; mit Schnittlauchröllchen bestreuen.

6 Die Schnittlauchbrote mit den Baked Beans, den Speckscheiben, Würstchen und Tomatenhälften servieren.

Morgenmuffel-Frühstück

Eine Portion enthält: 15 g E | 9 g F | 62 g KH | 398 kcal | 1666 kJ | 7 g BS | 5 anzurechnende BE

Für 2 Portionen:
1 große Birne (200 g) | 1 EL gemahlene Mandeln | 2–3 EL Zitronensaft | 400 ml Sojadrink (ohne Zucker- und Salzzusatz) | flüssiger Süßstoff | 2 Laugenbrezeln

1 Die Birne vierteln und schälen; dabei das Kerngehäuse entfernen. Das Fruchtfleisch grob würfeln. Die gemahlenen Mandeln, die Birnenstückchen, den Zitronensaft und den Sojadrink im Mixer pürieren. Eventuell mit ein paar Spritzern flüssigem Süßstoff abschmecken. In zwei Gläser füllen.

2 Die Laugenbrezeln zum Birnen-Sojashake essen – oder das Gebäck erst auf dem Weg zur Arbeit ganz frisch beim Bäcker kaufen und ein bisschen später genießen.

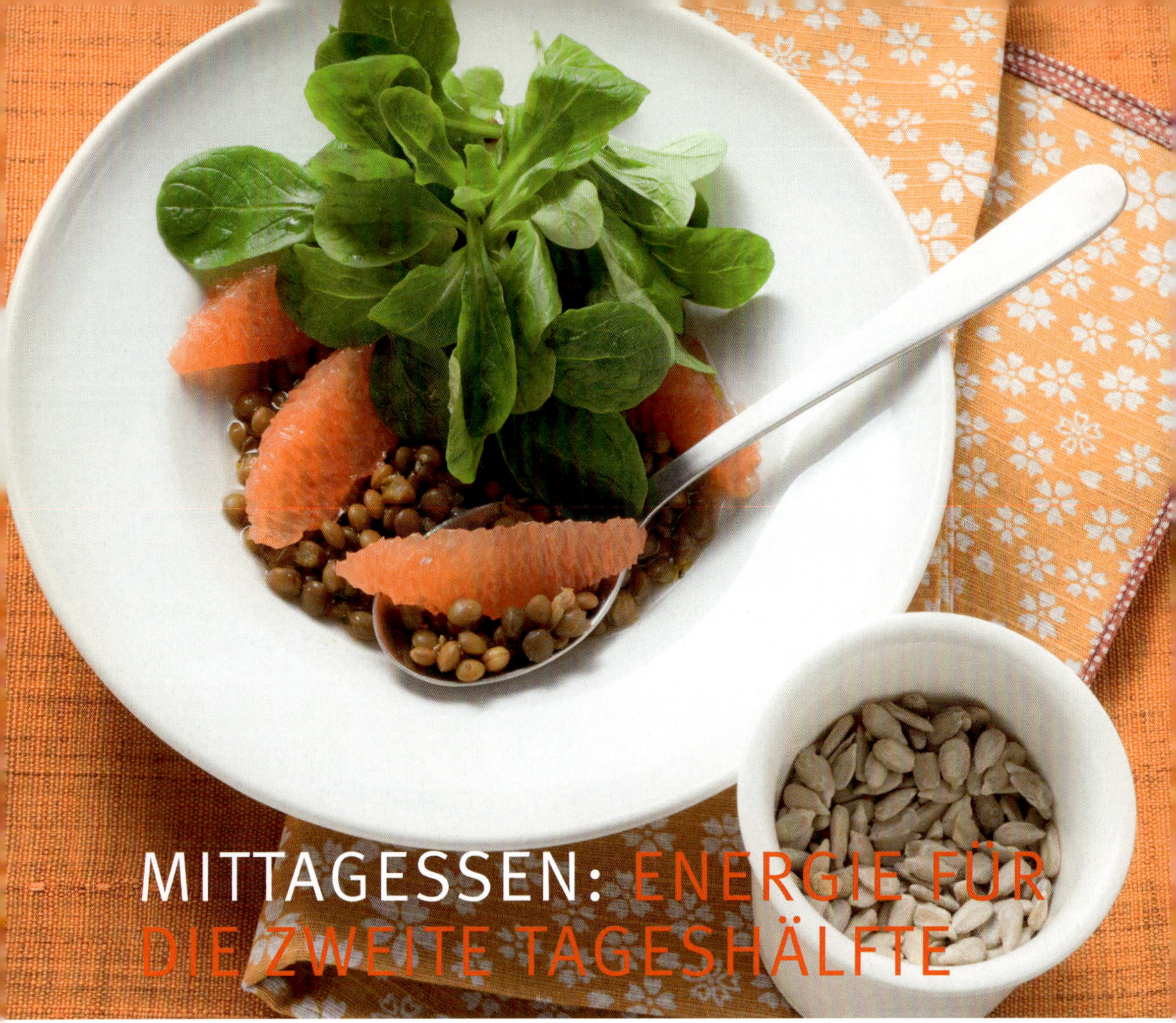

MITTAGESSEN: ENERGIE FÜR DIE ZWEITE TAGESHÄLFTE

Unbeschwert genießen, satt werden und dabei langsam, aber sicher abnehmen, das gelingt mit den folgenden Gerichten. Auf die köstliche Vielfalt können Sie sich täglich wieder freuen.

IM HEKTISCHEN ALLTAG wird dem Mittagessen oft nur noch wenig Zeit eingeräumt. Dabei ist es doch so wichtig fürs Wohlbefinden: Bei einem guten Mahl entspannen wir uns und schöpfen genug neue Kraft, um auch die zweite Hälfte des Tages genießen zu können.
Die nachfolgenden Mittagsgerichte sind für alle Pfundstypen gleichermaßen geeignet. Sie können sogar Mittag- und Abendessen austauschen, denn beide enthalten jeweils rund 400 Kilokalorien. Besonders praktisch: Alle Speisen mit dem Bildsymbol »Für Unterwegs« lassen sich in stabile Kunststoff- oder Thermogefäße verpackt sehr gut zur Arbeit oder an die Uni mitnehmen, falls Kantine und Mensa keine gesunde Kost anbieten.

Lauwarmer Zartweizensalat mit Ei

Eine Portion enthält: 21 g E | 11 g F | 56 g KH | 420 kcal | 1773 kJ | 8 g BS | 4,5 anzurechnende BE

Für 2 Portionen:
125 g Zartweizen (z. B. Ebly) | Salz | 2 Eier | 150 g Kirschtomaten | 1 Dose Mais-Bohnen-Mischung (140 g Abtropfgewicht) | 40 g grüne Oliven | ½ Bund Basilikum | 2 Portionen fettfreie Salatsauce (siehe Seite 210)

1 Den Zartweizen nach Packungsangabe 10 Minuten in Salzwasser garen, abgießen und in einem Sieb abtropfen lassen. Die Eier in kochendem Wasser 8 Minuten wachsweich kochen.

2 Kirschtomaten waschen, halbieren oder vierteln. Mais-Bohnen-Mischung abtropfen lassen. Die Oliven in Scheiben schneiden. Basilikum waschen und trockenschütteln.

3 Zartweizen mit der Mais-Bohnen-Mischung, den Tomaten und den Oliven mischen. Die Salatsauce unterheben und mit grob gezupften Basilikumblättchen bestreuen.

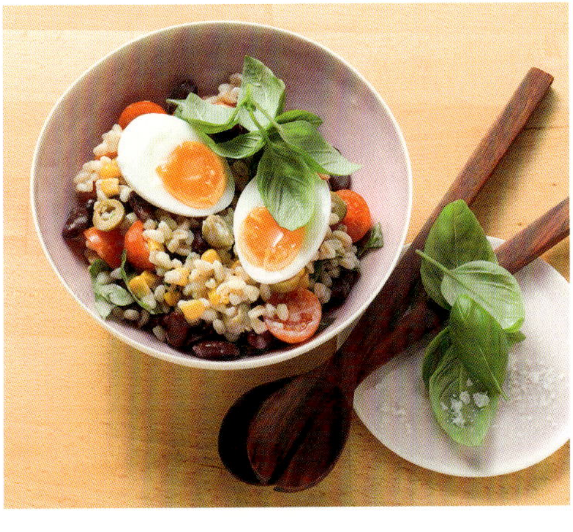

Linsensalat mit Grapefruit

Eine Portion enthält: 19 g E | 10 g F | 52 g KH | 396 kcal | 1656 kJ | 9 g BS | 4,5 anzurechnende BE

Für 2 Portionen:
1 Dose Linsen (530 g Abtropfgewicht) | 2 Grapefruits | 100 g Feldsalat | 1 EL Rapsöl | Salz, Pfeffer | flüssiger Süßstoff | 1 EL Sonnenblumenkerne

1 Die Linsen in ein Sieb schütten und mit kaltem Wasser kurz abbrausen; gut abtropfen lassen. Grapefruits wie einen Apfel schälen, so dass die weiße Haut vollständig entfernt ist. Die einzelnen Filets zwischen den dünnen Innenhäutchen mit einem spitzen Messer herauslösen; den Saft dabei auffangen. Feldsalat waschen, trockenschleudern und verlesen.

2 Grapefruitsaft mit Rapsöl verquirlen. Mit Salz, Pfeffer und wenig flüssigem Süßstoff abschmecken.

3 Linsen mit Grapefruitfilets und Feldsalat auf zwei Tellern anrichten. Das Dressing darüber träufeln und den Salat mit Sonnenblumenkernen bestreuen.

TIPP

- Sehr hübsch und ausgesprochen köstlich sind die pechschwarzen Beluga- oder Kaviarlinsen. Die getrockneten Linsen müssen vor dem Kochen nicht einweichen. Planen Sie jedoch 20–30 Minuten Garzeit ein.
- Schneller geht es mit einer fertigen Salatmischung aus der Kühltheke.

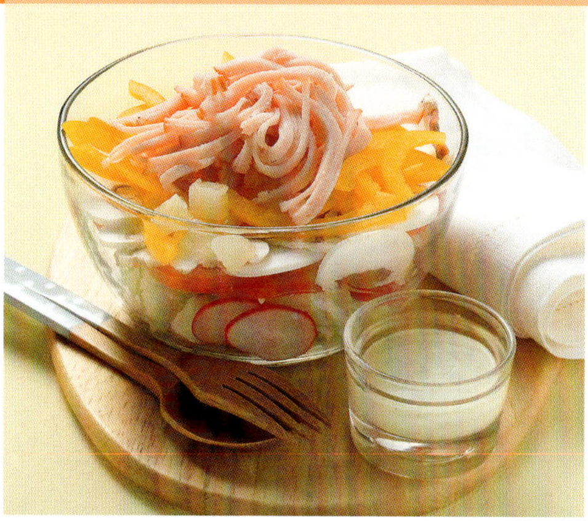

Schichtsalat

Eine Portion enthält: 53 g E | 12 g F | 12 g KH | 379 kcal | 1592 kJ | 7 g BS | 0,5 anzurechnende BE

Für 2 Portionen:
100 g Eisbergsalat | 100 g Champignons | 300 g Tomaten | 1 Bund Radieschen | 1 Paprikaschote | 150 g Kasseler-Aufschnitt in Scheiben (Kühltheke) | 150 g Harzer Käse | 150 g fettarmer Naturjoghurt (1,5 % Fett) | 2 EL milder Essig | 1 EL Senf | 1 EL Rapsöl | Salz, Pfeffer | flüssiger Süßstoff

1 Eisbergsalat putzen, in Streifen schneiden, waschen und trockenschleudern. Gemüse putzen, waschen und in feine Scheiben oder Streifen schneiden.

2 Kasseler-Aufschnitt ebenfalls in schmale Streifen schneiden. Harzer Käse würfeln.

3 Salat, Radieschen, Harzer, Tomaten, Champignons, Kasseler und Paprikaschote nacheinander schichtweise in eine Glasschüssel füllen.

4 Joghurt mit Essig, Senf und Öl verrühren. Mit Salz, Pfeffer und flüssigem Süßstoff abschmecken. Die Sauce über den Salat gießen und alles 10 Minuten ziehen lassen.

Schneller Salatteller mit Feta

Eine Portion enthält: 59 g E | 9 g F | 15 g KH | 390 kcal | 1626 kJ | 7 g BS | 1 anzurechnende BE

Für 2 Portionen:
1 Dose Mais-Kidneybohnen-Mischung (Abtropfgewicht 140 g) | 4 Tomaten | 200 g gemischter, gewaschener Blattsalat (Kühltheke) | 100 g Alfalfasprossen (Kühltheke) | 2 Portionen kohlenhydratfreie Salatsauce (siehe Seite 210) | 150 g Feta light (9 % Fett) | 2 Pakete gegarte Hähnchenbruststreifen (300 g; Kühltheke)

1 Die Mais-Kidneybohnen-Mischung in einem Sieb abtropfen lassen. Die Tomaten waschen und achteln; dabei die Stielansätze keilförmig herausschneiden. Zusammen mit der Mais-Kidneybohnen-Mischung, dem Blattsalat und den Alfalfasprossen auf zwei Teller verteilen. Mit der kohlenhydratfreien Salatsauce beträufeln.

2 Feta würfeln und mit den Hähnchenbrust-Streifen auf dem Salat verteilen.

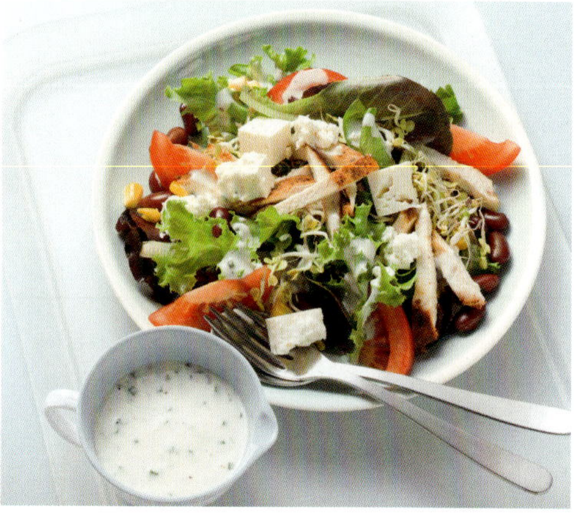

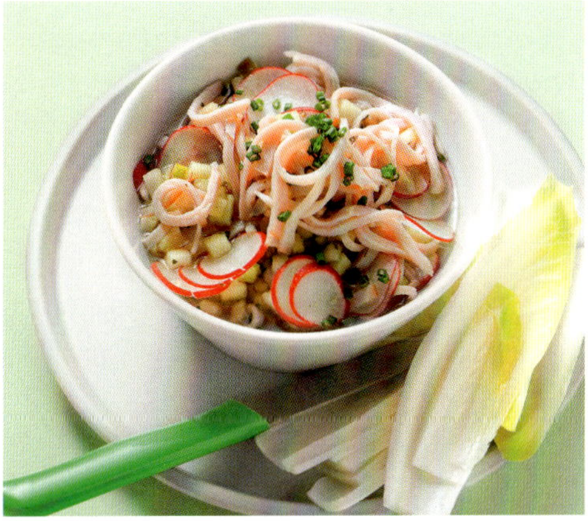

Apfel-Radieschen-Salat mit Kasseler

Eine Portion enthält: 47 g E | 12 g F | 16 g KH | 369 kcal | 1545 kJ | 4 g BS | 1,5 anzurechnende BE

Für 2 Portionen:

1 Bund Radieschen | 1 Apfel | 1 Staude Chicorée | 300 g Kasseler-Aufschnitt in Scheiben (Kühltheke) | 2 EL Zitronensaft | 2 TL Walnussöl | 6 EL Gemüsebrühe oder -fond | Salz, Pfeffer | flüssiger Süßstoff | ½ Bund Schnittlauch

1 Radieschen waschen, putzen und in dünne Scheiben schneiden oder hobeln. Den Apfel ebenfalls gründlich waschen; das Kerngehäuse entfernen und das Fruchtfleisch mit Schale würfeln. Den Chicorée putzen, waschen, gründlich abtropfen lassen und in Streifen schneiden. Den Kasseler-Aufschnitt ebenfalls in schmale Streifen schneiden. Radieschenscheiben, Apfelwürfel, Chicorée- und Kasselerstreifen in eine große Schüssel geben.

2 Für das Salatdressing den Zitronensaft, das Walnussöl und die Gemüsebrühe beziehungsweise den Gemüsefond in einem Schälchen oder einer Tasse miteinander verrühren; mit Salz, Pfeffer und Süßstoff würzen.

3 Das Dressing über die restlichen Salatzutaten geben und alles gründlich miteinander vermischen. Den Schnittlauch waschen, trockenschütteln, in feine Röllchen schneiden und über den Salat streuen.

BALLASTSTOFF-HITS

100 Gramm enthalten:	Ballaststoffe
Inulin	89 g
Johannisbrotkernmehl	74 g
Weizenkleie	45 g
Leinsamen	35 g
Erdmandelflocken (Chufanuss)	32 g
Haferkleie	30 g
Dicke Bohnen	28 g
Roggenkleie	28 g
Knäckebrot, ballaststoffreich	24 g
Kidneybohnen, getrocknet	21 g
Weizenkeime	18 g
Grüne Erbsen, getrocknet	18 g
Sojakerne, getrocknet	17 g
Sojamehl	17 g
Weiße Bohnen, getrocknet	17 g
Roggen	14 g
Hirse	13 g
Kichererbsen, getrocknet	12 g
Linsen, getrocknet	11 g
Erdnusskerne	11 g
Sesam	11 g
Popcorn	11 g

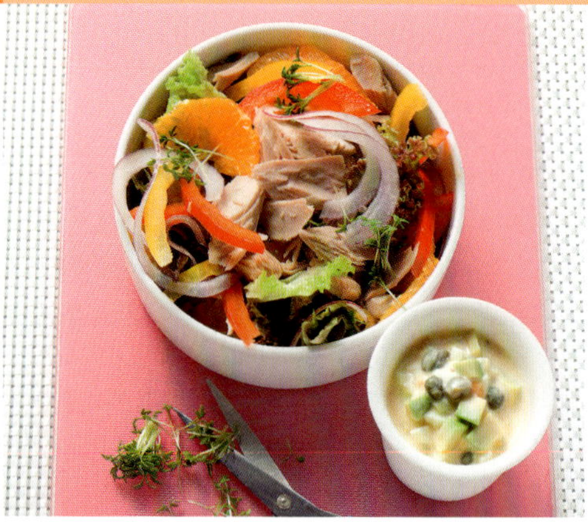

Thunfischsalat mit Avocado-Remoulade

Eine Portion enthält: 47 g E | 13 g F | 19 g KH | 396 kcal | 1659 kJ | 10 g BS | 1 anzurechnende BE

Für 2 Portionen:

½ Avocado | 1 hart gekochtes Ei (Klasse M) | 150 g fettarmer Naturjoghurt (1,5 % Fett) | 2–3 EL Zitronensaft | 1 EL Kapern | Salz, Pfeffer | flüssiger Süßstoff | ½ Kopf Lollo Rosso (oder anderer Blattsalat) | 2 Paprikaschoten | 1 Orange | 1 rote Zwiebel | 2 Dosen Thunfisch natur (à 150 g Abtropfgewicht) | 1 Beet Kresse

1 Für die Remoulade die Avocado mit dem Sparschäler schälen, das hart gekochte Ei pellen. Avocadofruchtfleisch und Ei fein würfeln. Beides mit Joghurt, Zitronensaft und Kapern verrühren. Mit Salz, Pfeffer und ganz wenig flüssigem Süßstoff abschmecken.

2 Den Lollo Rosso putzen, waschen, trocken schleudern und in mundgerechte Stücke zupfen. Die Paprikaschoten putzen, waschen und in Streifen schneiden. Die Orange wie einen Apfel schälen, so dass die weiße Haut vollständig entfernt ist; das Fruchtfleisch anschließend in dünne Scheiben schneiden. Die Zwiebel abziehen und in feine Ringe schneiden. Den Thunfisch in einem Sieb sehr gut abtropfen lassen.

3 Salat, Paprika, Orangen, Zwiebeln und den nicht zu fein zerteilten Thunfisch auf zwei Teller verteilen. Die Avocado-Remoulade darübergießen. Kresse mit einer Schere vom Beet schneiden und auf dem Salat verteilen.

Kichererbseneintopf mit Chinakohl

Eine Portion enthält: 26 g E | 9 g F | 44 g KH | 389 kcal | 1620 kJ | 12 g BS | 2,5 anzurechnende BE

Für 2 Portionen:

2 Zwiebeln | 300 g Chinakohl | 200 g Kartoffeln | 1 Dose Kichererbsen (250 g Abtropfgewicht) | 2 Pfefferbeißer-Würste (unter 3 % Fett) | 2 TL Rapsöl | ½ l Gemüsebrühe oder -fond | 350 ml Tomatensaft | Salz, Pfeffer | flüssiger Süßstoff

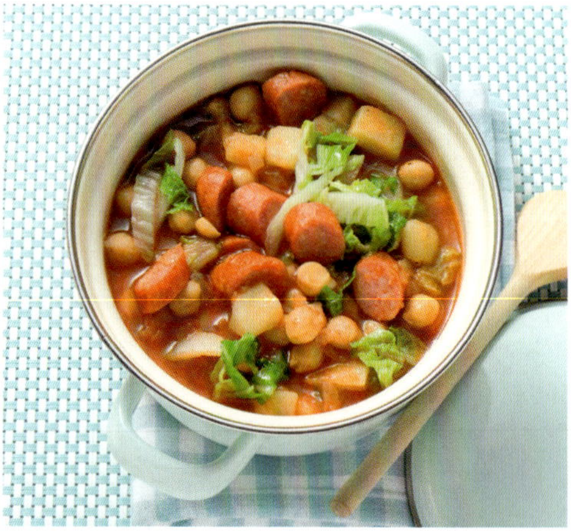

1 Zwiebeln abziehen und würfeln. Chinakohl putzen, in Streifen schneiden und waschen; gut abtropfen lassen. Kartoffeln schälen und würfeln. Die Kichererbsen in einem Sieb mit Wasser abspülen; abtropfen lassen. Die Pfefferbeißer-Würste in Scheiben schneiden.

2 In einer beschichteten Pfanne das Rapsöl erhitzen und die Zwiebeln darin glasig dünsten. Kartoffeln und Gemüsebrühe oder -fond zugeben und bei geschlossenem Deckel und mittlerer Hitze 20 Minuten garen.

3 Chinakohl, Wurstscheiben und Kichererbsen zugeben. Mit Tomatensaft auffüllen und 2 Minuten kochen. Mit Salz, Pfeffer und wenig flüssigem Süßstoff abschmecken.

TIPP

Im Kühlschrank hält sich der Kichererbseneintopf 2–3 Tage; er lässt sich auch einfrieren.

Linsen mit Pilzen

Eine Portion enthält: 26 g E | 11 g F | 45 g KH | 392 kcal | 1639 kJ | 12 g BS | 1,5 anzurechnende BE

Für 2 Portionen:

1 Zwiebel | 1 Knoblauchzehe | 4 TL Rapsöl | 150 g kleine Linsen (z. B. Belugalinsen) | Salz, Pfeffer | 1 EL Zitronensaft | 250 g gemischte Pilze (z. B. Champignons, Pfifferlinge, Austernpilze) | 1 Bund Frühlingszwiebeln | 50 g magere Schinkenwürfel | 50 g saure Sahne

1 Zwiebel und Knoblauchzehe abziehen und fein würfeln. 2 TL Öl erhitzen, Zwiebel und Knoblauch darin glasig dünsten. Linsen und 450 ml Wasser zugeben und alles einmal aufkochen lassen. Bei milder Hitze 45 Minuten garen. Erst ganz zum Schluss mit Salz, Pfeffer und Zitronensaft abschmecken.

2 In der Zwischenzeit die Pilze putzen und je nach Größe halbieren oder vierteln. Frühlingszwiebeln putzen, waschen und in feine Ringe schneiden.

3 10 Minuten bevor die Linsen gar sind das restliche Öl in einer beschichteten Pfanne erhitzen und die Pilze darin unter Rühren goldgelb braten. Schinkenwürfel und Frühlingszwiebelringe zugeben und einige Minuten erhitzen.

4 Linsen auf zwei tiefe Teller verteilen, die Pilzmischung in die Mitte geben und mit je einem Klecks saurer Sahne servieren.

TIPP:

Die feinen Belugalinsen können Sie sich auch auf Vorrat kochen und portionsweise einfrieren. Wenn es ganz schnell gehen muss, verwenden Sie Linsen aus der Dose.

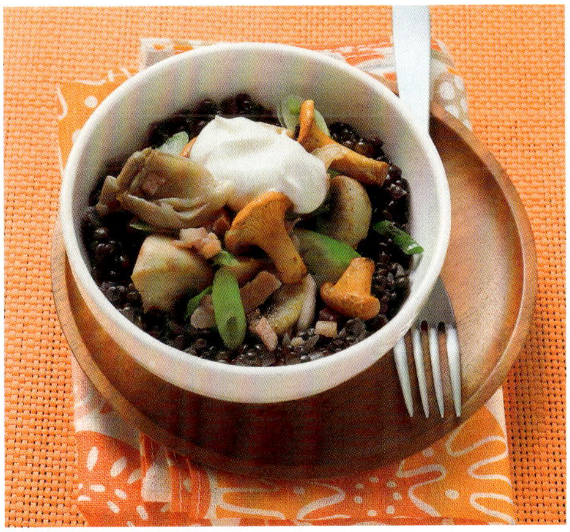

Minestrone

Eine Portion enthält: 23 g E | 11 g F | 46 g KH | 382 kcal | 1600 kJ | 14 g BS | 2,5 anzurechnende BE

Für 2 Portionen:

1 Zwiebel | 2 Knoblauchzehen | 250 g Zucchini | 150 g grüne Bohnen | 1 Dose weiße Bohnen (250 g Abtropfgewicht) | 2 TL Rapsöl | 1 l Gemüsebrühe oder -fond | 50 g kleine Suppennudeln (z. B. Muscheln) | Salz, Pfeffer | italienische Kräutermischung (getrocknet) | 2 EL geriebener Parmesankäse

1 Zwiebel und Knoblauchzehen abziehen und fein würfeln. Zucchini und grüne Bohnen waschen, putzen und in Stücke schneiden. Weiße Bohnen in einem Sieb unter fließendem Wasser abspülen und abtropfen lassen.

2 Das Öl erhitzen, Zwiebel- und Knoblauchwürfel darin glasig dünsten. Grüne Bohnen und Gemüsebrühe oder -fond zugeben. Zugedeckt bei mittlerer Hitze 10 Minuten kochen.

3 Zucchini und Suppennudeln zugeben und weitere 5 Minuten kochen. Die weißen Bohnen in der Suppe erwärmen und alles mit Salz, Pfeffer und italienischer Kräutermischung würzen.

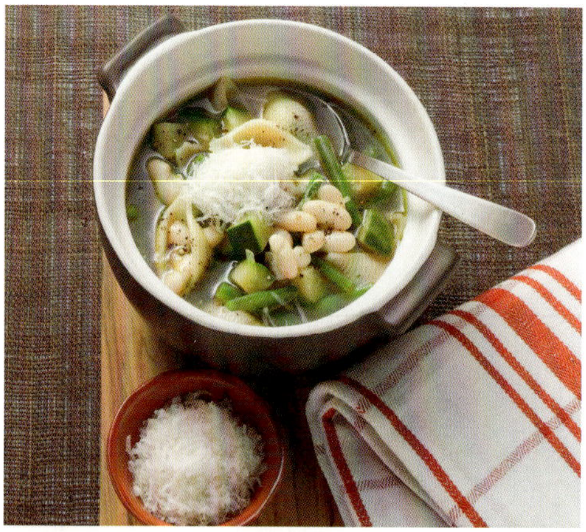

4 Die Minestrone auf zwei tiefe Teller verteilen und mit Parmesan bestreut servieren.

SUPPEN-KNOW-HOW

So bleiben Sie länger satt

Fettarme Suppen sind zwar immer gut für die Linie. Doch inzwischen weiß man, dass Suppen mit Gemüsestücken länger sättigen als die fein pürierten Varianten. Der Grund: Bei einer unpassierten Suppe dehnt sich der Magen mehr und entleert sich langsamer.

Erbsensuppe mit Würstchen

Eine Portion enthält: 32 g E | 6 g F | 50 g KH | 393 kcal | 1642 kJ | 18 g BS | 2,5 anzurechnende BE

Für 2 Portionen:

125 g grüne oder gelbe Schälerbsen | 1 ¼ l Gemüsebrühe oder -fond | 1 kleines Bund Suppengrün | 250 g Kartoffeln | 1–2 Stiele Majoran (ersatzweise ½ TL getrockneter Majoran) | 2 Geflügelwürstchen | Salz, Pfeffer

1 Schälerbsen mit Gemüsebrühe oder -fond aufkochen und bei milder Hitze zugedeckt 1 Stunde kochen.

2 Das Gemüse aus dem Suppengrün lösen, putzen und waschen. Die Möhren und den Sellerie in kleine Würfel, den Porree in Ringe

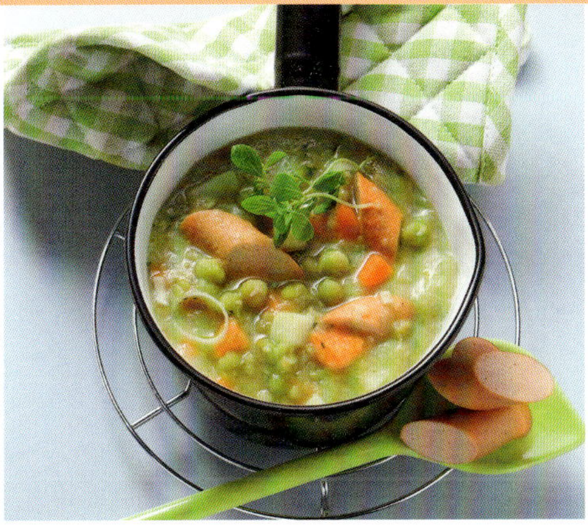

schneiden. Kartoffeln schälen und ebenfalls in Würfel schneiden.

3 Kartoffeln, Möhren und Sellerie zu den Schälerbsen geben und alles noch einmal 30 Minuten weitergaren. 5 Minuten vor Ende der Garzeit Porree und abgezupfte Majoranblättchen zugeben und mitkochen.

4 Die Suppe ein- bis zweimal mit dem Schneidstab pürieren, so dass ein Teil des Gemüses unpassiert bleibt.

5 Die Geflügelwürstchen in dünne Scheiben schneiden und in der Suppe erhitzen. Mit Salz und Pfeffer abschmecken.

Kichererbsen-Gemüse-Eintopf

Eine Portion enthält: 28 g E | 10 g F | 46 g KH | 395 kcal | 1655 kJ | 11 g BS | 1,5 anzurechnende BE

Für 2 Portionen:

1 Dose Kichererbsen (250 g Abtropfgewicht) | 2 TL Rapsöl | 1 Packung TK-Zwiebelmischung (50 g) | 450 g gemischtes TK-Gemüse | ¼ l Gemüsebrühe oder -fond | ½ Bund Schnittlauch | 100 g Geflügelwürstchen | 1 Dose Pizzatomaten (400 g) | Salz, Pfeffer

1 Kichererbsen in einem Sieb unter fließendem Wasser abwaschen und abtropfen lassen.

2 Öl erhitzen und die TK-Zwiebelmischung darin glasig dünsten. Gemüsemischung und Brühe beziehungsweise Fond zugeben und je nach Gemüsesorte etwa 15 Minuten bissfest garen. Schnittlauch waschen, trocken schwenken und in Röllchen schneiden.

3 Die Geflügelwürstchen in Scheiben schneiden. Zusammen mit den Pizzatomaten und Kichererbsen zum Gemüse geben. Alles einmal aufkochen. Mit Salz und Pfeffer abschmecken und mit Schnittlauch bestreuen.

TIPP:

Es gibt in der Tiefkühltruhe reichlich Auswahl an Gemüse. Achten Sie darauf, dass es sich um Gemüse »pur« handelt. In vielen Packungen findet sich außer dem knackigen Grün nämlich eine erhebliche Menge Fett. Gehen Sie also auf Nummer sicher und studieren Sie die Zutatenliste auf der Packung: Außer den enthaltenen Gemüsesorten sollten sich hier keine weiteren Zutaten finden.

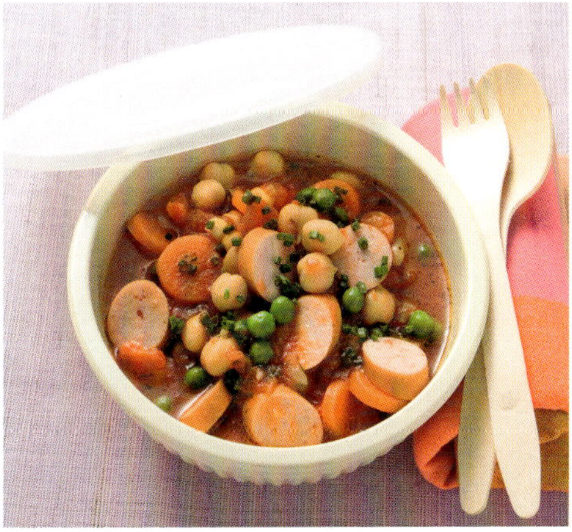

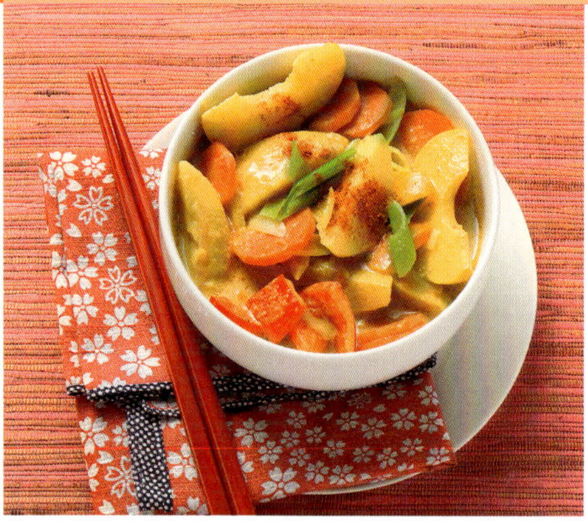

Gemüsecurry mit Kokosmilch

Eine Portion enthält: 12 g E | 13 g F | 58 g KH | 411 kcal | 1720 kJ | 20 g BS | 3,5 anzurechnende BE

Für 2 Portionen:
400 g Kartoffeln | 2 Paprikaschoten | 400 g Möhren | 400 g Porree | 1 kleiner Apfel | 1 EL Zitronensaft | 2 TL Rapsöl | 1 leicht gehäufter EL Mehl | 2–3 EL mildes Currypulver | 300 ml Gemüsebrühe oder -fond | 200 ml Kokosmilch light | Salz, Pfeffer | flüssiger Süßstoff

1 Kartoffeln schälen und längs vierteln. Paprikaschoten waschen, putzen und würfeln. Möhren schälen und in Scheiben schneiden. Porree längs halbieren und gründlich unter fließendem Wasser waschen; der Länge nach halbieren und in schmale Ringe schneiden. Apfel vierteln, dabei das Kerngehäuse entfernen. Das Fruchtfleisch in dünne Spalten schneiden und sofort mit Zitronensaft beträufeln.

2 In einer beschichteten Pfanne das Rapsöl erhitzen. Mehl und Currypulver mit einem Schneebesen unterrühren und kurz anschwitzen. Gemüsebrühe oder -fond zugeben und unter ständigem Rühren aufkochen. Die Kokosmilch zugeben, wieder gut unterrühren und aufkochen.

3 Kartoffeln zugeben und 5 Minuten garen. Möhren und Paprika zugeben und alles weiter 10 Minuten sanft kochen lassen. Zum Schluss Apfel und Möhren zugeben und noch einmal 5 Minuten garen.

4 Das Gemüsecurry mit Salz, Pfeffer, Currypulver und etwas Süßstoff abschmecken.

Bohnenpüree mit gegrillter Zucchini

Eine Portion enthält: 20 g E | 12 g F | 49 g KH | 392 kcal | 1643 kJ | 18 g BS | 2,5 anzurechnende BE

Für 2 Portionen:
250 g Kartoffeln | 250 g Möhren | 2 Knoblauchzehen | Salz | 1 Dose weiße Bohnen (250 g Abtropfgewicht) | 100 ml fettarme Milch (1,5 % Fett) | Pfeffer, getrockneter Thymian | 400 g Zucchini | 2 TL Rapsöl | 2 TL Kürbiskernöl | 1 EL Kürbiskerne

1 Kartoffeln und Möhren schälen und grob würfeln. Die beiden Knoblauchzehen abziehen. Das Gemüse in Salzwasser bei geschlossenem Deckel 20 Minuten weich kochen.

2 Weiße Bohnen in ein Sieb abgießen, mit kaltem Wasser abspülen und abtropfen lassen. Bohnen in den letzten 3 Minuten zu den Kartoffeln und Möhren geben und erwärmen. Das Gemüse durch ein Sieb abgießen, dabei das Kochwasser auffangen.

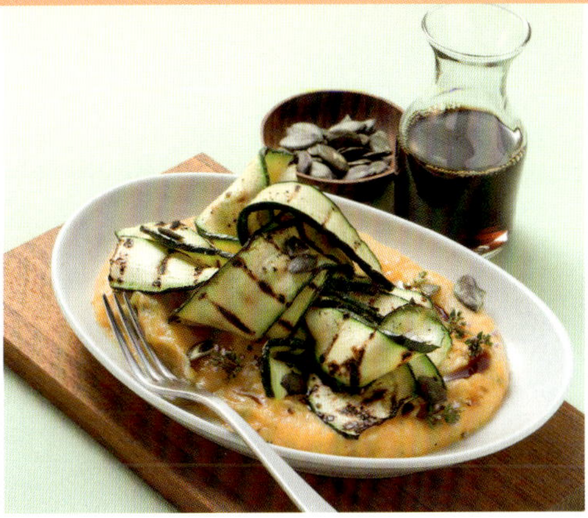

3 Gemüse mit dem Kartoffelstampfer zerdrücken. Milch unterrühren und so viel Kochwasser zugeben, bis das Püree schön cremig ist. Mit Salz, Pfeffer und Thymian abschmecken.

4 Zucchini waschen, putzen und längs in Scheiben schneiden. Eine beschichtete Grillpfanne mit Rapsöl einfetten und die Zucchinischeiben von jeder Seite 3–4 Minuten braten. Mit Salz und Pfeffer würzen.

5 Zucchini mit Bohnenpüree anrichten. Mit Kürbiskernöl beträufeln und mit Kürbiskernen bestreuen.

Vegetarische Moussaka

Eine Portion enthält: 21 g E | 10 g F | 53 g KH | 400 kcal | 1684 kJ | 16 g BS | 3,5 anzurechnende BE

Für 2 Portionen:

500 g Auberginen | 500 g Zucchini | 500 g Kartoffeln | 1 Zwiebel | 1 Knoblauchzehe | 200 g Tomaten | 200 ml Gemüsebrühe oder -fond | 2 TL Rapsöl | 1 leicht gehäufter EL Mehl | 100 ml fettarme Milch (1,5 % Fett) | Salz, Pfeffer, Zimt | 1 Ei (Klasse M) | 1 EL Sojamehl (vollfett) | 2–3 TL getrockneter Thymian

1 Auberginen und Zucchini waschen und putzen. Die Hälfte der Zucchini in Scheiben schneiden, restliche Zucchini und die Aubergine grob würfeln. Kartoffeln schälen und in dünne Scheiben schneiden. Zwiebel und Knoblauch abziehen. Zwiebel in Ringe, Knoblauch in Scheibchen schneiden. Tomaten waschen und in Scheiben schneiden. Backofen auf 200 °C vorheizen.

2 Gemüsebrühe oder -fond aufkochen. Kartoffeln, Zwiebeln, Knoblauch, Auberginen- und Zucchiniwürfel 10 Minuten vorgaren. Das Gemüse abgießen; die Flüssigkeit dabei auffangen.

3 Das Öl erhitzen. Mehl mit einem Schneebesen unterrühren und kurz anschwitzen. Die Milch zugeben und unter ständigem Rühren aufkochen. Die abgegossene Brühe zugeben, wieder gut unterrühren und unter Rühren aufkochen. Einige Minuten kochen lassen; mit Salz, Pfeffer und Zimt abschmecken. Vom Herd nehmen; Ei und Sojamehl unterrühren.

4 Gemüsewürfel und Kartoffeln in eine Auflaufform füllen; mit Salz, Pfeffer und Thymian bestreuen. Sauce darüber geben; Tomaten- und Zucchinischeiben darauf verteilen.

5 Im heißen Backofen etwa 25 Minuten überbacken.

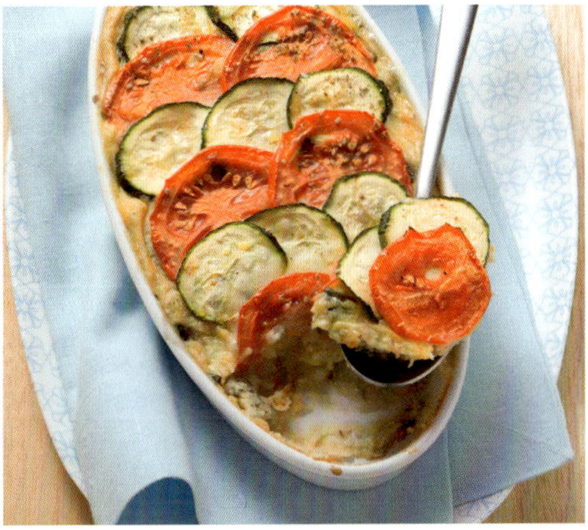

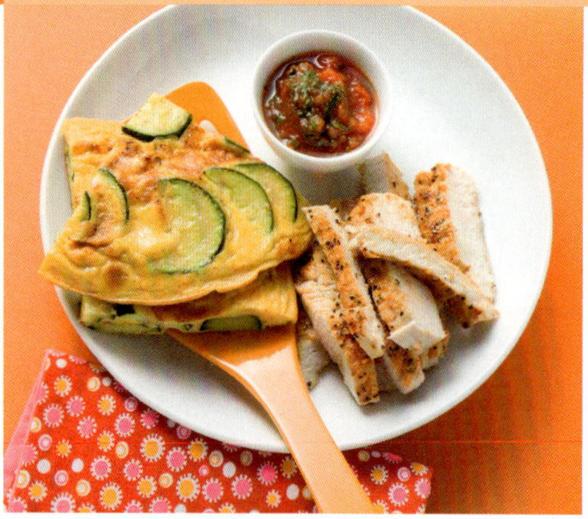

Zucchini-Frittata und Putenstreifen mit Dip

Eine Portion enthält: 60 g E | 12 g F | 6 g KH | 379 kcal | 1588 kJ | 7 g BS | 0 anzurechnende BE

Für 2 Portionen:
2 Eier (Klasse M) | 2 Eiweiß | 40 g Sojamehl (entfettet) | 5 EL fettarme Milch (1,5 % Fett) | Salz, Pfeffer | 1 Zucchini (200 g) | 2 TL Rapsöl | 250 g Pizzatomaten (Tetrapack oder Dose) | Tabasco | flüssiger Süßstoff | ½ Bund Petersilie | 300 g gegarte Putenbruststreifen (Kühltheke)

1 Eier, Eiweiß, Sojamehl und Milch in einer Schüssel gut verquirlen; mit Salz und Pfeffer würzen und kurz quellen lassen.

2 Zucchini waschen, putzen und in Scheiben schneiden. Das Öl in einer kleinen beschichteten Pfanne erhitzen und die Zucchini darin 4 Minuten anbraten. Die Eiermasse darüber gießen und von beiden Seiten zugedeckt je 3–4 Minuten stocken lassen. Zwischendurch mithilfe eines Topfdeckels oder eines Tellers wenden. Dazu den Teller oder Topfdeckel auf die Pfanne legen, diese wenden und die Masse stürzen. Dann die Frittata mit der noch nicht gegarten Seite nach unten vorsichtig wieder in die Pfanne gleiten lasen.

3 Pizzatomaten mit Salz, Tabasco und etwas flüssigem Süßstoff feurig abschmecken. Die Petersilie waschen und trocken schwenken. Die Blättchen abzupfen, fein hacken und unter die Tomaten heben.

4 Die Putenstreifen nach Wunsch in einer beschichteten Pfanne ohne Fett oder in der Mikrowelle erhitzen. Die Frittata vierteln oder achteln und mit dem Fleisch und dem Tomatendip servieren.

Szegediner Kartoffel-Gulasch

Eine Portion enthält: 32 g E | 11 g F | 35 g KH | 390 kcal | 1628 kJ | 15 g BS | 3 anzurechnende BE

Für 2 Portionen:
1 Dose Sauerkraut (580 ml) | 500 g Kartoffeln | 1 Zwiebel | 200 g Schweinefilet | 1 EL Rapsöl | Salz, Pfeffer, Paprikapulver | ½ l Gemüsebrühe oder -fond | 1–2 TL Kümmel | ½ Bund Petersilie | 50 g saure Sahne | 1 TL Mehl

1 Sauerkraut abtropfen lassen und grob hacken. Kartoffeln schälen und würfeln. Zwiebel abziehen und würfeln. Schweinefilet in Streifen schneiden.

2 Öl erhitzen und das Fleisch darin 3 Minuten braten. Mit Salz, Pfeffer und Paprikapulver würzen. Mit einem Schaumlöffel herausnehmen und beiseite stellen.

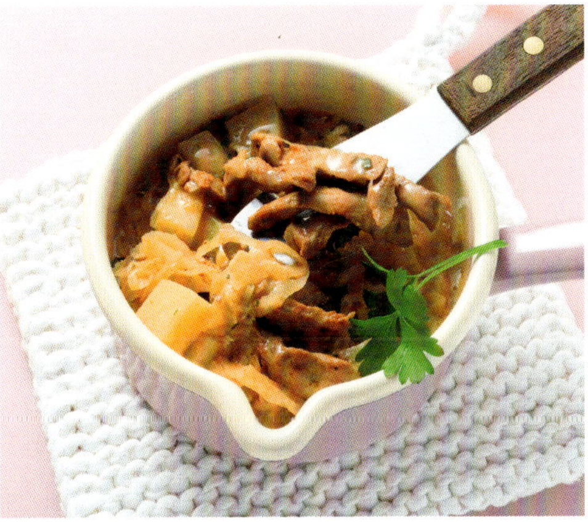

3 Kartoffeln und Zwiebeln im verbliebenen Bratfett andünsten. Sauerkraut und Brühe zugeben; mit Kümmel und Paprikapulver würzen. Zugedeckt 20 Minuten mild garen.
4 Petersilie abbrausen und trocken schütteln. Die Blättchen abzupfen und fein hacken. Saure Sahne mit Mehl verrühren, ins Sauerkraut rühren und einmal aufkochen lassen.
5 Fleisch im Sauerkraut erwärmen. Noch einmal abschmecken und mit Petersilie bestreuen.

SCHNELL SATT

Die ersten Zeichen von Sättigung entstehen schon beim Essen. Denn in Mund, Magen und Dünndarm sitzen Fühler, die prüfen, ob genug auf dem Teller ist. Vor allem die Masse macht es – und die stimmt, wenn Sie viel Ballaststoffreiches essen (pro Tag 2- bis 4-mal Gemüse und 1-mal Obst). Auch der Feuchtigkeitsgehalt spielt eine Rolle: Suppen, Salate und Früchte stillen den ersten Hunger besonders schnell.

Schnelles Bohnenchili mit Putenbrust

Eine Portion enthält: 35 g E | 8 g F | 50 g KH | 423 kcal | 1780 kJ | 13 g BS | 2 anzurechnende BE

Für 2 Portionen:
300 g grüne Bohnen (tiefgekühlt) | Salz | 2 Zwiebeln | 2 Knoblauchzehen | 100 g geräucherte Putenbrust (in einer dicken Scheibe) | 1 EL Rapsöl | 1 Dose Baked Beans (400 g Inhalt) | 1 Dose Kidneybohnen (250 g Abtropfgewicht) | 200 g Pizzatomaten | Cayennepfeffer | 1–2 EL Zitronensaft

1 Die Bohnen in Salzwasser 12–15 Minuten knackig garen. Abgießen und abtropfen lassen.
2 Die Zwiebeln abziehen und in Spalten schneiden, Knoblauch abziehen und fein würfeln. Putenbrust in Würfel schneiden.
3 Das Öl erhitzen. Zwiebeln und Knoblauch darin glasig düsten. Baked Beans, Kidneybohnen, grüne Bohnen, Pizzatomaten und gewürfelte Putenbrust zugeben und erwärmen. Mit Salz, Cayennepfeffer und Zitronensaft sehr herzhaft abschmecken.

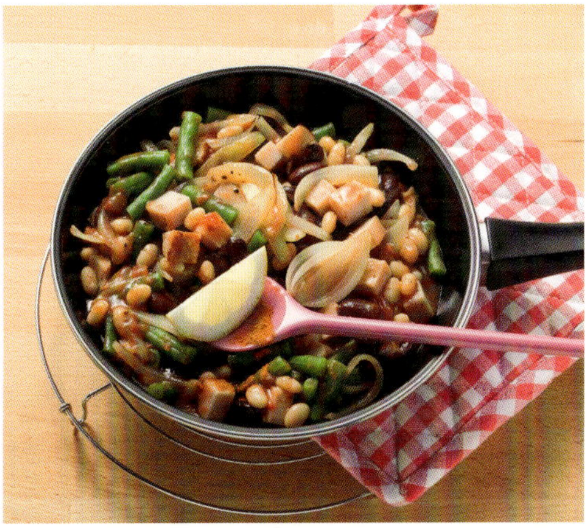

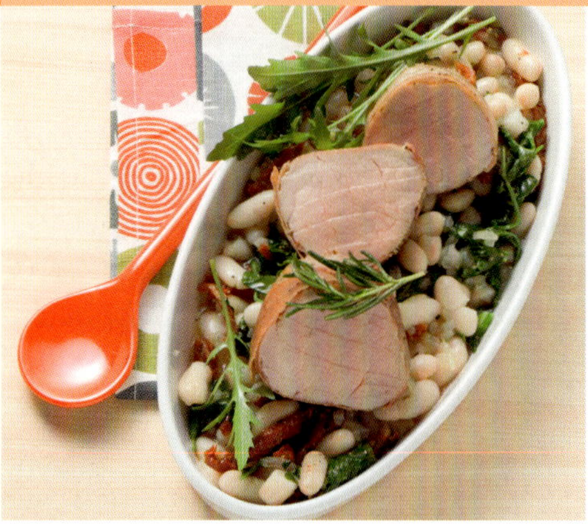

Schweinefilet mit Rucola-Bohnen

Eine Portion enthält: 45 g E | 9 g F | 33 g KH | 403 kcal | 1687 kJ | 13 g BS | 1 anzurechnende BE

Für 2 Portionen

2 Stück Schweinefilet (à 125 g) | Pfeffer | 1 Zweig frischer Rosmarin | 2 Scheiben Parmaschinken | 1 EL Rapsöl | 1 Zwiebel | 1 Knoblauchzehe | 30 g getrocknete Tomaten (ohne Öl) | 300 g weiße Bohnen (Konserve) | 30 g Rucola | ⅛ l Gemüsebrühe

1 Schweinefilet waschen, trockentupfen und rundum mit Pfeffer würzen. Rosmarin waschen und trockenschütteln. Jedes Filetstück mit Rosmarinnadeln belegen und in eine Scheibe Parmaschinken wickeln.

2 Das Öl in einer beschichteten Pfanne erhitzen und das Fleisch von jeder Seite 5–6 Minuten bei mittlerer Hitze braten.

3 In der Zwischenzeit Zwiebel und Knoblauchzehe abziehen und fein würfeln. Die getrockneten Tomaten in Streifen schneiden. Die Bohnen in ein Sieb gießen, mit kaltem Wasser abspülen und abtropfen lassen. Rucola waschen, trockentupfen und grob schneiden.

4 Das Fleisch aus der Pfanne nehmen, in Alufolie wickeln und ruhen lassen.

5 Zwiebeln, Knoblauch und Tomaten im Bratfett glasig dünsten. Mit der Brühe ablöschen und alles etwa 4–5 Minuten garen. Die Bohnen zugeben und erhitzen. Zum Schluss Rucola unterheben.

6 Das Fleisch aus der Alufolie nehmen. Den Bratensaft zu den Bohnen gießen. Schweinefilet in Scheiben schneiden und mit den Bohnen anrichten.

Lauwarmes Couscous mit Lamm

Eine Portion enthält: 29 g E | 7 g F | 54 g KH | 403 kcal | 1685 kJ | 8 g BS | 4,5 anzurechnende BE

Für 2 Portionen:

200 g Lammrückenfilet | Salz, Pfeffer | 1 TL Rapsöl | 125–150 ml Gemüsebrühe oder -fond | 125 g Couscous | 2 Bund Petersilie | 250 g Gurke | 30 g getrocknete Aprikosen | Kreuzkümmel | 1 TL Sesam | ½ TL Schwarzkümmel

1 Den Backofen auf 160 °C vorheizen. Das Lammrückenfilet rundum mit Salz und Pfeffer würzen. Das Öl in einer beschichteten Pfanne erhitzen und das Filet von beiden Seiten 1–2 Minuten anbraten. Im heißen Backofen 10 Minuten garen.

2 Gemüsebrühe beziehungsweise Gemüsefond erhitzen. Das Couscous darin 5 Minuten quellen lassen.

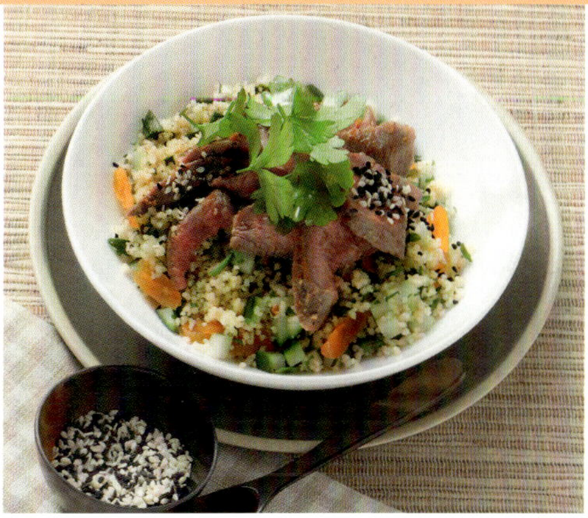

3 Petersilie waschen und trockenschütteln. Die Blättchen abzupfen und grob schneiden. Gurke waschen und würfeln. Die getrockneten Aprikosen in Streifen schneiden.

4 Couscous mit einer Gabel auflockern; eventuell etwas mehr Brühe zugeben. Gurke, Petersilie und Aprikosen untermischen. Mit Salz, Pfeffer und Kreuzkümmel herzhaft abschmecken.

5 Das Lammfleisch in Scheiben schneiden und mit dem Couscous auf Tellern anrichten. Sesam und Schwarzkümmel mischen und darüber streuen.

Hähnchen und Frühlingsgemüse

Eine Portion enthält: 49 g E | 3 g F | 44 g KH | 411 kcal | 1725 kJ | 14 g BS | 2,5 anzurechnende BE

Für 2 Portionen:

350 g kleine Kartoffeln | 350 g Möhren | 350 g Kohlrabi | 350 g Spargel | ⅛ l Gemüsebrühe oder -fond | 300 g Hähnchenbrustfilet | Salz, Pfeffer, Paprikapulver edelsüß | 1 Bund Schnittlauch | 150 g fettarmer Naturjoghurt | 1–2 EL Zitronensaft

1 Kartoffeln und Gemüse schälen. Kartoffeln und Möhren längs vierteln, Kohlrabi in Scheiben schneiden, die Spargelstangen dritteln. Backofen auf 200 °C vorheizen.

2 Das Gemüse mischen und zusammen mit Gemüsebrühe oder -fond in einen Bratschlauch füllen. Hähnchenbrust rundum mit Salz, Pfeffer und Paprikapulver würzen und auf das Gemüse setzen. Den Bratschlauch gut verschließen und einige Male einstechen. Im heißen Backofen 35 Minuten garen.

3 Schnittlauch waschen, trockenschütteln und in Röllchen schneiden. Joghurt mit Salz und Zitronensaft würzen. Die Schnittlauchröllchen unterheben.

4 Den Bratschlauch öffnen. Gemüse und Hähnchenbrust auf Tellern anrichten und mit dem Schnittlauchdip servieren.

TIPP

Das Garen im Bratschlauch ist eine ausgesprochen praktische Methode: Sie brauchen keine Töpfe (müssen also nicht abspülen), sparen Fett und garen schonend. Wenn Sie die Folie bei Tisch auf dem Teller öffnen, entfaltet sich ein wunderbarer Geruch – so wird das Essen zum Genuss für alle Sinne.

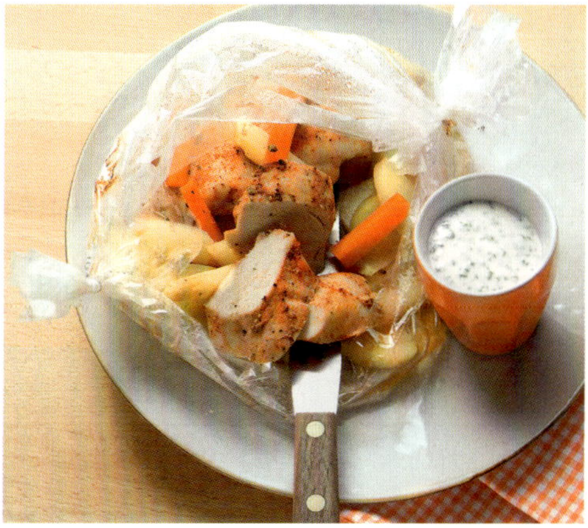

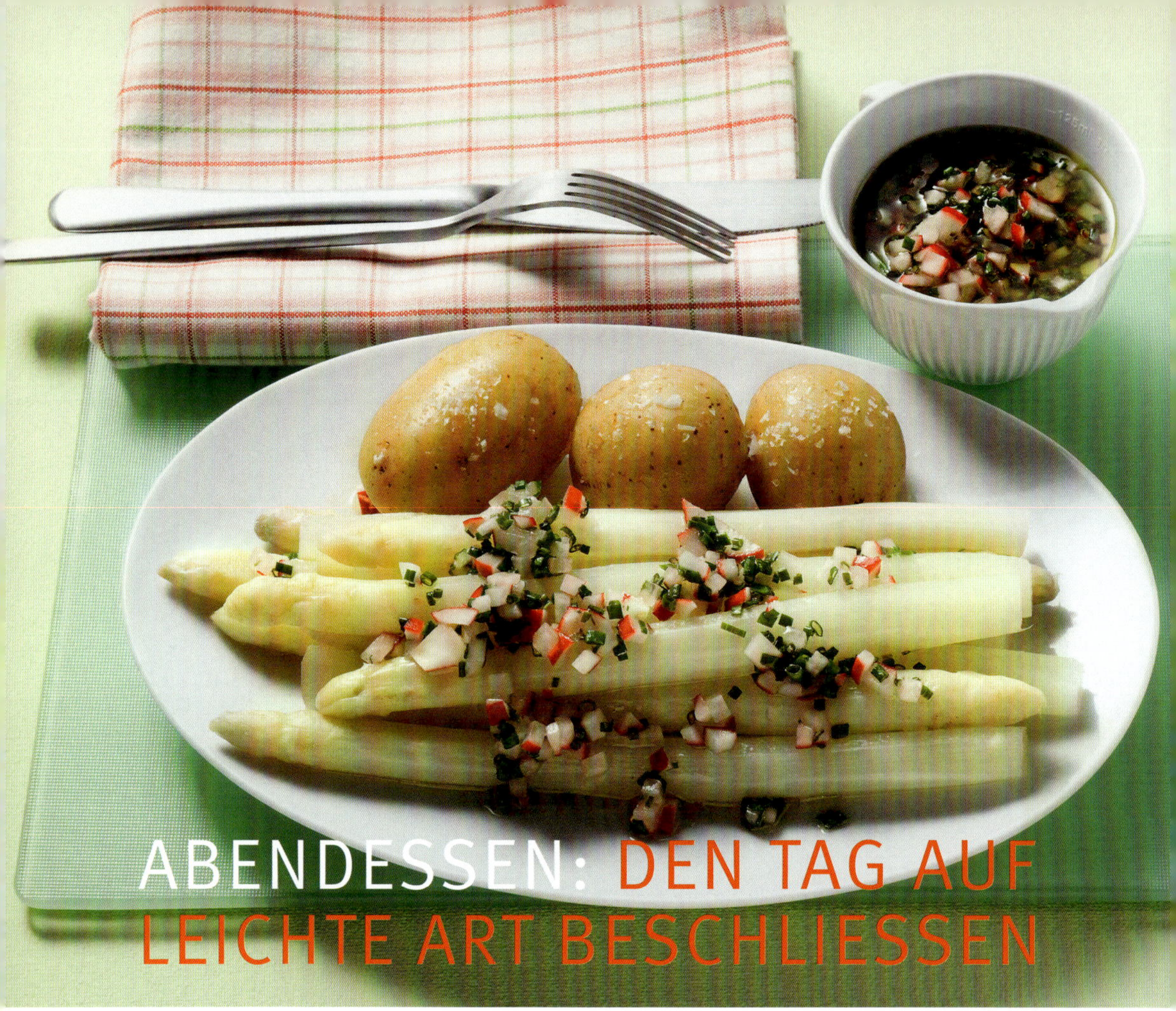

ABENDESSEN: DEN TAG AUF LEICHTE ART BESCHLIESSEN

Wer seinen runden Bauch wegkriegen möchte, wählt zum Abendessen am besten eiweißbetonte Gerichte und verzichtet auf »nachhaltige« Rezepte. Alle anderen haben die freie Wahl.

DIE LECKERE VIELFALT der folgenden Rezepte können Sie unbeschwert genießen. Mit rund 400 Kalorien pro Gericht ist das Abendessen für manchen vielleicht ungewohnt leicht. Falls Sie sehr hungrig sind und Ihr Kalorienbudget es zulässt (siehe Seite 149), können Sie diese Mahlzeit durch ein Rezept mit dem dem Symbol »Magenfüllend« ergänzen. Wer es jedoch schafft, gerade am Abend diszipliniert zu essen, nimmt leichter ab als andere. Denn über Nacht – wenn kein Nachschub kommt – geht der Körper an seine Fettreserven. Essen Sie deshalb nicht zu spät. Und damit Sie an langen Abenden nicht in Versuchung geraten, gewöhnen Sie sich am besten an, nach dem Essen einen Spaziergang zu machen.

Spargelsalat mit Radieschen-Vinaigrette

Eine Portion enthält: 22 g E | 5 g F | 65 g KH | 407 kcal | 1726 kJ | 18 g BS | 4 anzurechnende BE

Für 2 Portionen:

1,5–2 kg Spargel | 800 g Kartoffeln | Salz, Zucker | 100 g Radieschen | 1 Bund Schnittlauch | 2 Portionen fettfreie Salatsauce (siehe Seite 210) | 20 g Halbfettbutter oder -margarine

1 Spargel schälen, die holzigen Enden abschneiden. Kartoffeln gründlich abbürsten und waschen.

2 Die Kartoffeln mit der Schale in Salzwasser etwa 20 Minuten kochen, den Spargel in Salzwasser mit einer Prise Zucker je nach Dicke der Stangen 15–20 Minuten kochen.

3 Für die Vinaigrette die Radieschen putzen und fein würfeln. Den Schnittlauch kurz abbrausen, trockenschwenken und in feine Röllchen schneiden. Mit den Radieschen in die Salatsauce rühren.

4 Die Kartoffeln abgießen und in Butter beziehungsweise Margarine schwenken. Den Spargel gut abtropfen lassen und mit den Kartoffeln anrichten. Etwas von der Radieschen-Schnittlauch-Vinaigrette über den Spargel geben, den Rest getrennt servieren.

TIPP

Eine halbe Portion von diesem Gericht ist eine köstliche Vorspeise, wenn Sie einmal 200 kcal »gut haben«.

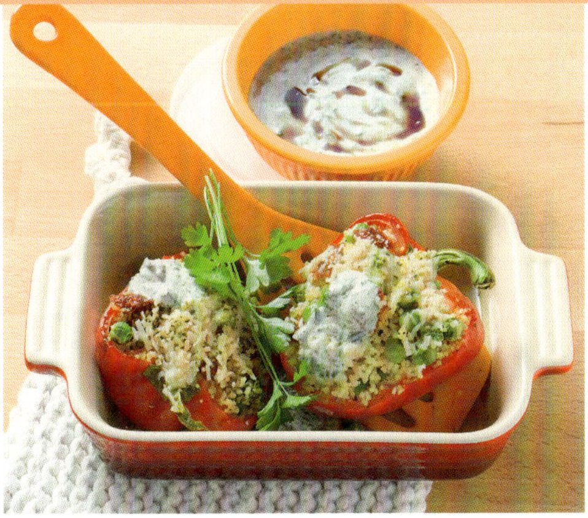

Gefüllte Paprikaschoten

Eine Portion enthält: 19 g E | 11 g F | 54 g KH | 400 kcal | 1677 kJ | 15 g BS | 4 anzurechnende BE

Für 2 Portionen:

100 g Couscous | 200 ml Gemüsebrühe | 4–5 getrocknete Tomaten (ohne Öl) | 150 g TK-Erbsen | Salz, Pfeffer | 2 Paprikaschoten | 2 EL geriebener Parmesan | ½ Bund Petersilie | 150 g fettarmer Naturjoghurt (1,5 % Fett) | 1 EL Kürbiskerne | 2 TL Kürbiskernöl

1 Couscous mit 100 ml kochend heißer Gemüsebrühe übergießen. 5 Minuten ziehen lassen. Backofen auf 200 °C vorheizen.

2 Getrocknete Tomaten würfeln; mit den Erbsen unter das Couscous heben. Mit Salz und Pfeffer abschmecken.

3 Paprikaschoten waschen, längs halbieren und aushöhlen. Couscous einfüllen, Parmesan darüber streuen und die Schoten in eine ofenfeste Form stellen. Restliche Brühe zugießen. Im heißen Backofen 30–35 Minuten backen.

4 Joghurt mit gehackten Kürbiskernen, Kürbiskernöl und gehackter Petersilie verrühren. Zu den gefüllten Paprikaschoten servieren.

Kohlrabi-Linsen-Suppe mit Pumpernickelcroûtons

Eine Portion enthält: 20 g E | 11 g F | 52 g KH | 398 kcal | 1663 kJ | 12 g BS | 2,5 anzurechnende BE

Für 2 Portionen:

400 g Kohlrabi | 2 Zwiebeln | 2 EL Rapsöl | 100 g rote Linsen | 1 l Gemüsebrühe oder -fond | 2 TL italienische Kräutermischung (getrocknet) | Salz, Pfeffer, geriebene Muskatnuss | 2–3 EL Zitronensaft | 2 Scheiben Pumpernickel | 2 Frühlingszwiebeln

1 Kohlrabi schälen und würfeln. Zwiebeln abziehen und in feine Würfel schneiden.

2 In einer beschichteten Pfanne 1 EL Rapsöl erhitzen. Kohlrabi und Zwiebeln kurz darin andünsten. Linsen, Gemüsebrühe oder -fond und italienische Kräutermischung zugeben. 20–25 Minuten bei kleiner Hitze garen.

3 Die Suppe kurz mit dem Stabmixer pürieren, so dass ein Teil des Gemüses und der roten Linsen nicht zerkleinert wird. Mit Salz, Pfeffer, geriebener Muskatnuss und Zitronensaft abschmecken.

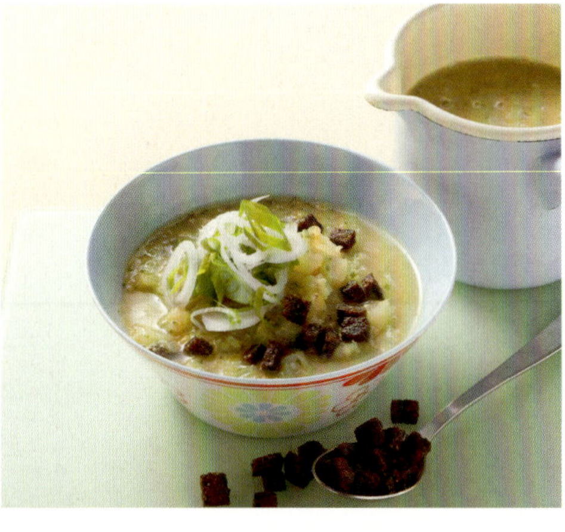

4 Pumpernickel würfeln und im restlichen Öl in einer beschichteten Pfanne knusprig anbraten. Die Frühlingszwiebeln putzen, waschen und in sehr dünne Ringe schneiden. Mit den Pumpernickelcroûtons über die Linsensuppe streuen.

TIPP

Die Suppe schmeckt auch mit Suppengrün, Kürbis oder (Bleich-)Sellerie. Sie lässt sich außerdem sehr gut einfrieren.

Chili con Pasta

Eine Portion enthält: 20 g E | 6 g F | 64 g KH | 400 kcal | 1670 kJ | 18 g BS | 4,5 anzurechnende BE

Für 2 Portionen:

150 g Vollkornnudeln (z. B. Penne) | Salz | 2 Zwiebeln | 2 Knoblauchzehen | 250 g Zucchini | 1 Dose Kidneybohnen (250 g Abtropfgewicht) | 1 EL Rapsöl | 100 ml Gemüsebrühe oder -fond | 1 Dose Pizzatomaten (400 g) | Kreuzkümmel, Cayennepfeffer

1 Vollkornnudeln in kochendem Salzwasser je nach Sorte etwa 8–12 Minuten bissfest (al dente) kochen.

2 Zwiebeln und Knoblauchzehe abziehen. Zwiebeln in Streifen schneiden, Knoblauchzehen fein hacken. Zucchini waschen, putzen, halbieren und in Scheiben schneiden. Kidneybohnen unter fließendem Wasser abspülen und in einem Sieb abtropfen lassen.

3 Für das Chili in einer beschichteten Pfanne das Rapsöl erhitzen. Zwiebeln und Knoblauch

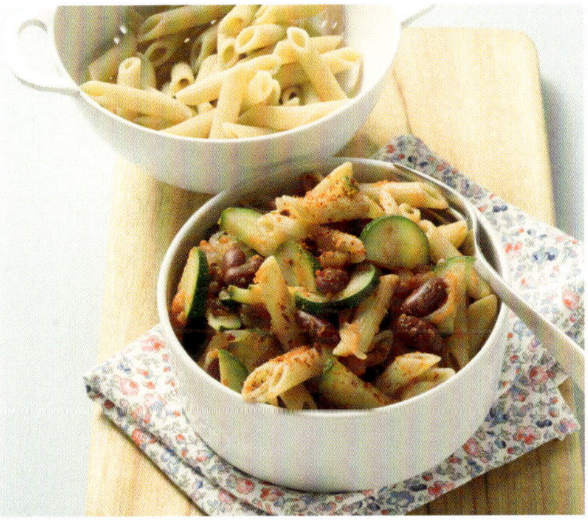

darin glasig dünsten. Zucchini, Gemüsebrühe oder -fond und Pizzatomaten zugeben und zugedeckt bei mittlerer Hitze 10–15 Minuten garen. Kidneybohnen zugeben und alles mit Salz, Kreuzkümmel und Cayennepfeffer herzhaft abschmecken,

4 Die Nudeln abgießen, auf zwei Teller verteilen und mit dem Chili servieren.

Würzige Kichererbsen mit gebackenem Kürbis

Eine Portion enthält: 21 g E | 12 g F | 42 g KH | 375 kcal | 1565 kJ | 11 g BS | 1,5 anzurechnende BE

Für 2 Portionen:

1 kleiner Hokkaido-Kürbis (750 g) | 4 TL Rapsöl | Salz, Pfeffer | 2 Zwiebeln | 1 Knoblauchzehe | 50 g magere Schinkenwürfel (unter 5 % Fett) | 1 Dose Kichererbsen (250 g Abtropfgewicht) | 100 ml Gemüsebrühe | Kreuzkümmel | 150 g fettarmer Naturjoghurt (1,5 % Fett) | 2 EL Zitronensaft | 1 TL Inulin | flüssiger Süßstoff | ½ Bund Minze

1 Backofen auf 200 °C vorheizen. Den Kürbis in Spalten schneiden und die Kerne herauslösen. Kürbisspalten nebeneinander auf ein mit Backpapier belegtes Blech stellen und mit der Hälfte des Öls bestreichen. Mit Salz und Pfeffer würzen und im heißen Ofen 30–35 Minuten backen, bis das Fleisch weich ist.

2 Zwiebeln und Knoblauch abziehen und fein würfeln. Das restliche Öl in einer beschichteten Pfanne erhitzen. Zwiebeln und Knoblauch mit den Schinkenwürfeln glasig dünsten. Die abgetropften Kichererbsen und die Gemüsebrühe zugeben; 5 Minuten garen. Mit Salz, Pfeffer und Kreuzkümmel feinwürzig abschmecken.

3 Joghurt mit Zitronensaft und Inulin verrühren. Mit Salz, Pfeffer und etwas flüssigem Süßstoff würzen. Die Minze abbrausen und trockenschwenken. Die Blättchen abzupfen, in schmale Streifen schneiden und unter den Joghurt mischen.

4 Die heißen Kürbisspalten und Kichererbsen auf zwei Tellern anrichten. Mit dem Minz-Joghurt servieren.

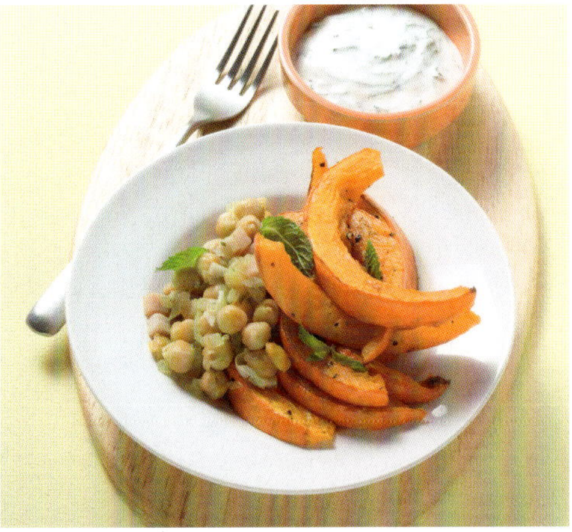

Grüner Spargel mit Orangensauce

Eine Portion enthält: 46 g E | 11 g F | 12 g KH | 341 kcal | 1429 kJ | 5 g BS | 0,5 anzurechnende BE

Für 2 Portionen:

500 g grüner Spargel | Salz | 2 Hähnchenbrustfilets (à 150 g) | Pfeffer | 1 TL Rapsöl | 100 g Mungobohnensprossen | ½ Chilischote | 100 ml Orangensaft | 2 EL Sojasauce | 1 gehäufter EL Erdnussbutter (30 g) | flüssiger Süßstoff

1 Den Spargel waschen, nur im unteren Drittel schälen und in kochendem Salzwasser 8–10 Minuten bissfest garen. Abtropfen lassen und beiseite stellen.

2 Hähnchenbrustfilets rundum mit Salz und Pfeffer würzen. Das Öl in einer beschichteten Pfanne erhitzen und die Filets darin von beiden Seiten 8–10 Minuten braten. Lauwarm abkühlen lassen und schräg in Scheiben schneiden.

3 Mungobohnensprossen kalt abbrausen, verlesen und abtropfen lassen. Chilischote putzen und fein hacken, dabei die Kerne entfernen. Orangensaft mit Sojasauce, Erdnussbutter und der gehackten Chilischote verrühren. Mit wenig Salz und flüssigem Süßstoff abschmecken.

4 Spargel, Mungobohnensprossen und Hähnchen auf zwei Tellern anrichten. Die Orangensauce darüber träufeln.

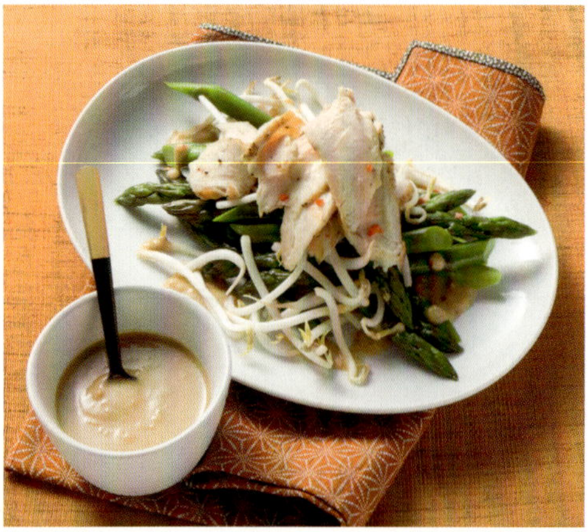

TIPP

Schneller geht es, wenn Sie fertig gegarte Geflügelstreifen aus der Kühltheke oder ein halbes Grillhähnchen verwenden. Die Haut und das sichtbare Fett sollten Sie dann allerdings entfernen.

Blechkartoffeln und Gemüsesticks mit zwei Dips

Eine Portion enthält: 27 g E | 7 g F | 54 g KH | 400 kcal | 1679 kJ | 18 g BS | 3 anzurechnende BE

Für 2 Portionen:

600 g mittelgroße Frühkartoffeln | 1 EL Rapsöl | 2 TL Paprikapulver | Salz, Pfeffer | 1 kg Gemüse für die Rohkost (z. B. Möhren, Paprikaschoten, Bleichsellerie, Gurke, Kohlrabi) | ½ Dose Pizzatomaten (200 g) | 1–2 EL Kapern | flüssiger Süßstoff | Tabasco | 1 Rezept Kräuterquarkcreme (siehe Seite 209)

1 Den Backofen auf 200 °C vorheizen. Die Kartoffeln waschen und gut abbürsten. Mit der Schale der Länge nach vierteln. Die Kartoffelspalten in einer großen Schüssel mit Rapsöl, Paprikapulver, Salz und Pfeffer mischen und auf einem mit Backpapier beleg-

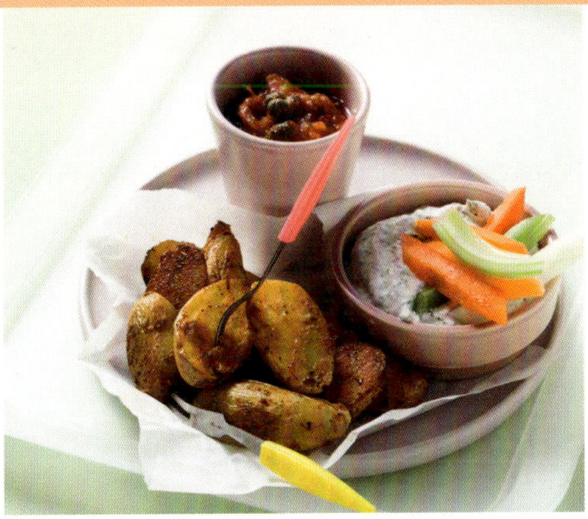

ten Blech verteilen. Im heißen Backofen etwa 30 Minuten knusprig backen; zwischendurch einmal wenden.

2 Das Rohkostgemüse waschen, putzen und in dicke Stifte teilen.

3 Pizzatomaten mit den Kapern verrühren und mit Salz, etwas flüssigem Süßstoff und Tabasco würzen.

4 Die Kräuterquarkcreme und das Tomatenpüree in zwei Schüsselchen füllen. Mit den heißen Backofenkartoffeln und den Gemüsesticks servieren.

100 KALORIEN

Mit diesen 100-Kalorien-Portionen können Sie Rezepte verfeinern und anreichern, falls Sie Ihr Kalorienbudget aufstocken wollen.

- 1 gehäufter EL Crème fraîche
- 2 EL flüssige Sahne
- 3 gehäufte EL saure Sahne
- 2 gehäufte EL leichte Salatcreme
- 4 TL Öl
- 2 leicht gehäufte TL Butter
- 1 EL gehackte Nüsse, Kerne oder Samen
- 2 gehäufte EL geriebener Käse (30 % F. i. Tr.)

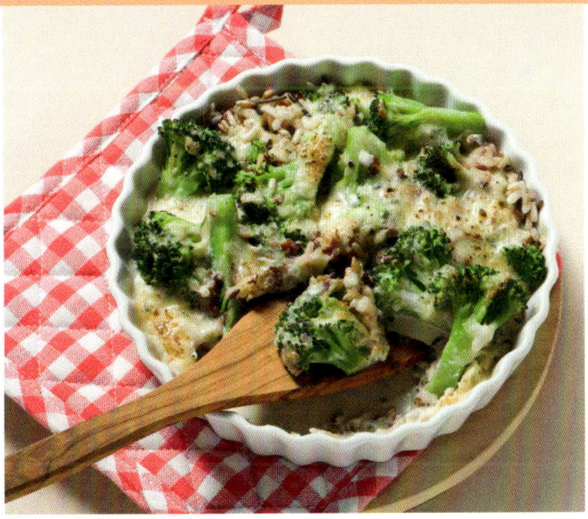

Getreide-Brokkoli-Gratin

Eine Portion enthält: 27 g E | 11 g F | 51 g KH | 414 kcal | 1735 kJ | 10 g BS | 4 anzurechnende BE

Für 2 Portionen:

125 g Reis-Getreide-Mischung | Salz | 500 g Brokkoli | 1 Ei (Klasse M) | 1 EL Sojamehl, fettarm | 100 ml fettarme Milch (1,5 % Fett) | 100 g Sojacreme | 30 g geriebener Käse (30 % Fett i. Tr.) | Pfeffer, Muskatnuss

1 Die Reis-Getreide-Mischung nach Packungsanweisung 20 Minuten in Salzwasser kochen. Den Backofen auf 200 °C vorheizen.

2 Den Brokkoli putzen, waschen und in kleine Röschen teilen. In den letzten 8 Minuten zum Getreide geben und mitgaren. Alles abgießen und in einem Sieb gründlich abtropfen lassen; in eine flache Auflaufform füllen.

3 Ei, Sojamehl, Milch, Sojacreme und geriebenen Käse verrühren. Mit Salz, Pfeffer und Muskatnuss würzen und alles über die Brokkoli-Getreide-Mischung gießen.

4 Das Gratin im heißen Backofen etwa 30 Minuten backen, bis die Oberseite schön goldgelb ist.

Krautnudeln

Eine Portion enthält: 24 g E | 10 g F | 49 g KH | 396 kcal | 1655 kJ | 15 g BS | 4 anzurechnende BE

Für 2 Portionen:

150 g Vollkornnudeln (z. B. Bandnudeln) | Salz | 1 Packung 3-Minuten-Sauerkraut (310 ml Einwaage) | 200 g Champignons | 2 TL Rapsöl | 100 ml Gemüsebrühe oder -fond | 2 EL saure Sahne | 100 g magere Schinkenwürfel (unter 5 % Fett) | Pfeffer, Paprikapulver | 1 Frühlingszwiebel

1 Nudeln in Salzwasser je nach Sorte 8–12 Minuten bissfest (al dente) garen.

2 Das Sauerkraut abtropfen lassen, dabei etwas ausdrücken und grob hacken. Die Champignons putzen und je nach Größe halbieren oder vierteln.

3 Das Öl in einer beschichteten Pfanne erhitzen und die Champignons darin braun braten. Sauerkraut und Gemüsebrühe beziehungsweise -fond zugeben. Ohne Deckel 5 Minuten schmoren lassen.

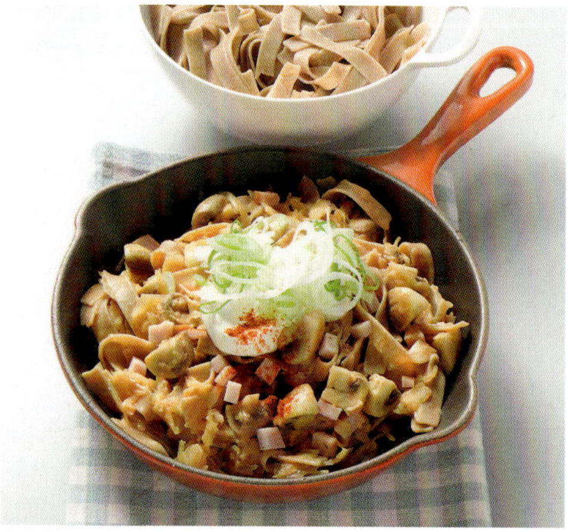

4 Die Nudeln in ein Sieb abgießen und gut abtropfen lassen. Mit der sauren Sahne und den Schinkenwürfeln unter das Sauerkraut heben. Mit Salz, Pfeffer und Paprikapulver herzhaft abschmecken und mit der fein geschnittenen Frühlingszwiebel bestreuen.

TIPP

Ganz besonders aromatisch geraten die Krautnudeln, wenn Sie ein paar getrocknete Steinpilze in der leicht erwärmten Brühe einweichen und in die Pfanne geben.

Spätzle-Gemüsebolognese-Auflauf

Eine Portion enthält: 46 g E | 11 g F | 32 g KH | 420 kcal | 1756 kJ | 7 g BS | 1,5 anzurechnende BE

Für 2 Portionen:

100 g Soja-Spätzle (Reformhaus) | Salz | 50 g Soja-Kost für Gerichte nach Hackfleisch-Art (Reformhaus) | 2 Zwiebeln | 1 kleines Bund Suppengrün | 2 TL Rapsöl | 2 EL Tomatenmark | 2 TL italienische Kräutermischung (getrocknet) | Pfeffer | 100 g Sojacreme (Reformhaus) | 50 g geriebener Käse (30 % Fett i. Tr.)

1 Soja-Spätzle etwa 12 Minuten in Salzwasser garen, abgießen und abtropfen lassen. Hackfleisch-Soja-Kost mit 100 ml warmem Wasser übergießen und 10 Minuten quellen lassen. Den Backofen auf 200 °C vorheizen.

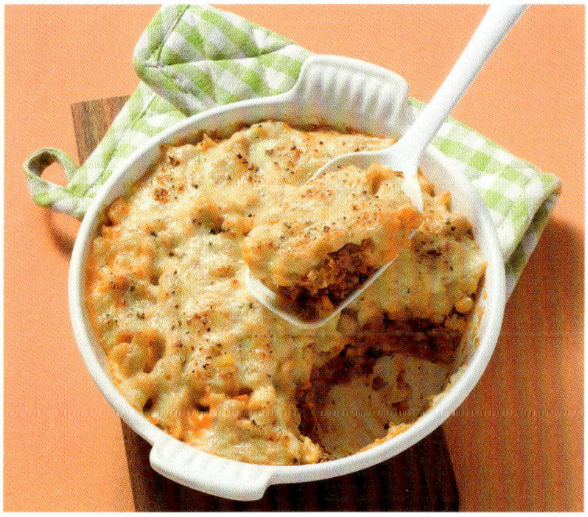

2 Zwiebeln abziehen. Vom Suppengrün den Porree putzen und gut waschen; die Möhren und den Sellerie schälen. Alles in kleine Würfel schneiden.

3 Rapsöl in einer beschichteten Pfanne erhitzen und die Gemüsewürfel darin anschwitzen. Soja-Kost, Tomatenmark und 150 ml Wasser zugeben. Mit italienischer Kräutermischung, Salz und Pfeffer herzhaft abschmecken.

4 Spätzle und Gemüsebolognese in eine Auflaufform füllen. Sojacreme und geriebenen Käse verrühren und darauf verteilen.

5 Im heißen Backofen etwa 25 Minuten überbacken.

TIPP

Schneller geht's mit tiefgekühltem Bouillongemüse (ganz fein gewürfeltes Gemüse). Und: Die doppelte Menge Auflauf ist fast genauso schnell zubereitet. Frieren Sie dann eine Portion direkt in einer Auflaufform ein. Vor dem Aufbacken geben Sie nur noch die Sojacreme-Käse-Mischung darüber und schieben alles in den kalten Backofen. Auf 200 °C schalten und den Auflauf etwa 50 Minuten backen.

Schneller Fisch auf Spinat

Eine Portion enthält: 50 g E | 11 g F | 12 g KH | 362 kcal | 1520 kJ | 15 g BS | 0,5 anzurechnende BE

Für 2 Portionen:

2 TL Rapsöl | 1 Packung TK-Zwiebelmischung (50 g) | 1 Packung TK-Knoblauchmischung (25 g) | 2 Packungen TK-Blattspinat (à 450 g) | Salz, Pfeffer | 400 g mageres Fischfilet (z. B. Kabeljau oder Seehecht) | 150 fettarmer Naturjoghurt (1,5 % Fett) | 2–3 EL Zitronensaft | 1 TL Inulin

1 Rapsöl in einem großen Topf erhitzen. Zwiebel- und Knoblauchmischung darin glasig dünsten. Den Spinat und 6–8 EL Wasser zugeben. Mit Salz und Pfeffer bestreuen und bei geschlossenem Deckel etwa 15 Minuten garen. Zwischendurch ab und zu umrühren.

2 Fischfilet kurz abbrausen, trockentupfen und mit Pfeffer und Salz würzen. In den letzten 5 Minuten auf den Spinat legen und mitgaren.

3 Joghurt mit Zitronensaft und Inulin verrühren; mit Salz und Pfeffer würzen. Zu Spinat und Fisch servieren.

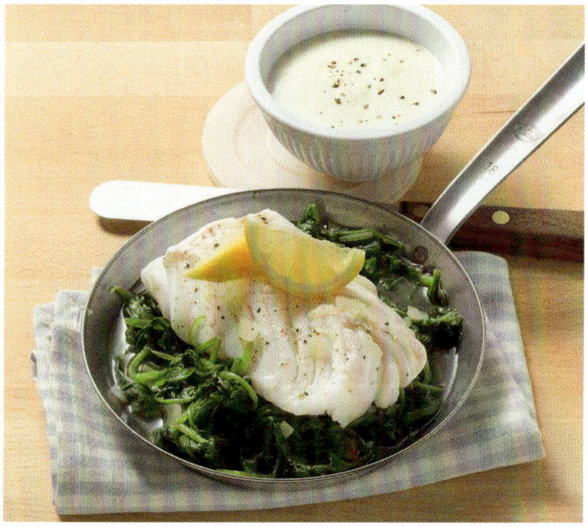

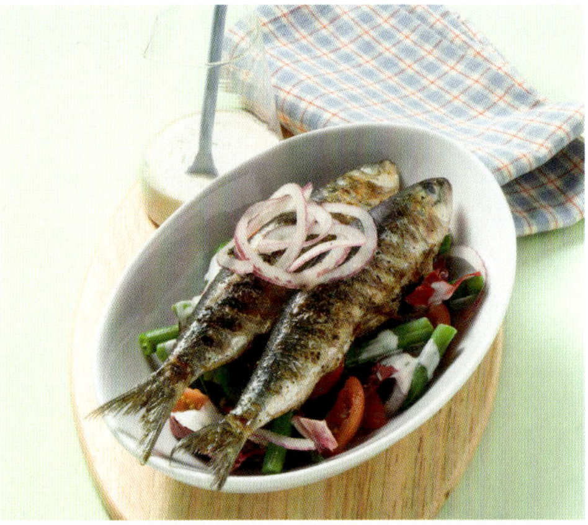

Gegrillter Hering mit Radicchio-Bohnen-Salat

Eine Portion enthält: 28 g E | 21 g F | 11 g KH | 346 kcal | 1456 kJ | 7 g BS | 0 anzurechnende BE

Für 2 Portionen:

300 g grüne Bohnen | Salz | 250 g Tomaten | 2 rote Zwiebeln | 1 Kopf Radicchio | 2 Portionen fettfreie Salatsauce (siehe Seite 210) | 2 ausgenommene Heringe (ca. 400 g) | Pfeffer | 1 TL Rapsöl

1 Grüne Bohnen putzen, waschen und in Stücke brechen. In kochendem Salzwasser 12–15 Minuten knackig garen. Abgießen und abtropfen lassen.

2 Tomaten waschen, putzen und in Spalten schneiden; dabei die Stielansätze entfernen. Zwiebeln abziehen und in dünne Ringe schneiden. Radicchio putzen, waschen, trocken schleudern und in mundgerechte Stücke zupfen. Alle Salatzutaten in einer Schüssel vermischen. Die Salatsauce unterheben.

3 Die Heringe unter kaltem Waser kurz abbrausen, trockentupfen und mit wenig Salz und Pfeffer würzen. Die Fische rundum mit Rapsöl einpinseln und auf dem heißen Grill oder in einer Grillpfanne von jeder Seite 5–8 Minuten garen.

4 Den Radicchio-Bohnen-Salat auf zwei Teller verteilen. Die gegrillten Heringe aus der Pfanne nehmen und auf dem Salat anrichten.

TIPP

- Heringe sind zwar fettreicher als andere Fische, doch ihr hoher Gehalt an wertvollen Omega-3-Fettsäuren gleicht diesen Nachteil wieder aus.
- Wer es feurig mag, gibt noch eine fein gehackte Chilischote zum Salat.

Lachs und Lengfisch auf Spitzkohlgemüse

Eine Portion enthält: 58 g E | 11 g F | 13 g KH | 389 kcal | 1618 kJ | 7 g BS | 1 anzurechnende BE

Für 2 Portionen:

1 kleiner Spitzkohl (750 g) | Salz | 250 g Lachsfilet | 250 g Lengfischfilet | 2 EL Zitronensaft | Pfeffer | 100 ml Gemüsebrühe oder -fond | 100 g Sojacreme | 1 TL Mehl | geriebene Muskatnuss | 2 EL Kapern | ½ Bund Dill

1 Den Spitzkohl putzen und vierteln. Den harten Strunk herausschneiden und die Kohlviertel in Streifen schneiden. Die Kohlstreifen in kochendem Salzwasser einmal aufkochen

lassen. In ein Sieb abgießen, abtropfen lassen und dabei etwas ausdrücken.

2 Lachs und Lengfisch trockentupfen. Mit dem Finger über das Fleisch fahren und eventuell noch vorhandene Gräten mit einer Pinzette in Wuchsrichtung herausziehen. Die Filets von beiden Seiten mit Zitronensaft, Salz und Pfeffer würzen.

3 In einer Tasse Gemüsebrühe oder -fond, Sojacreme und Mehl verrühren. Zusammen mit dem Spitzkohl in einem flachen Topf oder einer tiefen Pfanne aufkochen. Die Fischfilets darauf legen und alles bei geschlossenem Deckel und milder Hitze 5–10 Minuten garen. Den Spitzkohl mit Salz, Pfeffer und Muskatnuss abschmecken.

4 Fisch und Kohl auf zwei Teller anrichten. Mit Kapern und gehacktem Dill bestreuen.

TIPP

Außerhalb der kurzen Spitzkohlsaison verwenden Sie Wirsing oder Chinakohl. Auch mit Porree, Mangold oder Spinat schmeckt der Fisch köstlich.

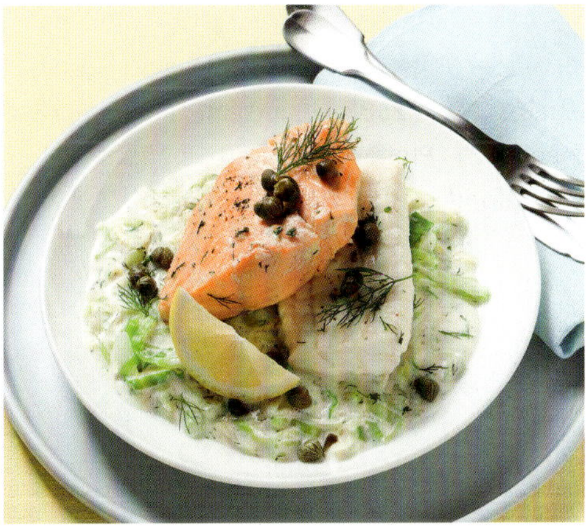

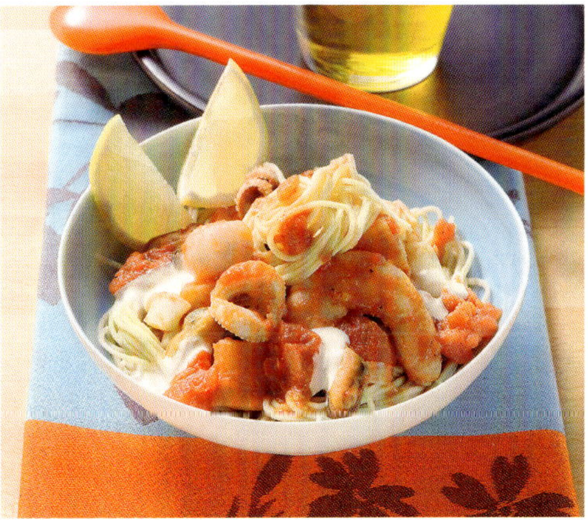

Spaghetti mit Frutti di mare

Eine Portion enthält: 44 g E | 10 g F | 28 g KH | 385 kcal | 1615 kJ | 1 g BS | 1 anzurechnende BE

Für 2 Portionen:

2 Knoblauchzehen | 1 EL Rapsöl | 250 g Frutti di mare (tiefgefroren) | 1 Dose Pizzatomaten (400 g) | 100 g Soja-Spaghetti (Reformhaus) | Salz | 100 g Sojacreme | Pfeffer | 2–3 EL Zitronensaft

1 Knoblauch abziehen, fein würfeln und in heißem Rapsöl glasig dünsten. Meeresfrüchte und Pizzatomaten zugeben und aufkochen. Bei milder Hitze etwa 10 Minuten garen.

2 Soja-Spaghetti in Salzwasser etwa 5 Minuten garen.

3 Sojacreme unter die Meeresfrüchte-Tomatensauce rühren; mit Salz, Pfeffer und Zitronensaft abschmecken.

4 Spaghetti abgießen und abtropfen lassen. Unter die Meeresfrüchte heben.

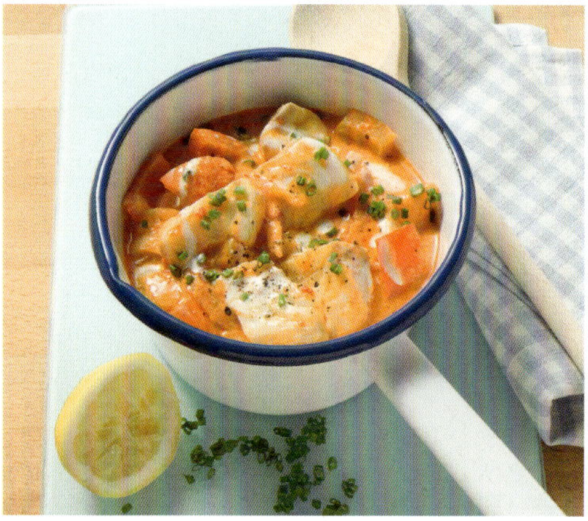

Paprika-Fischragout

Eine Portion enthält: 52 g E | 10 g F | 24 g KH | 407 kcal | 1700 kJ | 9 g BS | 1 anzurechnende BE

Für 2 Portionen:
1 Gemüsezwiebel | 2 Paprikaschoten | 1 EL Rapsöl | 200 ml Gemüsebrühe oder -fond | 2 EL Paprikamark (Tube) | 500 g Kabeljaufilet (oder Lengfisch) | Salz, Pfeffer | 2–3 EL Zitronensaft | ½ Bund Schnittlauch | 150 g Sojacreme | 2 TL Mehl |

1 Die Zwiebel abziehen und in feine Streifen schneiden. Paprikaschoten waschen, putzen und würfeln.

2 Öl erhitzen und das Gemüse darin 5 Minuten andünsten. Gemüsebrühe beziehungsweise -fond und Paprikamark unterrühren. Alles 10–12 Minuten zugedeckt bei mittlerer Hitze bissfest garen.

3 Kabeljaufilet rundum mit Salz, Pfeffer und Zitronensaft würzen; in mundgerechte Stücke schneiden. Die Fischstücke in den letzten 5 Minuten auf das Paprikagemüse legen und mitgaren. Schnittlauch abbrausen, trockenschütteln und in Röllchen schneiden.

4 Sojacreme und Mehl gut verrühren und vorsichtig unter das Ragout mischen. Noch einmal aufkochen lassen und mit Schnittlauchröllchen bestreuen.

TIPP

Statt Mehl können Sie Saucenbinder oder angerührtes Stärkepulver verwenden. In Instant-Mehlschwitze dagegen steckt eine Menge gehärteter Fette; sie ist daher ungeeignet. Zum Vergleich: Saucenbinder enthält weniger als 1 g Fett pro 100 g, Mehlschwitze beachtliche 40 g pro 100 g.

Makrelenfilets auf Mangoldgemüse

Eine Portion enthält: 35 g E | 24 g F | 13 g KH | 420 kcal | 1754 kJ | 6 g BS | 0,5 anzurechnende BE

Für 2 Portionen:
1 Zwiebel | 1 kleine Mangoldstaude (500 g) | 3 TL Rapsöl | 5 EL Gemüsebrühe oder -fond | Salz, Pfeffer, geriebene Muskatnuss | 2 doppelte Makrelenfilets (à 160 g) | 1 EL Mehl | ½ Zitrone

1 Zwiebel abziehen und fein würfeln. Mangold putzen und waschen. Die Stiele in Streifen schneiden, die Blätter hacken.

2 2 TL Öl erhitzen und die Zwiebeln darin glasig dünsten. Mangoldstiele sowie Gemüsebrühe oder -fond zugeben und zugedeckt

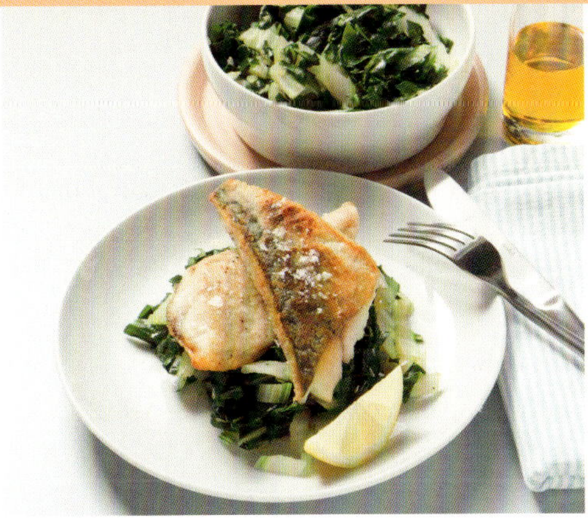

5 Minuten garen. Die Blätter zugeben und weitere 10 Minuten garen. Mit Salz, Pfeffer und Muskatnuss abschmecken.

3 Makrelenfilets abspülen und trockentupfen. Mit Salz und Pfeffer würzen und im Mehl wenden. Das überschüssige Mehl abschütteln.

4 Das restliche Öl in einer beschichteten Pfanne erhitzen und die Makrelenfilets darin von jeder Seite 2 Minuten braten.

5 Makrelen und Mangold auf Tellern anrichten. Dazu Zitronenspalten reichen, um bei Tisch Mangold und Fisch damit zu beträufeln.

Hähnchenbrust auf Fenchelgemüse

Eine Portion enthält: 56 g E | 7 g F | 27 g KH | 407 kcal | 1704 kJ | 11 g BS | 1,5 anzurechnende BE

Für 2 Portionen:

400 g Fenchel | 250 g Kartoffeln | 3 Knoblauchzehen | 1 Zweig Rosmarin | 1 Hähnchenbrust mit Haut und Knochen (ca. 500 g) | 1 Orange | ¼ l Gemüsebrühe oder -fond | 1 EL Rapsöl | Salz, Pfeffer | 200 g Kirschtomaten

1 Den Fenchel waschen, putzen und in dünne Scheiben schneiden. Die Kartoffeln schälen und der Länge nach in Spalten schneiden. Den Knoblauch abziehen und halbieren. Rosmarin waschen und grob zupfen. Backofen auf 200 ° C vorheizen.

2 Hähnchenbrust auf ein Backblech legen. Fenchelscheiben, Kartoffelspalten, Knoblauch und Rosmarin gleichmäßig darum verteilen. Die Orange auspressen; den Saft mit Gemüsebrühe beziehungsweise -fond und Rapsöl verrühren; über das Gemüse gießen. Alles mit Salz und Pfeffer würzen.

3 Die Hähnchenbrust und das Gemüse im heißen Backofen 30 Minuten backen. Die gewaschenen Kirschtomaten zugeben und weitere 10 Minuten backen.

4 Die Hähnchenbrust vom Knochen schneiden und mit dem Gemüse servieren.

TIPP

Frühkartoffeln müssen Sie nicht schälen. Es genügt, die feine Schale gründlich abzuwaschen oder abzubürsten.

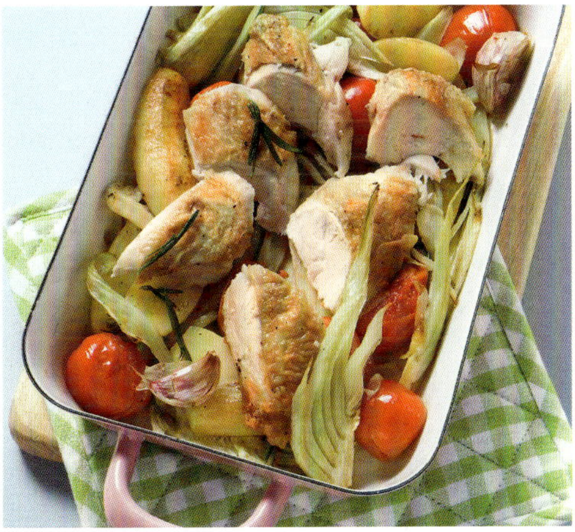

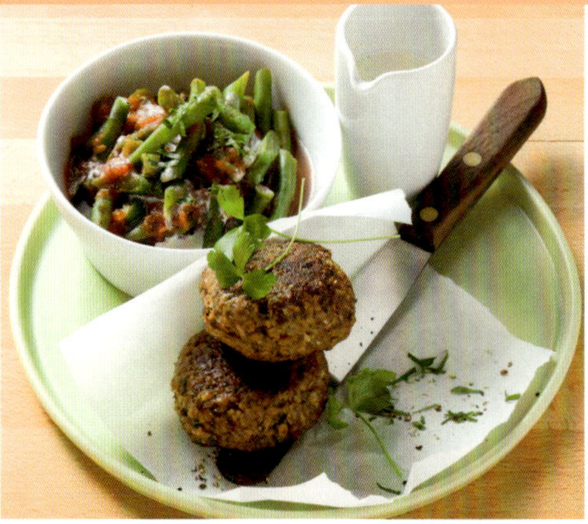

Frikadellen »halb und halb« mit grünen Bohnen

Eine Portion enthält: 39 g E | 12 g F | 19 g KH | 350 kcal | 1472 kJ | 14 g BS | 1 anzurechnende BE

Für 2 Portionen:

50 g Soja-Kost für Gerichte nach Hackfleisch-Art (Reformhaus) | 1 Zwiebel | 125 g Beefsteakhack | 1 Ei (Klasse M) | 1–2 TL Senf | Salz, Pfeffer | 1 EL Rapsöl | 600 g grüne Bohnen | ½ Bund Petersilie | ½ Dose Pizzatomaten (200 g) | 100 ml Sojacreme

1 Die Hackfleisch-Soja-Kost mit 100 ml warmem Wasser übergießen und etwa 10 Minuten quellen lassen. Die Zwiebel abziehen und fein würfeln.

2 Soja-Kost, Beefsteakhack, Ei, Zwiebelwürfel und Senf in eine Schüssel geben; mit Salz und Pfeffer würzen. Mit den Knethaken eines Teigrührers zu einem glatten Teig verkneten. Anschließend mit den Händen 4 Frikadellen formen.

3 Das Rapsöl in einer beschichteten Pfanne erhitzen und die Frikadellen von beiden Seiten jeweils 8 Minuten braten.

4 Grüne Bohnen waschen, putzen und die Enden abschneiden. In kochendem Salzwasser 17–20 Minuten bissfest garen. Abgießen und abtropfen lassen. Petersilie abbrausen und trockenschwenken. Die Blättchen abzupfen und fein hacken.

5 Pizzatomaten und Sojacreme in einem Topf erhitzen. Die Bohnen zugeben und unterheben.

6 Bohnen und Frikadellen auf Tellern anrichten und mit gehackter Petersilie bestreuen.

Filetsteak auf süß-saurem Gemüse

Eine Portion enthält: 40 g E | 13 g F | 27 g KH | 394 kcal | 1656 kJ | 9 g BS | 1 anzurechnende BE

Für 2 Portionen:

30 g Rosinen | 3 EL Balsamessig | 400 g Zucchini | 400 g Möhren | 1 Zwiebel | 1 Knoblauchzehe | 2 TL Rapsöl | 4 Rinderfiletsteaks (à 80 g) | Salz, Pfeffer | 1 Zweig frischer Rosmarin (oder ½ TL getrocknete Kräuter) | 100 ml Gemüsebrühe oder -fond | flüssiger Süßstoff | 1 EL Pinienkerne

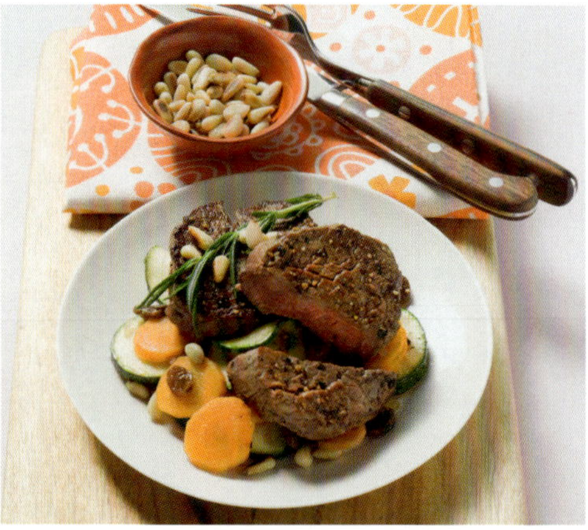

1 Die Rosinen in einer kleinen Tasse im Balsamessig einweichen. Backofen auf 180 °C vorheizen.
2 Zucchini putzen, Möhren schälen. Beides waschen und in Scheiben schneiden. Zwiebel und Knoblauch abziehen und würfeln.
3 Das Rapsöl in einer beschichteten Pfanne erhitzen. Die Rinderfiletsteaks im heißen Fett von beiden Seiten scharf anbraten. Mit Salz und Pfeffer würzen, auf einen ofenfesten Teller legen und im heißen Backofen 6–8 Minuten nachgaren.
4 Möhren, Zwiebeln, Knoblauch und Rosmarin in der gleichen Pfanne andünsten und zugedeckt 10 Minuten garen. Zucchini zugeben und weitere 5 Minuten zugedeckt garen. Gemüsebrühe oder -fond sowie die eingeweichten Rosinen mit dem restlichen Essig zugeben. Das Gemüse mit Salz, Pfeffer und etwas flüssigem Süßstoff abschmecken. Den Rosmarinzweig entfernen und das Gemüse mit den Rinderfilets servieren. Die Pinienkerne darüber streuen.

Schweinefilet mit Wokgemüse

Eine Portion enthält: 44 g E | 11 g F | 24 g KH | 382 kcal | 1596 kJ | 8 g BS | 1 anzurechnende BE

Für 2 Portionen:

250 g Möhren | 1 Bund Frühlingszwiebeln | 100 g Mungobohnensprossen | 1 Babyananas | 350 g Schweinefilet | 4 TL Rapsöl | Salz, Cayennepfeffer | 3 EL Sojasauce | 200 ml Gemüsebrühe oder -fond | 1 TL Stärke

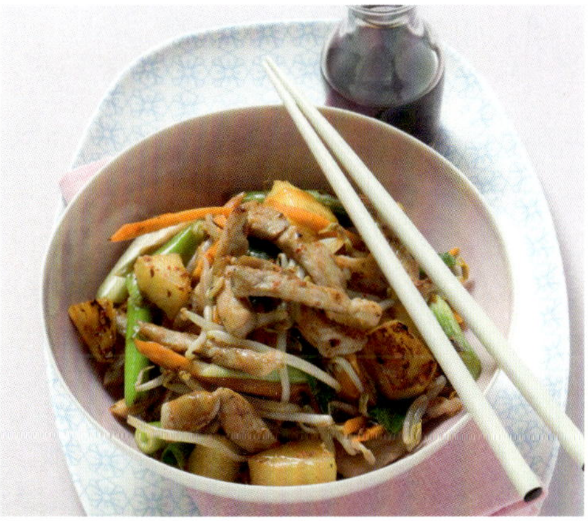

1 Möhren schälen und in feine Stifte schneiden. Frühlingszwiebeln waschen, putzen und schräg in 4 cm breite Stücke schneiden. Mungobohnensprossen kalt abbrausen und in einem Sieb abtropfen lassen. Ananas schälen und in mundgerechte Stücke schneiden. Das Schweinefilet in Streifen schneiden.
2 In einem Wok 1 TL Rapsöl erhitzen und das Fleisch darin von allen Seiten etwa 3 Minuten braten; mit Salz und Cayennepfeffer würzen. Fleisch mit einem Schaumlöffel herausheben und beiseite stellen. Die Möhren in 2 weiteren TL Öl etwa 4–5 Minuten braten und ebenfalls herausnehmen. Frühlingszwiebeln, Sprossen und Ananas im restlichen Öl 1–2 Minuten braten.
3 Gemüse, Sprossen, Ananas und Fleisch in den Wok geben. Sojasauce, Gemüsebrühe oder -fond und Stärke verrühren; über Fleisch und Gemüse gießen. Aufkochen und noch einmal mit Salz und Cayennepfeffer herzhaft würzen.

TIPP

Schneller geht es mit einer Wok-Gemüsemischung aus der Tiefkühltruhe.

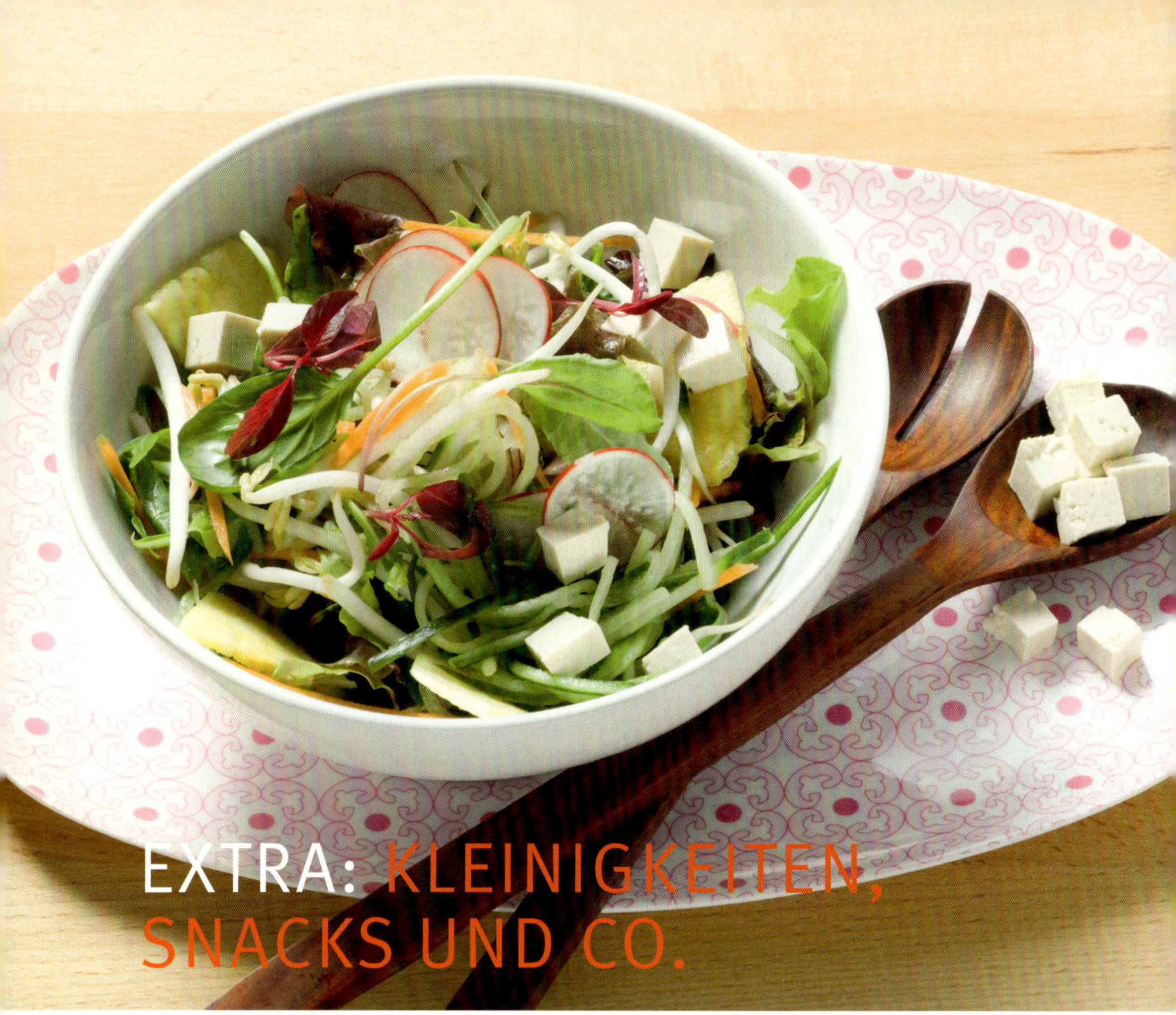

EXTRA: KLEINIGKEITEN, SNACKS UND CO.

Manchmal braucht man einfach etwas Leckeres zwischendurch. Damit Sie an der nächsten Imbissbude nicht schwach werden, gibt es hier viel Genuss für 200 Kalorien.

SIND IHRE PFUNDE AM KÖRPER gut verteilt, können Sie zwischendurch immer dann einen kleinen Snack genießen, wenn Sie sich etwas gönnen möchten oder Ihr Kalorienkonto es ohnehin erlaubt. Alle, die unter einem empfindlichen Zuckerstoffwechsel und bauchbetontem Übergewicht leiden, verzichten dagegen besser auf Zwischenmahlzeiten. Allenfalls wählen sie – wenn der Hunger zwischen zwei Mahlzeiten wirklich sehr plagt – eine eiweißbetonte Kleinigkeit.

Die nachfolgenden Rezepte sind von der Nährwertverteilung nicht ganz so streng kalkuliert wie die Hauptmahlzeiten, aber dafür bieten sie – süß und deftig – besonderen Genuss. Und der muss auch manchmal sein.

Asiasalat mit Tofu

Eine Portion enthält: 13 g E | 6 g F | 20 g KH | 193 kcal | 812 kJ | 8 g BS | 1 anzurechnende BE

Für 2 Portionen:

100 g Blattsalat (z. B. Eichblatt) | 2 Möhren | 100 g Gurke | 1/2 Bund Radieschen | 100 g Mungobohnensprossen | 1 Baby-Ananas | 100 g Tofu | 1 Stückchen Ingwer (10–20 g) | 2 Portionen fettfreie Salatsauce (siehe Seite 210) | 1–2 EL Sojasauce

1 Blattsalat waschen, trockenschleudern und in mundgerechte Stücke zupfen. Möhren schälen, Gurke und Radieschen waschen. Mungobohnensprossen in einem Sieb mit kaltem Wasser abbrausen und abtropfen lassen. Gurke und Möhren in Streifen, Radieschen in dünne Scheibchen schneiden oder hobeln.

2 Baby-Ananas vierteln. Fruchtfleisch auslösen und in Stücke schneiden. Tofu würfeln.

3 Ingwer schälen und durch eine Knoblauchpresse direkt in die Salatsauce pressen. Mit Sojasauce verrühren. Alle Salatzutaten unter die Sauce heben.

TIPP

Aus der asiatischen Küche ist Tofu, der mild schmeckende »Sojaquark«, einfach nicht wegzudenken. Wenn Sie ihn nicht mögen, ersetzen Sie den Tofu in diesem leichten Salat durch 50–60 g fettarmen Fetakäse. Oder Sie verwenden stattdessen 100 g geräucherten Putenaufschnitt oder mageres Hähnchenfleisch ohne Haut.

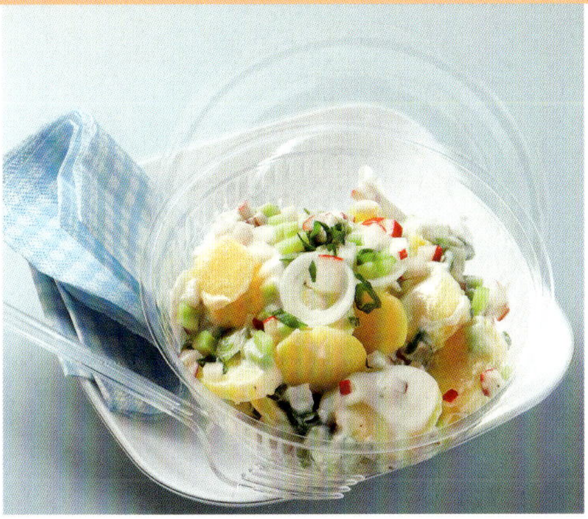

Cole Slaw

Eine Portion enthält: 9 g E | 5 g F | 29 g KH | 207 kcal | 867 kJ | 13 g BS | 1 anzurechnende BE

Für 2 Portionen:

400 g Weißkohl | Salz | 250 g Möhren | 1 Paprikaschote | 1 Baby-Ananas (oder eine kleine Dose Ananasstücke) | 200 g fettarmer Naturjoghurt (1,5 % Fett) | 2–3 EL Zitronensaft | 2–3 TL Senf | Pfeffer | flüssiger Süßstoff | 2 TL Sesamsamen

1 Weißkohl putzen, den harten Strunk keilförmig herausschneiden und den Kohl fein schneiden oder hobeln. Mit etwas Salz in eine Schüssel füllen und mit den Händen 5 Minuten gut durchkneten.

2 Möhren schälen und grob raspeln, Paprikaschote putzen und längs in ganz feine Streifen schneiden. Baby-Ananas halbieren, das Fruchtfleisch von der Schale lösen und in Stückchen schneiden. Alles zum Kohl geben.

3 Joghurt mit Zitronensaft und Senf verrühren. Mit Salz, Pfeffer und etwas Süßstoff abschmecken und über das Gemüse geben. Kurz ziehen lassen und mit Sesam bestreuen.

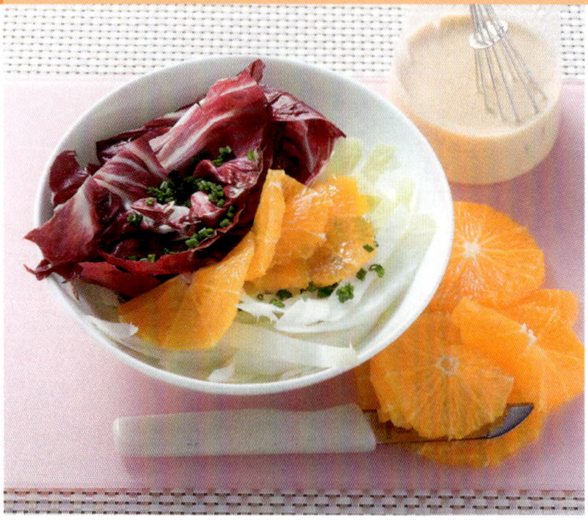

Chicorée-Orangen-Salat

Eine Portion enthält: 7 g E | 4 g F | 28 g KH | 193 kcal | 809 kJ | 8 g BS | 2 anzurechnende BE

Für 2 Portionen:

2 Stauden Chicorée | 1 Radicchio | 3 Orangen | 100 ml Buttermilch | 1–2 EL Zitronensaft | 2 TL Rapsöl | 2–3 TL Senf | Salz, Cayennepfeffer | flüssiger Süßstoff | ½ Bund Schnittlauch

1 Chicorée und Radicchio putzen, waschen, trockenschleudern und in Streifen schneiden. Die Orangen so schälen, dass die weiße Innenhaut entfernt wird. Das Fruchtfleisch in Scheiben schneiden.

2 Für das Dressing Buttermilch mit Zitronensaft, Rapsöl und Senf verrühren; mit Salz, Cayennepfeffer und etwas flüssigem Süßstoff abschmecken.

3 Chicorée- und Radicchiostreifen mit den Orangen dekorativ auf zwei Teller verteilen. Das Buttermilchdressing darüber geben. Den Schnittlauch abbrausen, trocken schwenken, in feine Röllchen schneiden und über den Salat streuen.

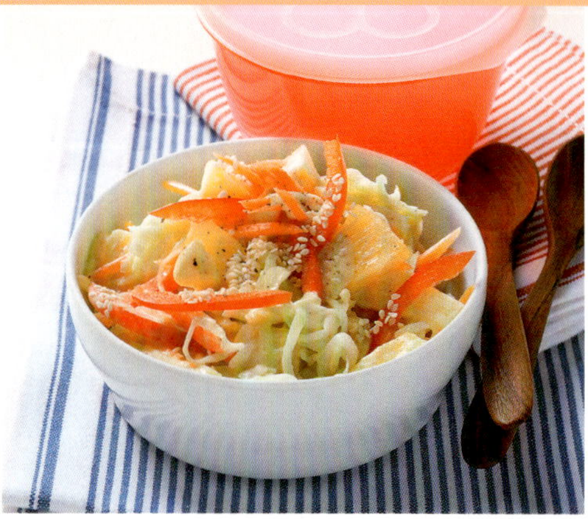

Kartoffel-Gemüse-Salat

Eine Portion enthält: 7 g E | 3 g F | 37 g KH | 220 kcal | 922 kJ | 6 g BS | 3 anzurechnende BE

Für 2 Portionen:

500 g Kartoffeln | Salz | 150 g fettarmer Naturjoghurt (1,5 % Fett) | 1 EL Salatcreme | 100 ml Gemüsebrühe oder -fond | ½ Bund Radieschen | 100 g Gurke | 2 Frühlingszwiebeln | Pfeffer

1 Kartoffeln mit Schale 20 Minuten in Salzwasser kochen. Abgießen; abdampfen lassen.

2 Joghurt, Salatcreme und Gemüsebrühe oder -fond verrühren. Die Kartoffeln pellen und noch warm in Scheiben schneiden. Kartoffelscheiben vorsichtig unter die Salatcreme heben und abkühlen lassen.

3 Radieschen waschen und putzen, Gurke schälen; beides würfeln. Frühlingszwiebeln waschen, putzen und in Ringe schneiden. Das Gemüse unter die Kartoffeln heben; mit Salz und Pfeffer abschmecken, eventuell noch etwas Brühe unterheben. Zugedeckt über Nacht im Kühlschrank durchziehen lassen.

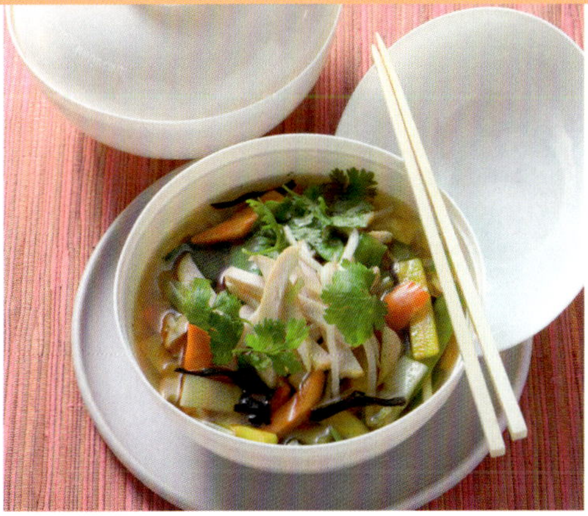

Chinasuppe mit Hähnchenbrust

Eine Portion enthält: 27 g E | 2 g F | 14 g KH | 190 kcal | 800 kJ | 8 g BS | 0 anzurechnende BE

Für 2 Portionen:

1,25 l Gemüsebrühe oder -fond | 1 Beutel TK-Wok-Gemüse (550 g) | 150 g Hähnchenbrustaufschnitt (Kühltheke) | 1–2 EL Zitronensaft | 2–3 EL Sojasauce | ½ Bund Koriandergrün

1 Gemüsebrühe oder -fond aufkochen. Das Wokgemüse darin 5 Minuten knackig garen.

2 Hähnchenbrustaufschnitt in Streifen schneiden und in der Suppe erwärmen. Mit Zitronensaft und Sojasauce abschmecken und mit gehacktem Koriandergrün servieren.

TIPP

Wer anstelle von Hähnchenaufschnitt lieber frisches Geflügel (Hähnchenbrust oder Putenschnitzel) verwenden möchte, schneidet das Fleisch in sehr feine Streifen und gart es zusammen mit dem Wokgemüse in der Brühe. Es schmeckt etwas milder.

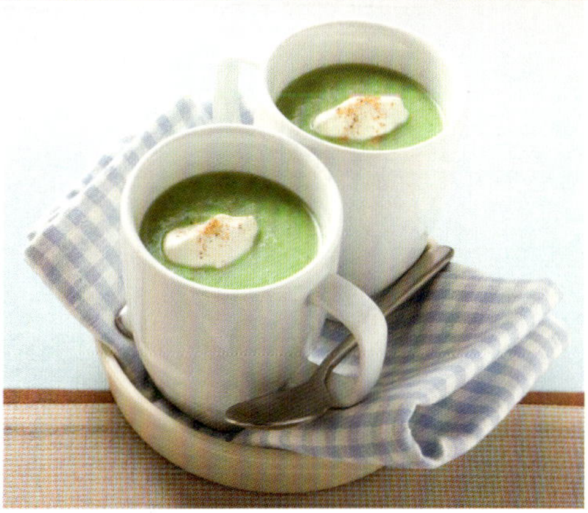

Brokkolisuppe

Eine Portion enthält: 16 g E | 4 g F | 27 g KH | 214 kcal | 897 kJ | 13 g BS | 1 anzurechnende BE

Für 2 Portionen:

500 g Brokkoli | 1 Kartoffel (100 g) | 2 Zwiebeln | ¾ l Gemüsebrühe oder -fond | Salz, Pfeffer, geriebene Muskatnuss | 2 gehäufte TL saure Sahne

1 Den Brokkoli putzen, in Röschen teilen und waschen. Den Strunk putzen, waschen und in kleine Stücke schneiden. Die Kartoffel schälen, kurz waschen und würfeln. Die Zwiebeln abziehen und ebenfalls in kleine Würfel schneiden.

2 Das Gemüse mit der Gemüsebrühe beziehungsweise dem Gemüsefond in einen Topf geben und bei geschlossenem Deckel und auf mittlerer Hitze etwa 20 Minuten weich garen.

3 Die Suppe mit dem Schneidstab pürieren; wenn nötig noch etwas Brühe zugießen, bis die gewünschte Konsistenz erreicht ist. Mit Salz, Pfeffer und geriebener Muskatnuss abschmecken. Auf zwei Teller verteilen und mit je einem Klecks saurer Sahne servieren.

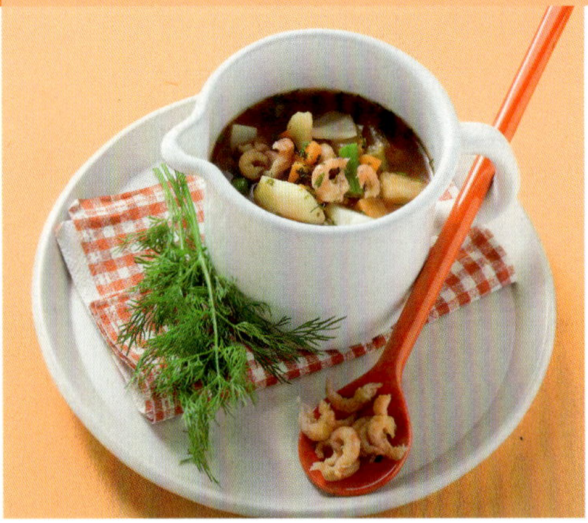

Bunte Gemüsesuppe mit Krabben

Eine Portion enthält: 15 g E | 4 g F | 22 g KH | 187 kcal | 787 kJ | 7 g BS | 0 anzurechnende BE

Für 2 Portionen:

¼ l Tomatensaft | ½ l Gemüsebrühe oder -fond | 500 g TK-Suppengemüse | Salz, Cayennepfeffer | flüssiger Süßstoff | ½ Bund frischer Dill | 100 g Eismeer- oder Nordseekrabben

1 Tomatensaft und Gemüsebrühe oder -fond aufkochen. Das Suppengemüse darin je nach Gemüsesorte etwa 15 Minuten weich garen. Mit Salz, Cayennepfeffer und wenig flüssigem Süßstoff herzhaft abschmecken.

2 Den Dill waschen, trockenschütteln und fein schneiden. Die Krabben in die Suppe geben und nur ganz kurz darin erhitzen. Mit Dill bestreut servieren.

TIPP

Lieben Sie die mediterrane Küche? Dann lassen Sie einfach einen Beutel Fencheltee drei Minuten in der Suppe mitkochen.

Gazpacho mit Knoblauch-Croûtons

Eine Portion enthält: 8 g E | 5 g F | 29 g KH | 204 kcal | 849 kJ | 6 g BS | 1 anzurechnende BE

Für 2 Portionen:

200 g Tomaten | 250 g Gurke | 1 Paprikaschote | 2 Frühlingszwiebeln | 750 ml Tomatensaft | 2–3 EL Essig | Salz, Tabasco | flüssiger Süßstoff | 2 Scheiben Vollkorntoastbrot | 2 TL Rapsöl | 1 Knoblauchzehe

1 Tomaten waschen, halbieren und die Kerne herausdrücken, aber auffangen. Das Fruchtfleisch fein würfeln. Gurke waschen, Paprikaschote waschen und putzen. Von beiden jeweils eine Hälfte grob, die andere Hälfte fein würfeln. Frühlingszwiebeln putzen, waschen und in feine Ringe schneiden.

2 Die feinen Gurken- und Paprikawürfel mit den Frühlingszwiebelringen mischen und abgedeckt beiseite stellen. Die groben Würfel,

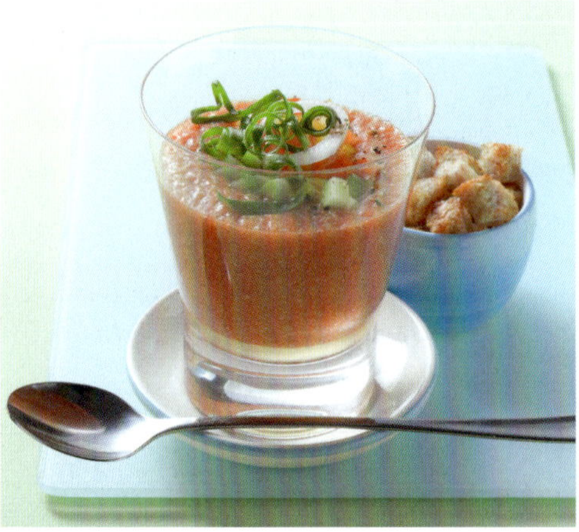

die aufgefangenen Tomatenkerne und den Tomatensaft mischen und mit dem Schneidstab pürieren. Mit Essig, Salz, Tabasco und wenig flüssigem Süßstoff abschmecken. Die Suppe in ein verschließbares Gefäß füllen und bis zum Servieren kalt stellen.

3 Das Vollkorntoastbrot im Toaster knusprig rösten; in mundgerechte kleine Würfel schneiden. Das Rapsöl in einer beschichteten Pfanne erhitzen. Den Knoblauch abziehen und dazupressen. Toastwürfel zugeben und kurz im Knoblauchöl schwenken.

4 Die möglichst kalte Tomatensuppe mit den Vollkorncroûtons, den feinen Gurken- und paprikawürfeln und den Frühlingszwiebelringen bestreut servieren.

100-KALORIEN-SNACKS

So können Sie Ihr Kalorienbudget aufstocken:

- 1 Becher (125–150 g) fettarmer Fruchtjoghurt oder Fruchtquark (1,5 % Fett)
- 1 Glas (200 ml) fettarme Milch (1,5 % Fett)
- 1 Fläschchen (200 ml) Smoothie
- 1 Apfel oder 1 Birne
- 1 Schälchen (250 g) frische Beeren
- 500 g Möhren
- 3 Paprikaschoten
- 2 Kohlrabi
- 2 Gurken
- 1 Geflügelwürstchen (75–80 g)
- 2 Scheiben Knäckebrot mit 2 Scheiben Schinkenfleischwurst (unter 3 % Fett)
- ½ Brötchen mit Kräuterquarkcreme (siehe Seite 209)
- 1 Laugenstange
- 1 Becher Cappuccino

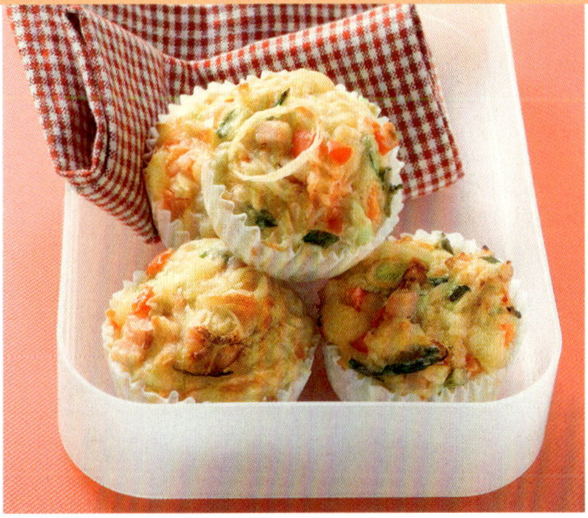

Pizza-Muffins

Ein Muffin enthält: 6 g E | 2 g F | 13 g KH | 105 kcal | 441 kJ | 3 g BS | 1 anzurechnende BE

Für 12 Stück:

2 Frühlingszwiebeln | 1 Paprikaschote | 150 g Mehl | 50 g Getreideflocken | ½ Päckchen Backpulver | 20 g Inulin | ½–1 TL Salz | 200 ml Buttermilch | 2 Eier | 100 g magere Schinkenwürfel (unter 5 % Fett) | 50 g geriebener Käse (30 % Fett i. Tr.)

1 Backofen auf 180 °C vorheizen. Frühlingszwiebeln und Paprikaschote putzen und waschen. Paprikaschote in Würfel, Frühlingszwiebeln in feine Ringe schneiden.

2 Mehl, Getreideflocken, Backpulver, Inulin und Salz in eine Schüssel geben, Buttermilch und Eier zufügen und alles zu einem glatten Teig verarbeiten. Gemüse, Schinkenwürfel und die Hälfte des geriebenen Käses unterrühren.

3 Papierbackförmchen in die Mulden eines Muffinblechs legen; die Masse darin verteilen. Restlichen Käse über die Muffins streuen.

4 Die Muffins im heißen Backofen 25–30 Minuten goldgelb backen.

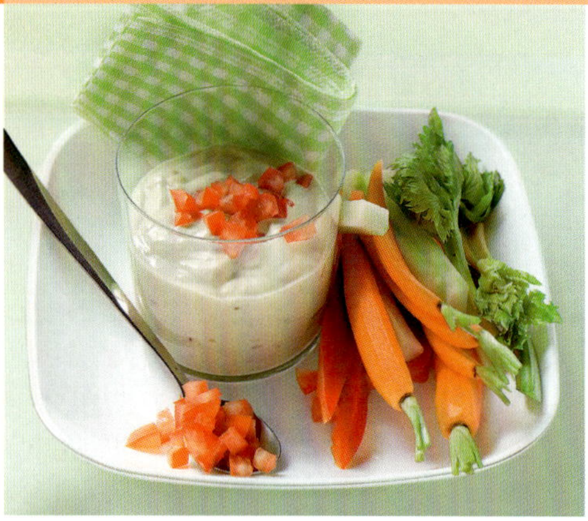

Gemüsesticks mit Avocado-Dip

Eine Portion enthält: 4 g E | 16 g F | 11 g KH | 212 kcal | 887 kJ | 6 g BS | anzurechnende BE

Für 2 Portionen:

1 kleine Avocado | 1 Knoblauchzehe | 100 g fettarmer Joghurt (1,5 % Fett) | 1 EL Salatcreme | Salz, Cayennepfeffer | 2–3 EL Zitronensaft | 1 Tomate | 400 g Gemüse zum Aufdippen (z. B. Gurke, Paprika, Möhren, Bleichsellerie)

1 Avocado halbieren und das Fruchtfleisch mit einem Löffel herausschaben. Knoblauchzehe abziehen und fein hacken. Avocado und Knoblauch mit dem Joghurt und der Salatcreme in ein hohes Gefäß geben. Mit dem Schneidstab glatt pürieren. Mit Salz, Cayennepfeffer und Zitronensaft abschmecken. Die Tomate waschen und den Stielansatz entfernen. Das Fruchtfleisch fein würfeln und unter die Avocadocreme heben.

2 Das Gemüse waschen, putzen beziehungsweise schälen und in dicke Streifen schneiden. Zum Avocado-Dip servieren.

Thunfisch-Pizza

Ein Stück Pizza enthält: 12 g E | 6 g F | 22 g KH | 197 kcal | 824 kJ | 4 g BS | 2 anzurechnende BE

Für 12 Stücke:

175 g Mehl | 175 g Dinkelmehl | ½ TL Salz | 1 Prise Zucker | ½ Würfel Hefe (oder 1 Päckchen Trockenhefe) | 5 EL Rapsöl | 2 Dosen Thunfisch natur | 1 kleine Dose Zuckermais (150 g Abtropfgewicht) | 2 rote Zwiebeln | 1 Dose Pizzatomaten (400 g) | Pfeffer, italienische Kräutermischung (getrocknet) | 100 g geriebener Käse (30 % Fett i. Tr.)

1 Mehl, Salz und Zucker in eine Schüssel geben. Hefe in 200 ml Wasser auflösen. Hefewasser und Rapsöl unter das Mehl arbeiten, bis ein glatter Teig entsteht. Zugedeckt gehen lassen, bis sich das Volumen etwa verdoppelt hat. Backofen auf 200 °C vorheizen.

2 Thunfisch und Mais auf einem Sieb abtropfen lassen. Die Zwiebeln abziehen und in sehr feine Ringe schneiden.

3 Den Teig auf einem mit Backpapier ausgelegten Backblech ausrollen. Pizzatomaten dar-

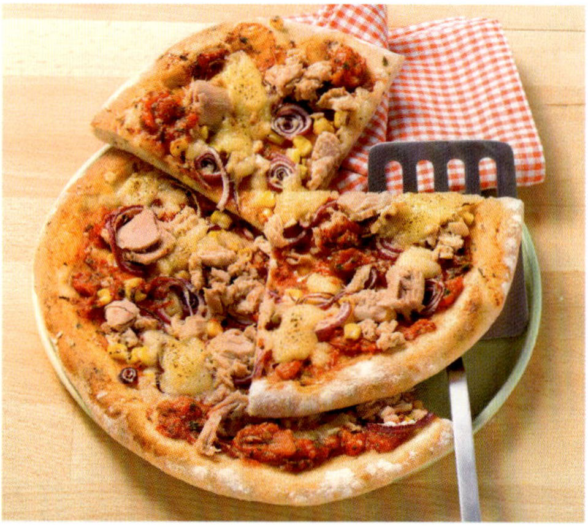

auf verteilen und mit Salz, Pfeffer und italienischer Kräutermischung würzen. Thunfisch, Mais und Zwiebelringe darauf geben und alles mit geriebenem Käse bestreuen.

4 Die Pizza im heißen Backofen auf der untersten Schiene 20–25 Minuten backen.

Garnelen mit Aioli-Dip

Eine Portion enthält: 26 g E | 8 g F | 6 g KH | 206 kcal | 859 kJ | 0 g BS | 0,5 anzurechnende BE

Für 2 Portionen:

50 g Salatcreme | 50 g fettarmer Naturjoghurt (1,5 % Fett) | 2–3 TL Zitronensaft | ½–1 Knoblauchzehe | Salz, Cayennepfeffer | ½ Bund Peterslie | 1 TL Rapsöl | 250 g Garnelen (ohne Kopf und Schale) | Pfeffer | ½ Zitrone

1 Salatcreme mit Joghurt und Zitronensaft verrühren. Knoblauchzehe abziehen und direkt dazu pressen. Mit Salz und Cayennepfeffer abschmecken. Petersilie waschen und trockenschütteln. Die Blättchen abzupfen und fein hacken.

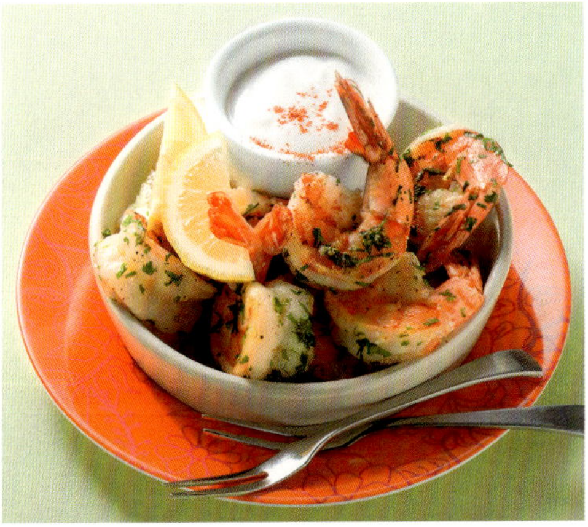

2 Rapsöl in einer beschichteten Pfanne erhitzen. Garnelen darin von jeder Seite 1–2 Minuten braten; mit Salz und Pfeffer würzen. Die Garnelen mit gehackter Petersilie bestreuen und mit Aioli-Dip servieren. Zitrone vierteln und dazulegen, damit sich jeder nach Wunsch etwas davon über die Garnelen träufeln kann.

EIWEISS

Was bringen Protein-Pulver und Co.?

Für jedes Kilo, das Sie auf die Waage bringen, brauchen Sie am Tag 1 Gramm Eiweiß. Jetzt tauchen in Supermärkten aber immer häufiger Proteinpulver und -riegel auf. Helfen diese Produkte bei einer Diät? Nicht wirklich. Sparen Sie lieber Ihr Geld und kaufen Sie Fisch, fettarmen Käse oder mageres Fleisch. Das schmeckt besser und liefert zudem viele andere Nährstoffe, die den Stoffwechsel regulieren. Studien zeigen außerdem, dass zum Muskelaufbau nur etwa 12 bis 15 Gramm Protein pro Tag zusätzlich benötigt werden. Die Übersicht zeigt, welche Snacks Sie essen können, um diesen Bedarf zu decken.

15 Gramm Proteine stecken in

60 g Thunfisch natur (Dose)	65 kcal
50 g Harzer Käse	66 kcal
65 g Hähnchenbrustfilet	66 kcal
80 g magerem Fisch (z. B. Seelachs)	66 kcal
75 g Krabben/Garnelen	76 kcal
110 g Magerquark	82 kcal
75 g Leber	104 kcal
100 g Tofu	144 kcal
2 Eiern	185 kcal
450 g fettarmem Joghurt (1,5 % Fett)	207 kcal
450 ml fettarmer Milch (1,5 % Fett)	216 kcal

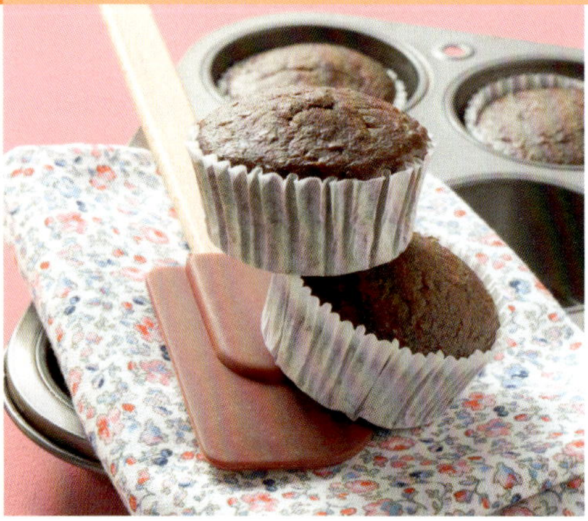

Schoko-Muffins

Ein Muffin enthält: 3 g E | 2 g F | 23 g KH | 130 kcal | 540 kJ | 3 g BS | 2 anzurechnende BE

Für 12 Stück:

1 Dose Kidneybohnen (250 g Abtropfgewicht) | 200 ml fettarme Milch (1,5 % Fett) | 1 Backmischung Schoko-Muffins

1 Die Kidneybohnen in ein Sieb geben und unter fließendem Wasser abspülen, bis das Wasser klar bleibt; abtropfen lassen. Backofen auf 180 °C vorheizen.

2 Bohnen und Milch in ein hohes Gefäß geben und mit dem Schneidstab pürieren.

3 Das Bohnenpüree und die Mufiin-Backmischung in einer Schüssel gründlich verrühren. Den Teig in 12 Papierbackförmchen oder in die Mulden eines Muffinblechs füllen.

4 Im heißen Ofen etwa 20 Minuten backen.

TIPP

Lassen Sie die Muffins unbedingt vollständig abkühlen. Warm schmecken sie noch deutlich nach Bohnen. Später merken Sie davon aber nichts mehr.

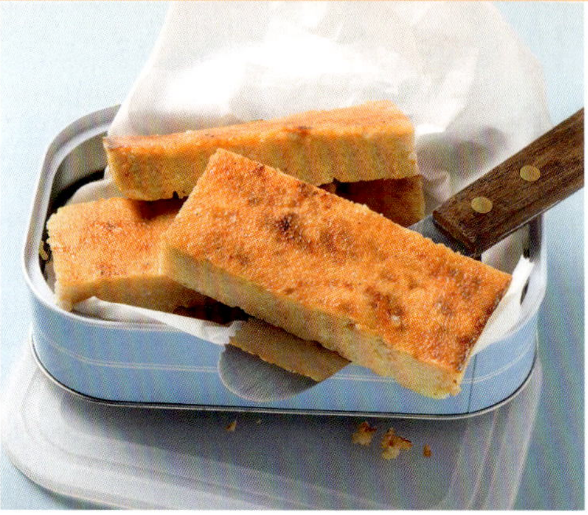

Käsekuchen-Schnitten

Eine Schnitte enthält: 5 g E | 3 g F | 13 g KH | 109 kcal | 459 kJ | 2 g BS | 1 anzurechnende BE

Für 16 Stück:

50 g Butter | 80 g Zucker | 1 Päckchen Vanillezucker | 2 Eier | 500 g Magerquark | 1 Glas Apfel-Aprikosenmus (350 g) | 60 g Weizengrieß | 25 g Inulin | Fett für die Form

1 Backofen auf 180 °C vorheizen. Butter, Zucker und Vanillezucker schaumig schlagen. Nacheinander Eier, Quark, Apfel-Aprikosenmus, Weizengrieß und Inulin unterrühren.

2 Den Teig in eine leicht gefettete ofenfeste Form (20 x 30 cm) füllen und etwa 40 Minuten backen. Eventuell mit Alufolie abdecken.

3 Käsekuchen in der Form abkühlen lassen. In Streifen von etwa 4 x 10 cm schneiden.

TIPP

Ersetzen Sie die Hälfte des Zuckers durch Süßstoff. Achten Sie aber genau auf die Dosierung. Verwenden Sie zu viel Süßstoff, kann sich Ihre Süß-Wahrnehmung verringern; Sie essen dann vielleicht mehr stärkehaltige Kohlenhydrate.

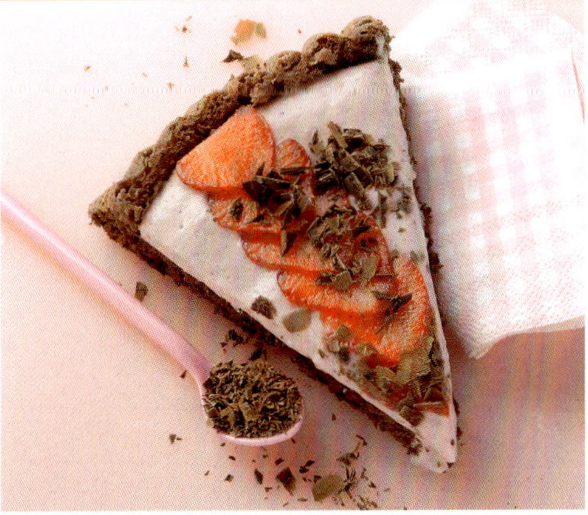

Schoko-Quarktorte mit Erdbeeren

Ein Stück Torte enthält: 4 g E | 2 g F | 10 g KH | 81 kcal | 323 kJ | 1 g BS | 1 anzurechnende BE

Für 12 Stücke:

1 Ei (Klasse M) | Salz | 40 g Zucker | 15 g Mehl | 15 g Speisestärke | 10 g Kakaopulver | 1 Msp. Backpulver | Fett für die Form | 250 g Erdbeeren | 100 ml Mineralwasser | 250 g Magerquark | 1 Päckchen Vanillesaucenpulver (ohne Kochen) | 1 Päckchen Vanillezucker | flüssiger Süßstoff | 30 g Zartbitterschokolade

1 Den Backofen auf 200 °C vorheizen. Das Ei trennen. Eiweiß mit einer Prise Salz steif schlagen.

2 Eigelb mit 3 EL Wasser und Zucker sehr cremig schlagen. Den Eischnee darauf geben, Mehl, Speisestärke, Kakaopulver und Backpulver darüber sieben. Mit einem Gummispatel locker unterheben, nicht rühren.

3 Den Teig in eine gefettete Obstbodenform füllen und im heißen Backofen 12–15 Minuten backen. Den Kuchenboden ein paar Minuten in der Form lassen, dann herauslösen und auf einem Kuchengitter völlig abkühlen lassen.

4 Erdbeeren waschen, vorsichtig trockentupfen und putzen. Eine Hälfte in dünne Scheiben schneiden, die andere Hälfte grob würfeln.

5 Erdbeerwürfel und Mineralwasser in ein hohes Gefäß geben und pürieren. Magerquark, Vanillesaucenpulver und Vanillezucker mit dem Schneebesen unterrühren; eventuell mit flüssigem Süßstoff nachsüßen. Die Quarkcreme auf dem Tortenboden verteilen. Mit den Erdbeerscheiben dekorieren und bis zum Servieren im Kühlschrank kalt stellen.

6 Zartbitterschokolade mit einem Sparschäler über die Torte hobeln und sofort servieren.

TIPP

Die Torte ist auch mit Himbeeren oder entsteinten Kirschen ein Genuss.

FÜR ZWISCHENDURCH

100 kcal sind in folgenden Knabbereien und Süßigkeiten enthalten:

20 g Kartoffelchips
20 g Butterkekse
20 g Pralinen
20 g Schokolade
25 g Pfefferminz-, Karamell- oder Fruchtbonbons
25 g Schokolinsen
30 g Lakritz
30 g Marshmallows
30 g Gummibärchen
30 g Salzstangen
30 g Schokokuss

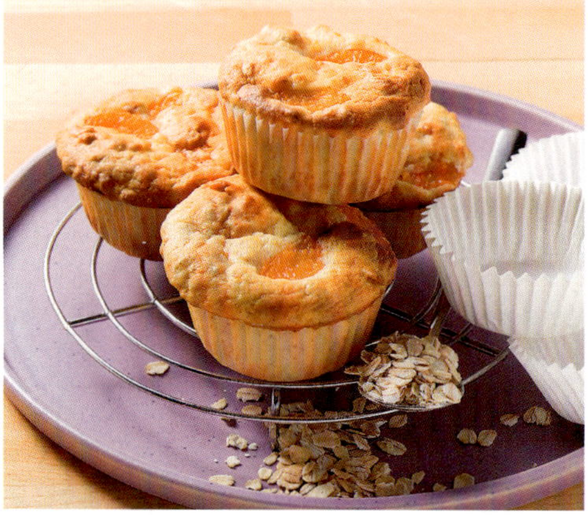

Fruchtige Haferflocken-Muffins

Ein Muffin enthält: 5 g E | 3 g F | 20 g KH | 133 kcal | 557 kJ | 2 g BS | 1,5 anzurechnende BE

Für 18 Stück:

2 Eier (Klasse M) | Salz | 1 Dose Mandarinen (175 g Abtropfgewicht) | 100 g Halbfettbutter | 80 g brauner Zucker | 1 Päckchen Vanillezucker | 250 g Buttermilchquark oder Magerquark | 5 EL Zitronensaft | 200 g Mehl | 100 g Haferflocken | 1 Päckchen Backpulver | 25 g Inulin

1 Backofen auf 180 °C vorheizen. Die Eier trennen. Eiweiß mit einer Prise Salz steif schlagen und kühl stellen. Mandarinen in einem Sieb abtropfen lassen.

2 Halbfettbutter, braunen Zucker und Vanillezucker schaumig schlagen. Nacheinander Eigelb, Quark und Zitronensaft unterrühren. Mehl, Haferflocken, Backpulver und Inulin mischen und gut unterrühren.

3 Mandarinen und Eischnee auf den Teig geben und mit einem Spatel vorsichtig unterheben; nicht rühren.

4 Papierförmchen in die Mulden eines Muffinblechs legen und den Teig darin verteilen. Im heißen Backofen 20–25 Minuten backen.

Schnelle Fruchttorteletts

Ein Tortelett enthält: 2 g E | 2 g F | 15 g KH | 96 kcal | 402 kJ | 2 g BS | 1,5 anzurechnende BE

Für 6 Stück:

200 g rote Johannisbeeren (oder andere Beeren) | 125 g Vanillejoghurt (1,5 % Fett) | 6 fertige Biskuittorteletts (Supermarkt oder Bäckerei) | 1/2 Päckchen Tortengusspulver | flüssiger Süßstoff

1 Johannisbeeren waschen, abtropfen lassen und von den Rispen streifen.

2 Den Vanillejoghurt auf den Torteletts verteilen und glatt streichen. Die Johannisbeeren darauf geben.

3 Tortenguss nach Packungsanweisung mit etwas flüssigem Süßstoff zubereiten und mit einem Teelöffel auf den Beeren verteilen. Fest werden lassen.

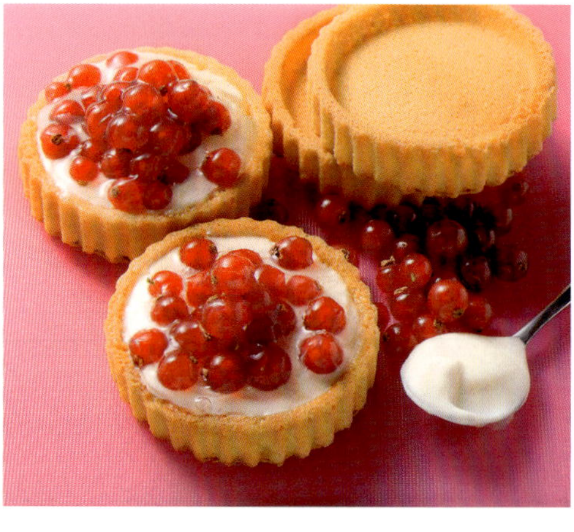

Vanillecreme mit Heidelbeeren

Eine Portion enthält: 11 g E | 3 g F | 27 g KH | 193 kcal | 810 kJ | 7 g BS | 2 anzurechnende BE

Für 2 Portionen:

125 g Magerquark | 150 g Vanillejoghurt (1,5 % Fett) | 1–2 EL Zitronensaft | 1 Päckchen Vanillezucker | flüssiger Süßstoff | 250 g Heidelbeeren | eventuell einige frische Zitronenmelisseblättchen

1 Magerquark und Vanillejoghurt verrühren. Mit Zitronensaft, Vanillezucker und flüssigem Süßstoff abschmecken.

2 Die Heidelbeeren waschen, abtropfen lassen und verlesen. Einige schöne Früchte beiseite legen, den Rest der Beeren auf zwei Schälchen verteilen.

3 Die Vanillecreme darauf geben und alles im Kühlschrank kalt stellen.

4 Kurz vor dem Servieren die restlichen Heidelbeeren auf die Creme geben. Eventuell mit Zitronenmelisse garnieren.

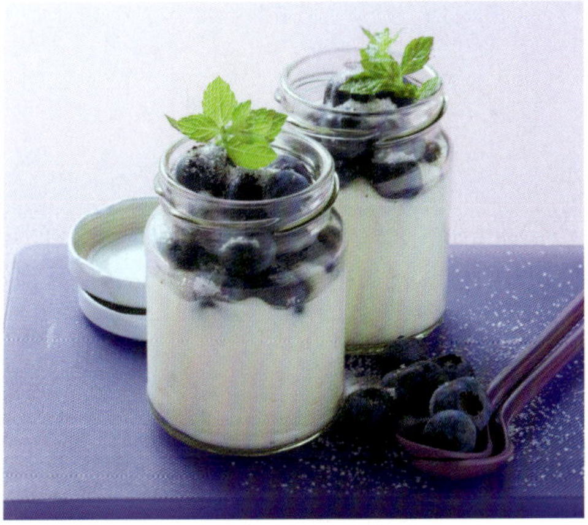

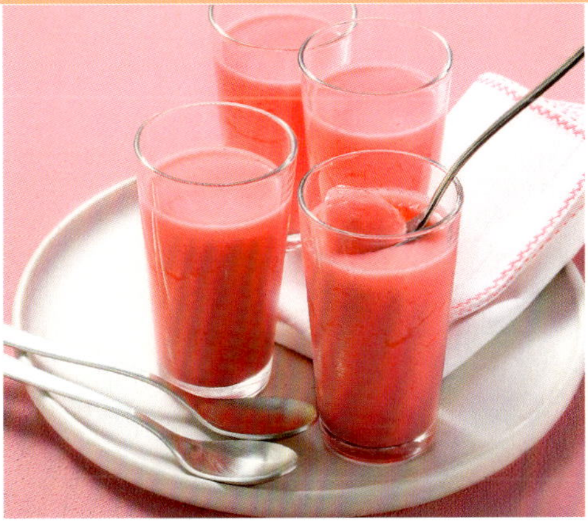

Buttermilchspeise

Eine Portion enthält: 3 g E | 1 g F | 10 g KH | 60 kcal | 252 kJ | 0 g BS | 1 anzurechnende BE

Für 4 Portionen:

1 Päckchen Götterspeise | 1 EL Zucker | 400 ml Buttermilch | flüssiger Süßstoff

1 Das Götterspeisepulver mit dem Zucker in einem kleinen Topf mischen. 100 ml Wasser zugeben und das Wasser bei mittlerer Hitze erwärmen, bis sich alles gelöst hat. Nicht kochen lassen.

2 Die Buttermilch mit einem Schneebesen unterrühren; nach Belieben mit flüssigem Süßstoff abschmecken. Die Buttermilchspeise in eine Schüssel füllen und zugedeckt im Kühlschrank erkalten lassen.

TIPP

Buttermilch ist eines der kalorienärmsten Milchprodukte: Sie enthält maximal 1 Prozent Fett; 100 ml liefern gerade einmal 35 Kalorien. Trotzdem versorgt sie unseren Körper mit vielen wertvollen Bestandteilen der Milch – allen voran Kalzium, Vitamin B_{12} und Eiweiß.

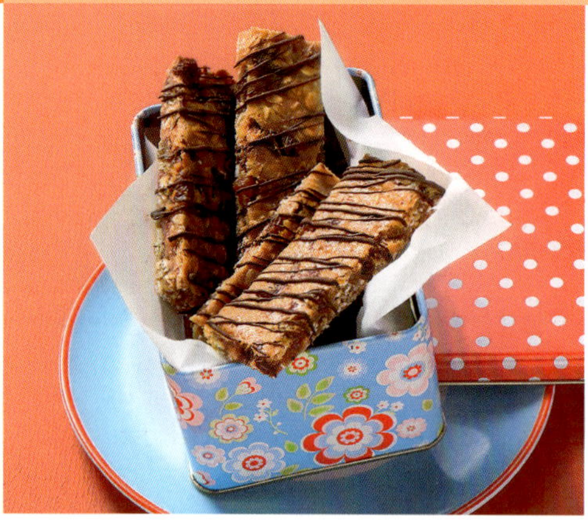

Müsli-Rosinen-Riegel

Ein Riegel enthält: 7 g E | 2 g F | 34 g KH | 186 kcal | 782 kJ | 5 g BS | 3 anzurechnende BE

Für 12 Stück:

200 g Magerquark | 50 g Zucker | 200 g Kirsch-Fruchtaufstrich | 100 g Mehl | 50 g Sojamehl, fettarm | 150 g Getreideflocken | 25 g Inulin | 25 g Molkepulver | 100 g Rosinen | 30 g dunkle Kuchenglasur

1 Backofen auf 180 °C vorheizen. Magerquark mit Zucker und Fruchtaufstrich verrühren. Mehl, Sojamehl, Getreideflocken, Inulin und Molkepulver dazugeben und unterrühren. Zum Schluss die Rosinen unter den Teig mischen.

2 Ein Backblech mit Backpapier belegen und den Teig darauf gleichmäßig zu einer Fläche von etwa 24 x 30 cm ausstreichen. Das gelingt am besten, indem Sie ein zweites Backpapier obenauf legen.

3 Im heißen Backofen 25–30 Minuten backen. Aus dem Ofen holen und noch heiß in 12 Riegel schneiden. Abkühlen lassen.

4 Die Kuchenglasur nach Packungsanweisung im heißen Wasserbad auflösen. Dünne Streifen flüssige Schokolade über die Riegel träufeln. Die Schokoglasur trocknen lassen und die Riegel in einer gut schließenden Dose aufbewahren.

TIPP

Lust auf einen neuen Geschmack? Dann verwenden Sie doch einfach verschiedene Sorten Fruchtaufstrich und geben statt der Rosinen auch einmal klein geschnittene, getrocknete Aprikosen, Pflaumen, Äpfel oder Birnen dazu.

Erdnuss-Frischkäse-Riegel

Ein Riegel enthält: 9 g E | 7 g F | 2 g KH | 110 kcal | 459 kJ | 4 g BS | 0 anzurechnende BE

Für 18 Stück:

100 g Sojamehl, fettarm | 100 g geschrotete Leinsamen | 1 TL Backpulver | 3 Eiweiß | 150 g Erdnussbutter | 200 g Frischkäsezubereitung (Magerstufe) | 1 ½ TL flüssiger Süßstoff | 50 g Kürbiskerne

1 Backofen auf 180 °C vorheizen. Sojamehl, geschrotete Leinsamen und Backpulver in

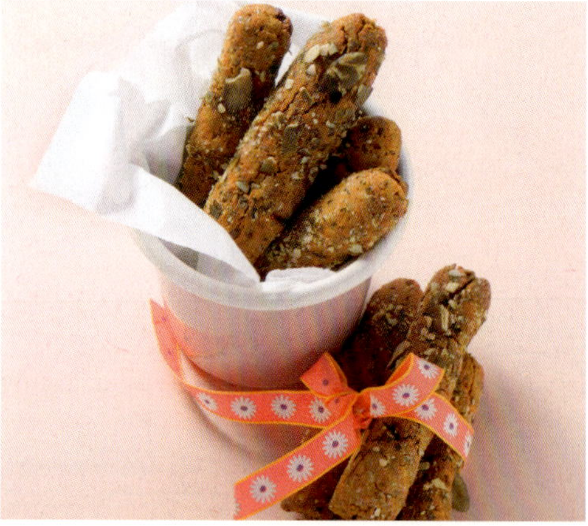

einer Schüssel verrühren. Eiweiß, Erdnussbutter, Frischkäse und flüssigen Süßstoff zugeben und unterarbeiten. Wenn der Teig zu feucht ist, noch etwas mehr Sojamehl unterrühren; ist er zu trocken, 1–2 EL Wasser unterkneten. Kürbiskerne grob hacken.

2 Die Hände mit etwas Sojamehl bestäuben und aus dem Teig daumendicke, etwa 10 cm lange Röllchen formen. In den gehackten Kürbiskernen wenden und auf ein mit Backpapier belegtes Blech legen.

3 Im heißen Backofen 10–20 Minuten backen. Nach 10 Minuten ist der Riegel innen noch weich, bei 20 Minuten Backzeit gerät er knuspriger.

Himbeer-Trinkmüsli

Eine Portion enthält: 11 g E | 5 g F | 20 g KH | 182 kcal | 760 kJ | 9 g BS | 1,5 anzurechnende BE

Für 2 Portionen:

150 g tiefgefrorene Himbeeren | 400 ml Buttermilch | 2 EL geschroteter Leinsamen | 2 EL Molkepulver | 2 EL Haferflocken | flüssiger Süßstoff

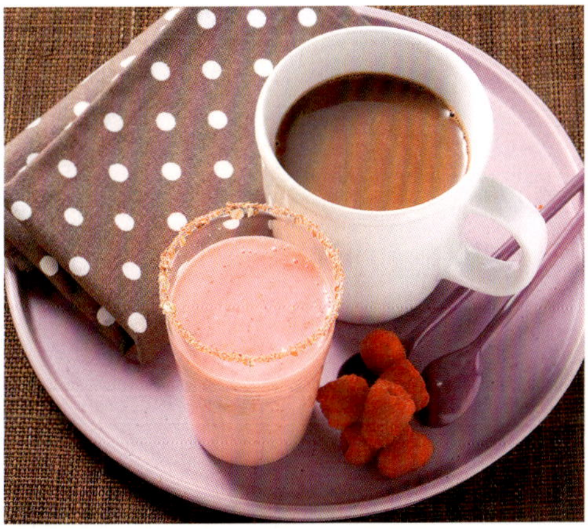

1 Himbeeren etwas antauen lassen und in der Buttermilch pürieren. Leinsamen, Molkepulver und Haferflocken zugeben und nach Geschmack mit Süßstoff abschmecken.

TIPP

Durch die gefrorenen Früchte ist das Getränk schön kühl. In einer Thermoskanne bleibt das auch für die nächsten Stunden so.

Heiße Schokolade

Ein Becher enthält: 10 g E | 4 g F | 14 g KH | 143 kcal | 602 kJ | 4 g BS | 1 anzurechnende BE

Für 2 Becher:

4 TL Kakaopulver | 2 TL Inulin | 2 TL Molkepulver | 1 TL Zucker | ½ l fettarme Milch (1,5 %) | flüssiger Süßstoff

1 Kakaopulver, Inulin, Molkepulver und Zucker in einem kleinen Topf verrühren. Die Milch zugießen und erhitzen; dabei ab und zu umrühren. Mit flüssigem Süßstoff abschmecken und in Tassen füllen.

TIPP

- Der cremige Schokodrink stillt das Verlangen nach Süßem und sättigt dabei gut. Es lohnt, den Trockenmix aus Kakao, Inulin, Molke und Zucker in größeren Mengen vorzubereiten. Wählen Sie statt eines Teelöffels eine Tasse als Maß und heben Sie das angemischte Pulver in einem Twist-off-Glas auf.
- Wer mag, gibt zusätzlich eine Messerspitze Vanillemark in die Schokolade.

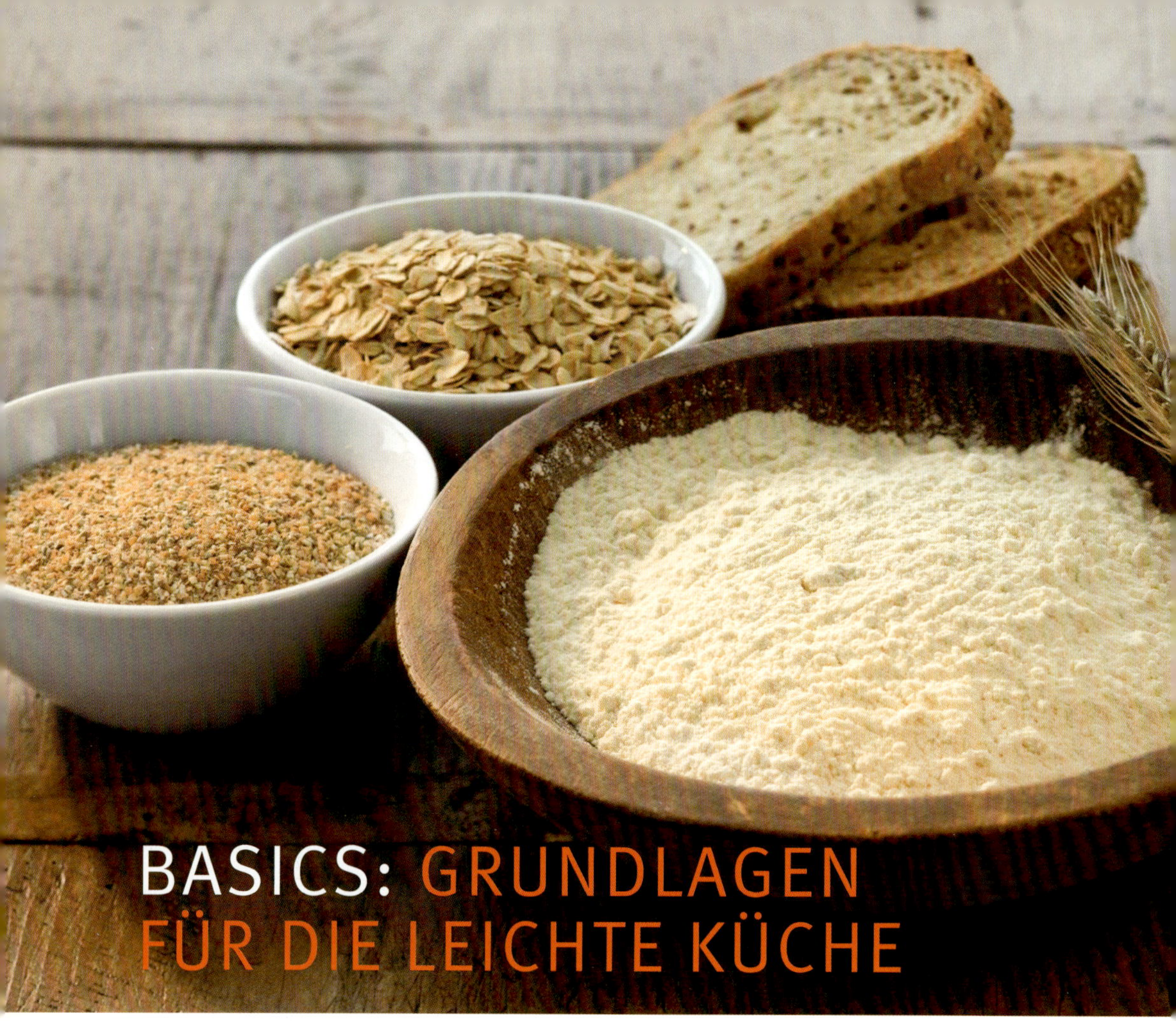

BASICS: GRUNDLAGEN FÜR DIE LEICHTE KÜCHE

Wer figurfreundlicher essen möchte, braucht eine Handvoll praktischer Rezepte, die im Küchenalltag gesunde Grundlagen schaffen und bei aller Nützlichkeit natürlich toll schmecken.

AUF DEN NÄCHSTEN SEITEN finden Sie einige Grundrezepte, die Sie für die Gerichte in diesem Buch immer wieder brauchen. Sie lassen sich aber auch gut in Ihre eigenen Kochgewohnheiten integrieren und helfen Ihnen dabei, schnelle und gesunde Mahlzeiten auf den Tisch zu bringen. Eine selbst bereitete Müslimischung wird mit fettarmer Milch zum gesunden Frühstück, die verschiedenen Grundsaucen erleichtern das Kochen und Ihre Salate geraten mit fett- oder kohlenhydratfreier Salatsauce zum kalorienarmen Genuss. Und die supercremige, dabei aber trotzdem ballaststoffreiche Quarkcreme eignet sich für süße und herzhafte Gerichte und nützt allen, die eiweißbetont essen wollen.

Leinsamenmischbrot

1 Portion (60 g) enthält: 2 g E | 1 g F | 12 g KH | 67 kcal | 281 kJ | 4 g BS | 1 anzurechnende BE

Für 30 Scheiben:

250 g Weizenvollkornmehl | 200 g Roggenmehl Type 997 | 2 TL Salz | 2 TL Zucker | 50 g Inulin | 50 g Leinsamen | 1 Päckchen Trockensauerteig (100 g) | 1 Päckchen Trockenhefe

1 Beide Mehlsorten, Salz, Zucker, Inulin, Leinsamen, Sauerteig und Trockenhefe in einer großen Schüssel mischen. 450 ml lauwarmes Wasser zugießen und mit den Knethaken des Handrührers zu einem glatten Teig verkneten. Abgedeckt an einem warmen Ort etwa 1 Stunde gehen lassen, bis sich das Volumen verdoppelt hat.

2 Den Teig auf einer bemehlten Arbeitsplatte mit den Händen nochmals kräftig durchkneten. Einen ovalen Laib formen und in eine große Brotbackform (40 cm Länge) legen. Das Brot abgedeckt noch einmal 30 Minuten gehen lassen.

3 Den Backofen auf 220 °C vorheizen. Ein ofenfestes, mit Wasser gefülltes Schälchen auf den Backofenboden stellen und das Brot auf der mittleren Einschubleiste 10 Minuten backen. Die Temperatur auf 200 °C zurückschalten und das Brot in weiteren 35–45 Minuten fertig backen.

4 Das Brot in der Form abkühlen lassen. Eventuell in Scheiben schneiden und portionsweise einfrieren.

TIPP

- Sie können anstelle des großen Laibes aus dem Teig auch zwei Brote formen und diese in zwei kleinen handelsüblichen Kastenformen (20 cm Länge) backen.
- Wenn Sie das Brot nicht im Ofen, sondern in einem Brotbackautomaten backen, füllen Sie zuerst das Wasser ein, darauf folgen Mehl, Salz, Zucker, Inulin und Leinsamen. Als Letztes streuen Sie dann den Sauerteig und die Hefe darüber.
- Falls Ihr Backautomat nur kleine Brote backen kann, halbieren Sie ganz einfach die Zutatenmenge.
- Bei fertigen Brotmischungen fügen Sie für eine Extraportion Ballaststoffe 3–4 EL Inulin und 2–3 EL Wasser hinzu.

BROT-IDEEN

Vorschläge für 100-Kalorien-Brote

1 Scheibe Brot mit

- 1 EL Magerquark oder körnigem Frischkäse und 1 TL Konfitüre
- 1 TL Halbfettbutter oder -margarine und 1 TL Konfitüre
- 1 EL körnigem Frischkäse, etwas Kakaopulver und 1 TL Mandelblättchen
- ½ TL Senf, Gurkenscheiben und 25 g Harzer Käse
- 2–3 TL vegetarischem Brotaufstrich und Sprossen
- 1 TL Halbfettbutter oder -margarine und 1 Scheibe Aufschnitt (unter 3 % Fett)
- 1 Portion Kräuterquarkcreme oder süßer Quarkcreme (siehe Seite 209)

Basic-Müsli

Eine Portion (ohne Milch und Früchte) enthält: 8 g E | 6 g F | 23 g KH | 189 kcal | 791 kJ | 11 g BS | 2 anzurechnende BE

Für 2 Portionen:

700 g gemischte Getreideflocken (Hafer-, Gerste-, Weizen-, Dinkel- oder Mehrkorn-Flocken) | 150 g Weizenkleie | 100 g geschroteter Leinsamen | 50 g Inulin | 100 g geröstete Sojakerne | 50 g Haselnüsse

1 Getreideflocken mit Weizenkleie, Leinsamen und Inulin mischen. Sojakerne und Haselnüsse grob hacken und untermischen.

2 Das Müsli gut verschlossen und dunkel lagern, damit die Nährstoffe nicht verloren gehen und Nüsse und Samen nicht ranzig werden.

3 Für die Zubereitung eine Portion Müsli mit etwas Wasser vermengen und kurz einweichen oder abgedeckt über Nacht in den Kühlschrank stellen. Mit frischen Früchten der Saison, fettarmer Milch oder Joghurt (am besten eine probiotische Sorte) servieren.

TIPP

Reines Augenmaß kann auf Dauer trügen. Nur zu leicht schleichen sich beim Abmessen »Pi mal Daumen« mit der Zeit immer größere Portionen ein. Wiegen Sie daher je nach Kalorienbedarf und Hunger die gewünschte Menge Müsli einmal genau ab. Haben Sie Ihre ideale Portionsgröße festgelegt, suchen Sie sich ein Schälchen, in das die gewünschte Menge genau hineinpasst – das ist zukünftig Ihr »Meßbecher«. So müssen Sie nicht immer abwiegen.

Körner auf Vorrat

Eine Portion enthält: 6 g E | 1 g F | 30 g KH | 157 kcal | 655 kJ | 5 g BS | 2,5 anzurechnende BE

Für 10 Portionen:

500 g Weizenkörner | Salz

1 Die Weizenkörner in einem großen Topf mit 1,5 l Wasser bedecken und über Nacht quellen lassen.

2 Die Körner aufkochen, leicht salzen und bei geschlossenem Deckel und milder Hitze 60 Minuten garen.

3 Schraubgläser mit kochendem Wasser ausspülen und die Weizenkörner mit der Kochflüssigkeit hineinfüllen. Die Gläser fest zuschrauben und abkühlen lassen.

TIPP

Das fertige Getreide lässt sich einfrieren oder im Kühlschrank aufheben. Solange das Vakuum in den Gläsern erhalten bleibt, bleiben die

GAR- UND QUELLZEITEN

Sorte	Einweichen	Garzeit
Buchweizen	nicht nötig	20 Minuten
Dinkel	8 Stunden	50 Minuten
Gerste	6 Stunden	40 Minuten
Grünkern	2 Stunden	40 Minuten
Hafer	nicht nötig	30 Minuten
Hirse	nicht nötig	12 Minuten
Quinoa	nicht nötig	15 Minuten
Weizen	8 Stunden	60 Minuten

Körner dort etwa 2 Wochen frisch. Körner aus angebrochenen Gläsern innerhalb von 2–3 Tagen verbrauchen. 1–2 EL über den Salat gestreut oder ins Gemüse gemischt halten den Blutzucker über Stunden stabil.

Kräuterquarkcreme

Eine Portion (bei 4 Portionen) enthält:
9 g E | 0 g F | 3 g KH | 51 kcal | 216 kJ | 1 g BS | 0 anzurechnende BE

Für 2–4 Portionen:
250 g Magerquark | 1 TL Inulin | 3–4 EL Mineralwasser mit Kohlensäure | 1 Bund gemischte Kräuter nach Geschmack (z. B. Petersilie, Schnittlauch, Kerbel) | Salz, Pfeffer | flüssiger Süßstoff

1 Den Quark mit Inulin und Mineralwasser cremig rühren.
2 Die Kräuter waschen, trockentupfen, fein schneiden und unter den Quark heben. Mit Salz, Pfeffer und nach Belieben mit einem Spritzer flüssigem Süßstoff abschmecken.

TIPP
Dieser fettfreie Kräuterquark macht sich auf Vollkornbrötchen ebenso gut wie zu Pell- oder Backkartoffeln, als Dip zu Gemüsesticks oder als Beigabe zu gegrilltem mageren Fleisch und Fisch. Abwandlungen mit Kümmel, Cayennepfeffer, Senf, Knoblauch, Zwiebeln, Gurken-, Radieschen- oder fein geraspelten Möhrenstreifen bringen Farbe auf den Tisch und sorgen dafür, dass sich die Geschmacksknospen nicht langweilen.

Süße Quarkcreme

Eine Portion (bei 4 Portionen) enthält:
9 g E | 0 g F | 3 g KH | 49 kcal | 205 kJ | 1 g BS | 0 anzurechnende BE

Für 2–4 Portionen:
250 g Magerquark | 1 TL Inulin | 3–4 EL Mineralwasser mit Kohlensäure | flüssiger Süßstoff | 1 gestrichener TL Zimt

1 Den Quark mit Inulin und Mineralwasser cremig rühren.
2 Mit flüssigem Süßstoff abschmecken und den Zimt unterrühren.

TIPP
- Mit dieser Quarkcreme bereiten Sie im Handumdrehen proteinreiche und fettarme Desserts zu. Es muss ja nicht immer nur Zimt sein; versuchen Sie es ruhig auch einmal mit Vanille oder Kakaopulver – oder schmecken Sie die Creme mit Zitronensaft ab.
- Für einen fruchtigen Nachtisch schichten Sie die Quarkcreme mit Apfelmus oder frischen Früchten in hohe Gläser oder servieren sie – eventuell mit etwas mehr Flüssigkeit angerührt – zu Obstsalat und Fruchtgrütze.
- Auch gut: verwenden Sie den süßen Quark als fettfreien Brotaufstrich unter Konfitüre.
- Quark mit Inulin anzurühren hat gleich mehrere Vorteile: Die Mischung gerät erheblich cremiger, schmeckt fast, als sei der Magerquark mit Sahne angerührt. Außerdem sorgen die löslichen Ballaststoffe aus dem Inulin dafür, dass die Nährstoffe langsamer aufgenommen werden. Sie fühlen sich viel länger satt.

Klare fettfreie Salatsauce

Eine Portion enthält: 1 g E | 0 g F | 2 g KH | 13 kcal | 54 kJ | 0 g BS | 0 anzurechnende BE

Für 2–4 Portionen

1 Zwiebel | 1 Knoblauchzehe | 400 ml Gemüsebrühe oder -fond | 2 TL Stärkemehl | 3–4 EL Essig | 1 EL Tomatenmark | Salz, Pfeffer | flüssiger Süßstoff

1 Zwiebel und Knoblauch abziehen und fein würfeln. Gemüsebrühe beziehungsweise -fond und Zwiebelwürfelchen aufkochen.

2 Stärke mit wenig Wasser glatt rühren, in die Brühe einrühren und einmal aufkochen.

3 Die Brühe abkühlen lassen und mit Essig, Tomatenmark, Salz, Pfeffer und etwas flüssigem Süßstoff abschmecken.

4 Die Sauce in ein Glas mit Schraubdeckel füllen; sie hält im Kühlschrank etwa 1 Woche. Vor dem Servieren gut schütteln.

TIPP

Verwenden Sie statt Tomatenmark zur Abwechslung einmal Paprikamark, Senf oder Meerrettich. Auch verschiedene Sorten Essig, Zitronen- oder Limettensaft verleihen dem Dressing jedes Mal eine andere Geschmacksnote. Frische Kräuter, Kapern oder getrocknete Tomaten (Öl gründlich abtropfen lassen) sind eine ideale Ergänzung für diese Salatsauce. Fügen Sie diese Zutaten aber immer erst kurz vor dem Servieren zu, anderenfalls wäre die Sauce weniger lange haltbar.

Kohlenhydratfreie Salatsauce

Eine Portion enthält: 1 g E | 1 g F | 0 g KH | 14 kcal | 58 kJ | 0 g BS | 0 anzurechnende BE

Für 2–4 Portionen

150 g Seidentofu (oder Sojacreme) | 150 ml Selleriesaft (Reformhaus) | 2 TL Kräuter der Provence (getrocknet) | Salz, Pfeffer | flüssiger Süßstoff

1 Seidentofu beziehungsweise Sojacreme, Selleriesaft und Kräuter der Provence in einen hohen Becher mit einem Schneebesen verquirlen oder in einem Schüttelbecher gut aufmixen. Mit Salz, Pfeffer und ein wenig flüssigem Süßstoff abschmecken.

2 Salatsauce in ein Glas mit Schraubdeckel füllen und im Kühlschrank aufbewahren. Die Sauce hält sich etwa 1 Woche frisch. Vor dem Servieren jeweils einmal gut aufschütteln.

TIPP

Ein paar Tomaten, Gurken, Paprikastreifen – im Nu haben Sie einen Salat zubereitet, sofern Sie eine fertige Sauce zur Hand haben. Dieses cremige Dressing ist eine leckere Abwechslung für alle, die sonst gern joghurt -, quark- oder mayonnaisehaltige Saucen verwenden und beim Salat Kalorien sparen möchten. Es gelingt jedoch nur mit Seidentofu, normaler Tofu ist zu fest und wird beim Pürieren krümelig. Variieren Sie die Kräuter und probieren Sie statt Selleriesaft Möhren-, Tomaten- oder gemischten Gemüsesaft.

Gemüseleichte Sauce

Eine Portion enthält: 3 g E | 2 g F | 4 g KH | 47 kcal | 195 kJ | 4 g BS | 0 anzurechnende BE

Für 2 Portionen:

400 g Blumenkohl | 1 kleine Zwiebel | 1 TL Rapsöl | ⅛ l Gemüsebrühe oder -fond | Salz, Pfeffer, Currypulver

1 Blumenkohl putzen und die Röschen abschneiden. Zwiebel abziehen und würfeln.

2 Rapsöl erhitzen; Zwiebeln darin glasig dünsten. Blumenkohl und 6–8 EL Gemüsebrühe oder -fond zugeben. Blumenkohl bei geschlossenem Deckel etwa 15 Minuten weich garen.

3 Die Sauce mit dem Schneidstab pürieren, dabei eventuell noch etwas Brühe zugeben.

4 Mit Salz, Pfeffer und Currypulver abschmecken.

TIPP

- Diese fettarme Sauce passt zu Getreide- und Nudelgerichten, zu Geflügel und Fisch. Anstelle von Blumenkohl eignen sich auch Kohlrabi, Möhren, Brokkoli oder Paprikaschoten. Eine Zwiebel, eventuell auch einmal eine Knoblauchzehe sollte jedoch immer dabei sein. Sie können mit Kräutern experimentieren, etwa mit Schnittlauch, Basilikum, Thymian oder Rosmarin; auch Cayennepfeffer, Tabasco, gemahlener Kümmel, Paprikapulver oder Kurkuma bringen Abwechslung.
- Soll die Sauce besonders cremig sein, streichen Sie sie durch ein Sieb und mixen sie kurz vor dem Servieren mit dem Schneidstab auf.

Helle Grundsauce

Eine Portion enthält: 3 g E | 3 g F | 8 g KH | 78 kcal | 326 kJ | 2 g BS | 1 anzurechnende BE

Für 2–4 Portionen

2 TL Rapsöl | 1 EL Mehl | 1 TL Inulin | 100 ml fettarme Milch (1,5 % Fett) | 150 ml Gemüsebrühe oder -fond | Salz, Pfeffer

1 Das Rapsöl erhitzen. Mehl mit Inulin mischen. Die Mischung mit dem Schneebesen ins heiße Öl rühren; anschwitzen.

2 Milch zugeben und unter ständigem Rühren einmal aufkochen lassen. Gemüsebrühe beziehungsweise -fond zugeben, wieder gut unterrühren und erneut aufkochen. Dabei immer wieder gut rühren, damit sich keine Klümpchen bilden.

3 Die Sauce bei milder Hitze ohne Deckel 5–10 Minuten kochen lassen. Mit Salz und Pfeffer würzen.

TIPP

Fertigsaucen sind oft echte Kalorienbomben. Aus dieser schlanken Variante zaubern Sie mit wenigen Handgriffen viele eigene Lieblingsrezepte. Abgeschmeckt mit Senf und Schnittlauch, passt sie besonders gut zu gedünstetem Fisch und gekochten Eiern. Mit einer Prise Currypulver ergänzt sie Geflügel perfekt. Mit Tomatenmark, Kapern und Basilikum macht sie aus Nudeln eine leckere Mahlzeit. Als cremige Ergänzung für feines Gemüse schmecken Sie die Sauce mit geriebener Muskatnuss und etwas Zitronensaft ab.

UND WAS KOMMT JETZT?

Sie wissen endlich, warum Ihre Waage immer mehr anzeigt? Gut. Sie haben Ihren Code gefunden und begonnen, Ihr Leben zu verändern? Wunderbar! Freuen Sie sich auf eine beschwingte Zukunft.

SICHER HABEN SIE es bemerkt: Beim Schlankheitscode geht es nicht ums Abnehmen allein, sondern um mehr. Um ein gutes Leben, um den Zugang zu den eigenen Gefühlen, um die Balance von Körper und Seele, um Entspannung, vielleicht sogar um so etwas wie Lebensglück. Aber wie kriegen Sie es hin, die Freude am neuen Lebensstil auf Dauer zu genießen? Wie halten Sie die Kalorien im Griff, schaffen es, sich gegen überbordenden Stress abzuschirmen und immer wieder den Kurs zu korrigieren, wenn der Alltag es erfordert?

Anfangs hilft vor allem die Freude am Erfolg: Wieder ein Kilo weg, hurra. Die alten Hosen schlottern, die Taille kommt zum Vorschein – ein tolles Gefühl, schöner als Fliegen. Aber wann ist es genug? Wann beginnt das Leben nach dem Abnehmen? Am besten schauen Sie sich noch einmal an, was Sie eigentlich erreichen wollten (siehe Seite 137).

• Das Wohlfühlgewicht

Sie haben langsam und kontinuierlich abgenommen, aber jetzt tut sich seit Wochen nichts mehr auf der Waage? Hält eine solche Plateauphase über mehr als einen oder zwei Monate an, obwohl Sie Ihrem Schlankheits-Code brav folgen, ist es Zeit, Bilanz zu ziehen. Möchten Sie Ihre Kalorienmenge noch einmal reduzieren – sagen wir um 100 oder 200 Kalorien? Oder wollen Sie Ihr Bewegungsprogramm weiter ausdehnen? Falls nur noch wenige Pfunde zur anfangs festgelegten Kilogrenze fehlen, könnte es sein, dass Sie Ihr Ziel bereits erreicht haben, ohne es zu bemerken. Dann täuscht die Zahl auf der Waage und Sie haben mehr Fettpolster verloren und eine viel bessere Figur, als Sie denken. Weil Sie reichlich Muskeln aufgebaut haben, die mehr wiegen als Fett. Das können Sie vor allem an der Kleidergröße überprüfen. Gönnen Sie sich eine Shoppingtour. Probieren Sie Outfits in Ihrer Zielgröße, um zu sehen, wie gut Sie bereits hineinpassen. Grämen Sie sich nicht, wenn zur absoluten Traumfigur noch ein paar Zentimeter fehlen. Vielleicht sind Sie zwar noch nicht ganz so schmal wie Ihre dünnste Freundin oder die Modells auf den Modeseiten der Zeitschriften, aber trotzdem bei Ihrem persönlichen Wohlfühlgewicht angelangt. Ob Sie so weit sind, erkennen Sie daran, dass Sie es ohne extreme zusätzliche Anstrengungen schaffen, das neue Gewicht über längere Zeit zu halten.

Auch wenn Sie denken »Ich möchte noch viel dünner sein«: Freuen Sie sich erst einmal am Erreichten, stellen Sie sich vor den Spiegel und sagen Sie sich mit einem großen herzlichen Lächeln: »Gut gemacht. Bravo!« Nehmen Sie sich die Zeit, noch einmal die zu weit gewordenen alten Kleider anzuprobieren. So sehen Sie deutlich, was Sie erreicht haben. Zögern Sie auch nicht, sich bei Ihrem Code-Begleiter, bei Freunden und Familienmitgliedern die Komplimente abzuholen, die Ihnen jetzt zustehen. Und genießen Sie Ihr gewachsenes Selbstbewusstsein. Neue Studien zeigen, dass nicht nur eine Änderung des Verhaltens zum Erfolg führt. Auch eine gesunde Einstellung zu sich selbst sichert das Gelingen.

● Denken wie die Dünnen

»Ziel erreicht, jetzt lehne ich mich erst einmal zurück und esse mich wieder mal richtig satt.« Wer so denkt, läuft schnell in die Jo-Jo-Falle. Denn auch Leute, von denen man glauben könnte, sie seien von Natur aus mühelos

ANDERS DENKEN, POSITIV REAGIEREN

Vier Verhaltensmuster, die den Langzeiterfolg gefährden können:

• Schwarz-Weiß-Denken

»Entweder ich bin auf Diät oder ich esse jede Menge. Entweder ich bin Sieger oder Versager.« Das Denken in solchen Extremen hilft im Alltag nicht weiter. Denn die Wahrheit liegt wie so oft im Leben in der Mitte und die Herausforderung im Kompromiss.

• Überbordender Optimismus

Wer sich die Zukunft allzu rosig ausmalt und sagt: »Jetzt habe ich abgenommen, jetzt bleibe ich für immer schlank«, nimmt wahrscheinlich schneller wieder zu als jemand, der trotz des erreichten Ziels auf der Hut bleibt. Konzentrieren Sie sich auf einen gesunden Lebensstil und machen Sie sich darauf gefasst, dass die Waage immer mal wieder unwillkommene Pfunde anzeigt, wenn Sie zu viel gegessen haben oder sich nicht genug bewegen.

• Schwarzmalerei

»Ich habe es noch nie geschafft, mein Gewicht auf Dauer zu halten, deshalb werde ich es sicher auch diesmal nicht hinkriegen.« So eine Denkweise ist zwar weit verbreitet, aber nicht logisch. Warum soll es denn diesmal nicht klappen? Schließlich haben Sie mit dem Schlankheits-Code einen neuen, wissenschaftlich fundierten Weg beschritten.

• Selbstbestrafung

»Jetzt habe ich doch etwas gegessen, was ich nicht wollte. Deshalb gibt es morgen kein Frühstück und der Kinobesuch am Abend fällt auch flach.« Solche Bußübungen bringen nichts, sie kratzen nur am Selbstwertgefühl. Verzeihen Sie sich Fehltritte lieber ganz nach dem Motto: »Heute habe ich keine Glanzleistung abgeliefert, aber dafür klappt es morgen bestimmt wieder besser.« Wichtiger als harsche Kritik: Feiern Sie Ihre Erfolge und loben Sie sich weiterhin für jeden Fortschritt.

schlank, essen in Wahrheit nicht so viel, wie sie wollen. Meist steigen sie regelmäßig auf die Waage und bemessen ihre Portionen sofort etwas kleiner, wenn sie sehen, dass sie zugenommen haben. Wer von sich sagt, er habe gar keine Waage, kontrolliert sich meist auf andere Art. Er besitzt vielleicht eine eng sitzende Lieblingshose oder einen Gürtel, der ihm rechtzeitig signalisiert, wenn die Taille in Gefahr gerät. Hinter dem Geheimnis der schlanken Linie steckt selten eine günstige Veranlagung. Fast immer ist es die stetige kleine Korrektur, die Normalgewichtige im Alltag vornehmen – oft ohne groß darüber nachzudenken. Viele schlanke Frauen pflegen darüber hinaus ganz bewusst einen figurfreundlichen Lebensstil, indem sie viel Obst und Gemüse essen und gewohnheitsgemäß an Fett sparen.

DENKZETTEL

Wir alle haben Schwächen, die uns immer wieder Fallen stellen. Manchmal ist unser Gehirn einfach ein bisschen schwer von Begriff. Gut sichtbare Gedankenstützen helfen die Stolpersteine zu überwinden. Wer beispielsweise regelmäßig Wichtigeres zu tun hat als Sport zu treiben, schreibt in großen Lettern »Keine Ausrede gilt: Ich gehe zum Sport« auf ein paar Briefkarten und deponiert sie gut sichtbar dort, wo er oft hinschauen muss. Geraten Sie bei jedem kleinen Magenknurren in Panik und suchen sofort nach Essbarem, schreiben Sie vielleicht: »Okay, ich habe Hunger. Das ist keine Tragödie – nur ein biologisches Signal.«

• Der Weg ist das Ziel

Auch wenn Ihnen nach Wochen, Monaten oder gar Jahren die »schlanken« Gewohnheiten wie selbstverständlich in Fleisch und Blut übergegangen sind: Bleiben Sie aufmerksam. Steigen Sie weiterhin regelmäßig mindestens einmal pro Woche auf die Waage. Spätestens wenn das erreichte Gewicht um zwei oder drei Kilo nach oben schnellt, sollten Sie überprüfen, woran es liegt, und gleich etwas dagegen tun. Am besten lesen Sie dann all Ihre Schlankheits-Codes noch einmal durch und schauen nach, wo sich Dickmacher eingestellt haben.

Wer seinen Erfolg konservieren und sein Gewicht halten möchte, tut gut daran, nie stehen zu bleiben. Aus China stammt ein jahrtausendealter Gedanke: Der Weg ist das Ziel. Der wichtigste Wahlspruch der frühen Taoisten (Tao = Weg und Ziel) lautete: »Mein Leben liegt in meinen Händen, nicht in den Händen des Himmels.« Klingt ziemlich modern, oder? Die Anhänger dieser Philosophie glaubten, dass es möglich ist, den eigenen Körper zu verändern, wenn es gelingt, die eigenen Gedanken zu korrigieren. Forscher, die sich mit den Wechselwirkungen von Körper und Psyche beschäftigen, geben den Alten Recht. Unser Körper ist Ausdruck der inneren Befindlichkeit. Umgekehrt beeinflusst unser Denken und Fühlen die Funktionen des Stoffwechsels. Das ist keine Sache des Glaubens, sondern handfeste Tatsache. Verfolgen Wissenschaftler den Weg der Nervenbotenstoffe, die zwischen Gehirn und Fettpolster hin- und herschwirren, zeigt sich: Der Kopf kann das Körpergewicht perfekt einstellen, wenn man ihm die Chance dazu gibt. Sicher braucht es etwas Geduld.

Doch sobald wir alte Gewohnheiten abstreifen und uns neuen Anforderungen stellen, werden alte Nervenverbindungen aufgelöst und neue gebahnt. Dieser wunderbare Anpassungsprozess hilft bei der Bewältigung jeder Veränderung – und natürlich auch dabei, das neue Gewicht zu halten und sich den gesunden Lebensstil zutiefst zu eigen zu machen.

- **Klar entscheiden und dabei bleiben**

Wer einmal einen festen Vorsatz gefasst hat und voll dahintersteht, dem fällt es mit jedem Tag leichter, dabei zu bleiben – ganz einfach weil das günstige Verhalten seinen Weg wie einen Trampelpfad im Kopf bahnt. Steht der Entschluss unverrückbar fest, wissen die grauen Zellen nach einiger Zeit, wo es langgehen soll und was von ihnen erwartet wird. Jedes Mal, wenn die gute Absicht wieder in die Tat umgesetzt wird, bildet sich das angenehm vertraute Gefühl der Gewohnheit stärker heraus. Wenn Sie beispielsweise seit zwei Monaten zweimal die Woche Sport treiben und täglich eine kleine Strecke laufen oder walken, hakt Ihr Gehirn gleich nach, wenn Sie das Programm plötzlich schleifen lassen. Haben Sie sich erst einmal ernsthaft auf den Wohlfühlweg begeben, können Sie bald nicht mehr ohne. Bleiben Sie deshalb konsequent. Diskutieren Sie nicht täglich mit sich selbst, ob Sie etwas Gesundes kochen wollen oder nicht. Tun Sie es einfach – ohne Wenn und Aber. Es macht unglücklich, eigene Entscheidungen ständig in Frage zu stellen. Sagen Sie laut zu sich: »Ich habe mich entschieden, das ist mein Weg«

- **Mehr Spaß durch neue Engagements**

Wenn sich nicht mehr alles um Essen und Trinken dreht, haben Sie Zeit für Dinge, die Spaß machen; am besten sind natürlich solche, bei denen Sie nicht essen können. Ein echter Gewinn für die Belohnungssysteme im Gehirn ist ein ehrenamtliches Engagement. Denn wer Gutes tut, wird mit angenehmen Gefühlen belohnt. Viele Organisationen wie die Grünen Damen in der stationären Krankenhauspflege, die Johanniter, das Rote Kreuz oder die Freiwillige Feuerwehr sind auf die Unterstützung ehrenamtlicher Helfer angewiesen. Egal, ob beim Katastrophenschutz, bei technischen Hilfeleistungen oder bei der Betreuung von Blutspendenden – engagierte Helfer werden überall gebraucht. Ein tolle Initiative sind auch so genannte Freiwilligenagenturen, bei denen Sie sich stundenweise zum Beispiel in Sozialeinrichtungen oder für Kinder engagieren können (siehe Adressen Seite 216 ff.).

SCHREIBEN SIE UNS

Nicht nur Wissen und Erfahrungen sind in dieses Buch eingeflossen, sondern auch eine Menge Gefühl. Jetzt treibt uns die Frage um, wie der Schlankheits-Code bei Ihnen ankommt. Wie ist es Ihnen ergangen? Mit welchen Schwierigkeiten mussten Sie kämpfen? Welche Codes haben Ihnen besonders gut geholfen? Und welche Tricks und Rezepte, die Ihnen genützt haben, stehen nicht in diesem Buch? Lassen Sie uns teilhaben. Schicken Sie uns entweder eine E-Mail unter info@schlankheits-code.de oder schreiben Sie uns (Adresse siehe Seite 224).
Alles Gute und viel Glück!

Bücher, die weiterhelfen

- Herpertz, S./Zwaan, de M./Zipfel, S.: **Essstörungen und Adipositas.** Springer Verlag, Berlin
- Hoeller-Zangenfeind, M.: **Stimme von Fuß bis Kopf.** Studienverlag, Innsbruck
- Spitzer, M.: **Lernen. Gehirnforschung und die Schule des Lebens.** Spektrum Akademischer Verlag, Berlin
- Storch, M./Cantieni, B./Hüther, G./Tschacher, W.: **Embodiment. Die Wechselwirkung von Körper und Psyche verstehen und nutzen.** Huber Verlag, Bern

Bücher aus dem GRÄFE UND UNZER VERLAG, München

- Aign, W./Elmadfa, Prof. Dr. I./Muskat, Prof. Dr. E./ Fritzsche, D.: **Die große GU Nährwert-Kalorien-Tabelle** Mit über 20.000 Nährwerten, allen wichtigen Vitaminen und Mineralstoffen sowie zahlreichen Sondertabellen für eine gesundheitsbewusste Ernährung.
- Grillparzer, M./Kittler, M./Wetzstein, C.: **33 Magische Suppen** Die magenfüllenden Rezepte aus diesem Kochbuch sind für alle Pfundstypen geeignet.
- Klever-Schubert, K./Endres, A./Schubert, A.: **Der große Klever Kalorien & Nährwerte** Fett, Kohlenhydrate, Eiweiß, Cholesterin und Ballaststoffe auf einen Blick.
- Grillparzer, M: **GLYX-Diät. Abnehmen mit Glücks-Gefühl** Viele weitere Rezeptideen für all diejenigen Pfundstypen, die vermehrt bei den nachhaltigen Gerichten zugreifen sollten.
- Trunz-Carlisi, E./Heßmann, G./Pape, Dr. med. D./ Schwarz, Dr. med. R./Gillessen, H.: **Schlank im Schlaf – Das Kochbuch** Alle Pfundstypen, die noch mehr eiweißbetonte Rezepte suchen, werden hier fündig.

Adressen & Links, die weiterhelfen

Informationen zu Adipositas/Übergewicht sowie Begleit- und Folgeerkrankungen

- **Deutsche Adipositas-Gesellschaft e. V.**
  Waldklausenweg 20, 81377 München,
  www.adipositas-gesellschaft.de

  Die Deutsche Adipositas-Gesellschaft e. V. ist eine Fachgesellschaft von Wissenschaftlern und therapeutisch tätigen Experten, die dem Krankheitsbild Adipositas besondere Aufmerksamkeit widmen. Auf der Internetseite der Gesellschaft finden Sie neben der Definition von Adipositas auch die Leitlinien zur Behandlung sowie Therapieeinrichtungen.

- **Deutsche Arbeitsgemeinschaft Selbsthilfegruppen e.V.**
  Friedrichstr. 28, 35392 Gießen,
  www.dag-selbsthilfegruppen.de

  Das Ziel der Arbeitsgemeinschaft ist es, Betroffene zur selbstbestimmten Mitarbeit in Selbsthilfegruppen anzuregen. Der Verein ist Träger vieler Kontaktstellen, vermittelt Interessierte in Selbsthilfegruppen und unterstützt die Gründung neuer Gruppen. Die Deutsche Arbeitsgemeinschaft Selbsthilfegruppen e. V. ist nach der Patientenbeteiligungsverordnung seit dem 01.01.2004 als Beratungsorganisation im Gemeinsamen Bundesausschuss beteiligt.

Informationen zur gesunden Ernährung

- **Verband der Diätassistenten – Deutscher Berufsverband e.V.**
  Susannastr. 13, 45136 Essen, www.vdd.de
- **Verband der Oekotrophologen e.V.**
  Reuterstr. 161, 53113 Bonn, www.vdoe.de

  Die Arbeitsgruppe Adipositas des VDD arbeitet mit den entsprechenden AGs des BDEM und des VDOE zusammen. Ziel des VDD/VDOE ist es, die Ernährungstherapie als einen wichtigen Bestandteil der Adipositastherapie inhaltlich zu gestalten und nach den sich rasant wandelnden Erkenntnissen zu überarbeiten sowie die Qualität der Beratung sowie die Qualifikation des Beraters sicherstellen.
  Wir empfehlen eine Ernährungsberatung nur bei Beratern dieser Berufsstände wahrzunehmen.
- **NEO institut für Ernährungsberatung GmbH**
  Nehringstr. 2, 61352 Bad Homburg, www.neo-institut.de

  In dem Konzept von Neo contours lernen Sie, wie Sie Ihren Stoffwechsel umstellen, abnehmen, sich gesund ernähren und sich wohl fühlen; die nachhaltige Gewichtsreduktion für Frauen und Männer jeden Alters.

Österreich und Schweiz

- **Österreichische Gesellschaft für Ernährung (ÖGE)**
  Zimmermanngasse 3, A-1090 Wien, www.oege.at
- **Schweizerische Gesellschaft für Ernährung?(SGE)**
  Schwarztorstr. 87, CH-3001 Bern, www.sge-ssn.ch

Informationen zum Thema Bewegung

- **M.O.B.I.L.I.S. Sportmedizinisches Schulungsprogramm Universität Freiburg, Med. Universitätsklinik**
  Abt. Rehabilitative u. Präventive Sportmedizin, Hugstetter Str. 55, 79106 Freiburg, www.mobilis-programm.de

  M.O.B.I.L.I.S. steht für »Multizentrisch organisierte bewegungsorientierte Initiative zur Lebensstiländerung in Selbstverantwortung«, ist ärztlich geleitet und wendet sich an Adipöse über 18 Jahren mit einem BMI von 30–40 kg/m^2 und mindestens einem zusätzlichen Risikofaktor (Zuckererkrankung, erhöhte Blutfettwerte, erhöhter Blutdruck, psychische Probleme, orthopädische Beschwerden). Die BARMER Ersatzkasse erstattet einen Großteil der Kosten dieses Programms.
- **Deutsche Gesellschaft zur Prävention und Rehabilitation von Herz-Kreislauf-Erkrankungen e.V.**
  Friedrich-Ebert-Ring 38, 56068 Koblenz, www.dgpr.de

  Die DGPR vereint unter ihren Landesorganisationen Bewegungstherapiegruppen zur Prävention und zur Rehabilitation von Herz-Kreislauf-Erkrankungen. Die klassische Therapiegruppe ist die Herzgruppe. Hier können auch übergewichtige/adipöse Menschen Bewegung erlernen oder sogar wieder zur sportlichen Betätigung finden, die bereits fortgeschrittene Erkrankungen des Herz-Kreislauf-Systems als Folge von Adipositas und Stoffwechselstörungen aufweisen.

Unterstützende Konzepte

Bewegung

- **Deutscher Olympischer Sportbund**
  Geschäftsbereich Sport pro Gesundheit, Otto-Fleck-Schneise 12, 60528 Frankfurt/M., www.sportprogesundheit.de

  Hier finden Sie Bewegungsangebote in Ihrer Nähe.
- **PREMIUM Personal Trainer Club**
  Milchborntalweg 21, 51429 Bergisch Gladbach, www.premium-personal-trainer.com

  Sie suchen einen Privattrainer, der ganz besonders Ihr individuelles Profil bei der Zusammenstellung Ihrer Bewegungskonzepte berücksichtigt? Auf dieser Homepage finden Sie den geeigneten Coach in Ihrer Nähe.

Akupunktur

- **Inauris e. V.**
  Esmarchstr. 26, 10407 Berlin, www.inauris.com/abnehmen

  Hier finden Sie verschiedene Informationen zur Akupunktur bei Erkrankungen, u. a. auch zum Einsatz bei Übergewicht. Auch eine Therapeutensuche ist möglich.

Hypnose

- **Milton Erickson Gesellschaft für Klinische Hypnose e.V.**
  Waisenhausstr. 55, 80637 München, www.meg-hypnose.de

  Auf der Internetseite dieser international anerkannten Organisation auf dem Gebiet der Psychotherapie finden Fachkräfte Fortbildungsangebote; Patienten können einen Therapeuten suchen.

Atemtherapie

- **Maria Höller-Zangenfeind**
  Feldmochinger Str. 36, 80992 München, www.atem-und-stimmlehre.de/index.html

  Hier können Sie Kursangebote und Lehrende finden, die zum Thema Atmen und Stimme ausbilden.

Biofeedback

- **Deutsche Gesellschaft für Biofeedback e. V.**
  Klinik Roseneck, Am Roseneck 6, 83209 Prien am Chiemsee, www.dgbfb.de

  Biofeedback ist ein wissenschaftlich fundiertes Verfahren der Verhaltensmedizin, mit dessen Hilfe normalerweise unbewusst ablaufende psychophysiologische Prozesse durch Rückmeldung (Feedback) wahrnehmbar gemacht werden.

Ehrenamtliches Engagement

- **bagfa Bundesarbeitsgemeinschaft der Freiwilligenagenturen e. V.,**
  Torstr. 231, 10115 Berlin, www.bagfa.de

  Als Zusammenschluss kommunaler und regionaler Freiwilligenagenturen agiert die bagfa als bundesweites Netzwerk und unabhängige Interessenvereinigung der Freiwilligeneinrichtungen.

Weitere Informationen

- **Institut für Klinische Pharmakologie**
  Medizinische Fakultät der TU Dresden, Fiedlerstr. 27, 01307 Dresden, www.arzneimittelberatungsdienst.de

  Unabhängige Arzneimittelberatung

- **Pro Ges Food GmbH**
  Ringstr. 1, 55425 Waldalgesheim, www.proges-food.de

  Hier können Sie Inulin und andere ballaststoffreiche Lebensmittel erhalten.

Internetadressen

- **www.patienten-information.de**

  Das Ärztliche Zentrum für Qualität in der Medizin (AZQ) ist eine gemeinsame Einrichtung der Bundesärztekammer (BÄK) und der Kassenärztlichen Bundesvereinigung (KBV). Auf dieser Seite finden Sie Informationen zu vielen Erkrankungen, deren Ursachen und Behandlungsstrategien. Auf der übersichtlichen Seite können Sie sich tiefgreifend informieren.

- **www.adipositas-online.de**

  Diese Seite ist ein Informationsangebot des gemeinnützigen Vereins Hungrig-Online e. V., Erlangen.
  Die Inhalte werden von einer Gruppe von Forschern aus verschiedenen europäischen Ländern erstellt. Wissenschaftlicher Leiter ist der auf dem Gebiet der Adipositas renommierte Prof. Dr. med. Johannes Hebebrand (Oberarzt an der Klinik für Psychiatrie und Psychotherapie des Kinder- und Jugendalters der Philipps Universität Marburg); die Seite bietet viele weitere informative Links.

- **www.adipositas-portal.de**

  Eine Seite von Betroffenen für Betroffene.

- **www.psychotherapiesuche.de/index.html**

  Psychotherapie-Informationsdienst: Die Seite ist ein Service der Deutschen Psychologen Akademie. Hier ist eine Suche von Psychotherapeuten sowohl per PLZ und Ort als auch nach Behandlungsmethode möglich.

- **www.kbv.de/arztsuche/178.html**

  Von der Homepage der Kassenärztlichen Bundesvereinigung können Sie über die Kassenärztlichen Vereinigungen der Länder Ärzte mit Schwerpunkt Psychosomatische Medizin/Psychotherapie finden.

- **www.psychotherapiesuche.de**

  Die Homepage der deutschen Psychologen Akademie des Berufsverbandes Deutscher Psychologinnen und Psychologen bietet vier verschiedene Suchkategorien, um den geeigneten Therapeuten zu finden. Unter der Rubrik »Spezialsuche« kann man neben der Postleitzahl und dem Ort die Zielgruppe (z. B. Erwachsene), den Problembereich (z. B. Essstörungen), das Verfahren (z. B. Verhaltenstherapie) und die Behandlungsmethode (z. B. Entspannungstechniken, Hypnose, Kognitive Therapiemethoden) und weitere Kategorien anklicken.

- **www.endokrinologikum.com**

  In ganz Deutschland bieten qualifizierte Praxen und Labore Diagnostik und Therapie zu Hormonstörungen an, die durch die Adipositas bedingt sein können oder die eine Teilursache der Adipositas sein können.

- **www.nwcr.ws/stories.htm**

  US-amerikanische Internetseite des National Weight Control Registry

Sachregister

Rezeptregister

Maßeinheiten

Wer sich beim Kochen nur auf sein Augenmaß verlässt, verschätzt sich leicht und führt seinem Körper ungewollt mehr Kalorien zu als geplant. Messen Sie daher Zutaten genau ab. Hier die gängigen Abkürzungen aus dem Rezeptteil:

TL = Teelöffel
EL = Esslöffel
ml = Milliliter
l = Liter
Msp. = Messerspitze

Impressum

Programmleitung: Ulrich Ehrlenspiel

Redaktion: Kathrin Herlitz

Lektorat: Sylvie Hinderberger

Bildredaktion: Daniela Jelinek

Layout: independent Medien-Design (Claudia Hautkappe)

Herstellung: Susanne Mühldorfer

Satz: Christopher Hammond

Reproduktion: Longo AG, Bozen

Druck: Firmengruppe APPL, aprinta druck, Wemding

Bindung: Firmengruppe APPL, sellier druck, Freising

ISBN 978-3-8338-1147-0

1. Auflage 2008

Bildnachweis

Fotoproduktion/Rezeptbilder: Eising foodphotography, München

Weitere Fotos:
Cover: Frauensilhouette: Getty, Maßband-Shooting: Hans Döring, Artwork: Ling Xu
Colourbox: S. 118, 136; Corbis: S.54, 76, 90, 102; Getty Images: S. 22, 36, 40, 50, 96, 130, 144/145, 206; Jump Fotoagentur: S. 10/11 (U4), 30; Jupiterimages: S. 68, 106, 114, 134/135, 146; Mauritius Images: S. 62; Olonetzky, Nicolas: S. 18, 122; Picture-Alliance: S. 12; Privat: S. 28, 47, 66, 143; Veer: hintere Klappe (innen)

Rezeptentwicklung

Astrid Büscher, Hamburg

Umwelthinweis

Dieses Buch wurde auf chlorfrei gebleichtem Papier gedruckt. Um Rohstoffe zu sparen, haben wir auf Folienverpackung verzichtet.

Wichtiger Hinweis

Die Gedanken, Methoden und Anregungen in diesem Buch stellen die Meinung bzw. Erfahrung der Verfasser dar. Sie wurden von den Autorinnen nach bestem Wissen erstellt und mit größtmöglicher Sorgfalt geprüft. Sie bieten jedoch keinen Ersatz für persönlichen kompetenten medizinischen Rat. Jede Leserin, jeder Leser ist für das eigene Tun und Lassen auch weiterhin selbst verantwortlich. Weder Autorinnen noch Verlag können für eventuelle Nachteile oder Schäden, die aus den im Buch gegebenen praktischen Hinweisen resultieren, eine Haftung übernehmen.

Die GU-Homepage finden Sie im Internet unter www.gu-online.de

GRÄFE UND UNZER

Ein Unternehmen der GANSKE VERLAGSGRUPPE

DAS ORIGINAL GU MIT GARANTIE

Unsere Garantie

Alle Informationen in diesem Ratgeber sind sorgfältig und gewissenhaft geprüft. Sollte dennoch einmal ein Fehler enthalten sein, schicken Sie uns das Buch mit dem entsprechenden Hinweis an unseren Leserservice zurück. Wir tauschen Ihnen den GU-Ratgeber gegen einen anderen zum gleichen oder ähnlichen Thema um.

Liebe Leserin und lieber Leser,

wir freuen uns, dass Sie sich für ein GU-Buch entschieden haben. Mit Ihrem Kauf setzen Sie auf die Qualität, Kompetenz und Aktualität unserer Ratgeber. Dafür sagen wir Danke! Wir wollen als führender Ratgeberverlag noch besser werden. Daher ist uns Ihre Meinung wichtig. Bitte senden Sie uns Ihre Anregungen, Ihre Kritik oder Ihr Lob zu unseren Büchern. Haben Sie Fragen oder benötigen Sie weiteren Rat zum Thema? Wir freuen uns auf Ihre Nachricht!

Wir sind für Sie da!
Montag–Donnerstag: 8.00–18.00 Uhr;
Freitag: 8.00–16.00 Uhr
Tel.: 0180-5 00 50 54*
Fax: 0180-5 01 20 54*
*(0,14 €/Min. aus dem dt. Festnetz/Mobilfunkpreise können abweichen.)
E-Mail:
leserservice@graefe-und-unzer.de

P.S.: Wollen Sie noch mehr Aktuelles von GU wissen, dann abonnieren Sie doch unseren kostenlosen GU-Online-Newsletter und/oder unsere kostenlosen Kundenmagazine.

GRÄFE UND UNZER VERLAG
Leserservice
Postfach 86 03 13
81630 München